糖尿病患者的

600+個生活宜/忌

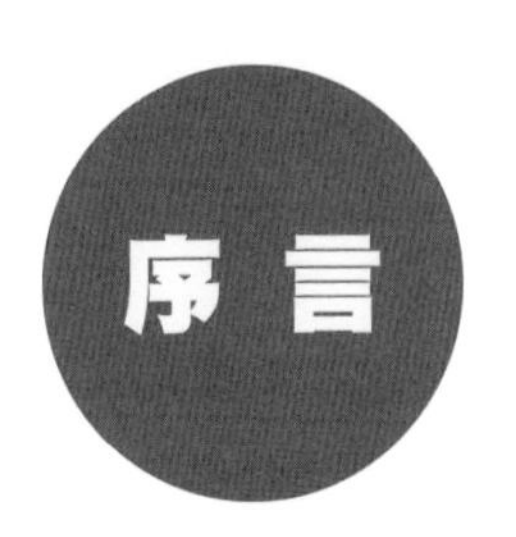

序言

糖尿病是一種常見的多發病，被人們稱為「富貴病」，也被美譽為「甜蜜殺手」。在生活水平逐漸提高的今天，糖尿病也見機行事，其發病率及所造成的病死率逐步上升，成為嚴重威脅人們健康的慢性疾病之一。

2010 年《聯合早報》報道，中國已經取代印度，成為全球糖尿病第一大國，糖尿病患者已超過 9200 萬人。2014 年的調查數據顯示，我國糖尿病患病率為 11.6%，總患病人數高達 1.14 億人，約佔全球糖尿病人總數的三分之一。4 年間，中國多了 2200 萬名糖尿病患者，平均每年增長 550 萬例，每天增長 1.5 萬例，每小時增長 600 例，每分鐘增長 10 例。

這不禁讓所有人為之震驚，更為之膽怯。因為糖尿病不僅嚴重地影響患者的生活質量，而且也給家庭與社會帶來了沉重的負擔。更讓人憂心的是，越來越多的孩子也成了糖尿病患者，使該病的防治變得更加嚴峻。

糖尿病的危害是不言而喻的。一旦患上糖尿病，很多麻煩就隨之而來，輕則免疫功能減弱，引起各種併發症；重則使人體的防禦機能崩潰，影響人們的壽命。更讓人憂心的是，目前還沒有研究出根治糖尿病的方法，很多人一直生活在糖尿病的陰影之中。

那麼，到底能不能預防糖尿病？患上了糖尿病該怎麼辦？

有些患者對糖尿病的防治知識瞭解得不夠，認識不清，以至於走進了很多誤區，嚴重影響了患者的健康。例如，有的糖尿病患者認為，得了糖尿病後，什麼水果也不能吃，什麼含糖的食物也不能礎。其實，糖尿病患者不宜直接食用蔗糖和葡萄糖；但果糖還是可以吃的，適當地吃一些降糖的水果不但無害，反而有益。

有的患者得了糖尿病後，為了快點將血糖降下來，早日康復，往往擅自採取多藥混合或超劑量服用，這樣不僅使藥物副作用增加，而且容易導致低血糖，危害生命。

有的患者被確診為糖尿病後，成天憂心忡忡，認為自己患上了絕症，即使每天吃藥打針也不會治癒，於是對生活失去了信心，內心充滿了沮喪、傷感、絕望，身體日漸消瘦。

……

可見，糖尿病雖然是一種很普遍的疾病，但要真正做到科學預防、有效調理並不是一件容易的事情。

然而，讓人感到欣喜的是，目前雖然沒有根治糖尿病的辦法，但只要瞭解了病症常識，掌握生活宜忌，合理安排自己的衣食住行，完全可以控制病情以及減少併發症的發生，患者也可以像正常人一樣生活和工作。

為此，我們編寫了《糖尿病患者的 600⁺個生活宜忌》這本書。本書從糖尿病的基礎常識、飲食、運動、生活起居、診斷用藥、心理調適、併發症防治等九個方面出發，詳細介紹了生活中的宜和忌，在一點一滴中，使糖尿病病情得到最大限度的控制。

本書的重點是立足於糖尿病的日常保健，以「宜」與「忌」的方式闡述了患者在衣食住行上哪些可以做，哪些不可以做，通俗易懂，科學性、實用性強，是糖尿病患者不可缺少的健康手冊。

疾病並不可怕，「三分治、七分養」，只要認真閱讀本書，掌握了生活宜忌，你的身體就能發生意想不到的改變。

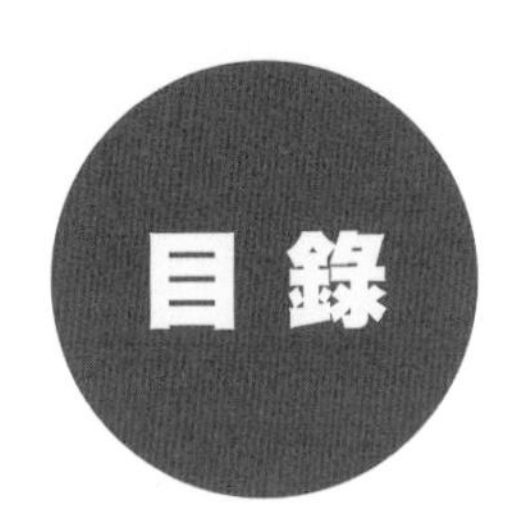

第一章　有關糖尿病認識的宜忌 / 17

第二章　糖尿病患者飲食營養宜忌 / 33

第四章　糖尿病患者生活起居宜忌 / 127

第五章　糖尿病患者日常工作宜忌 / 147

第六章　糖尿病患者心理調養宜忌 / 165

第七章　糖尿病患者診療用藥宜忌 / 179

第八章　糖尿病併發症防治宜忌 / 201

第九章　糖尿病不同人群調養宜忌／220

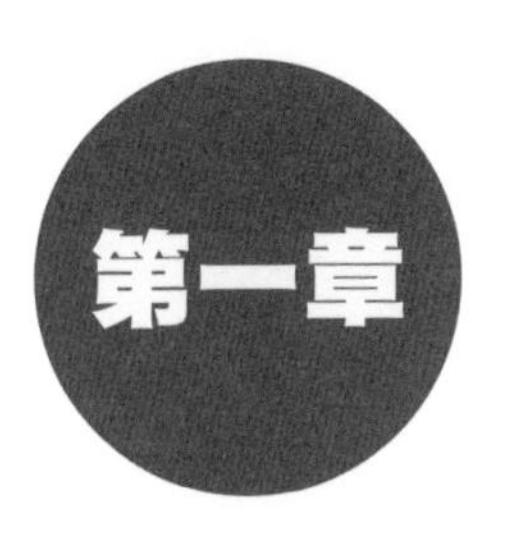

第一章 有關糖尿病認識的宜忌

糖尿病是典型的代謝性疾病，發病率很高，一旦得了糖尿病，將給患者的生活蒙上一層陰影。令人遺憾的是，很多人對糖尿病沒有一個全面而透徹的認識，或重視不夠，或存在認知上的謬誤和盲區，使原本受損的身體雪上加霜。

宜 瞭解什麼是血糖

血糖值在糖尿病的預防和治療中佔據著重要地位，那麼血糖是什麼？血糖即血液中的糖，大多數情況下是指葡萄糖。葡萄糖是人體必需的營養元素之一，是大腦、神經細胞等組織活動的能量來源。所以，人體必須保持一個穩定的血糖水平，才能維持身體各組織和器官的正常運轉。

宜 瞭解人體正常的血糖值

由於人體的血糖值在餐前、餐後有明顯的變化，所以人體的正常血糖值通常是指空腹狀態下的數值。正常人的空腹血糖一般維持在 3.89~6.1 毫摩爾 / 升，餐後半小時到 1 小時之間一般在 10.0 毫摩爾 / 升以下，最多也不超過 11.1 毫摩爾 / 升，餐後 2 小時又回到 7.8 毫摩爾 / 升。

宜 瞭解血糖的來源和去路

血糖一方面來源於我們日常攝入的食物，其中一部分食物會經過消化吸收後轉化為單糖進入血液，為身體提供所需的能量，而沒有消耗完的部分，則會被儲存在肝臟和肌肉中，俗稱糖原。一旦食物消化完畢，糖原就會分解為人體補充所需的糖，使血糖保持在正常水平。當糖原也被消耗完之後，身體就開始分解脂肪，通過糖異生過程變成葡萄糖來供應能量。

血糖的主要去路是被氧化分解成二氧化碳和水，同時釋放大量的能量，供人體利用消耗。而多餘的血糖會進入肝臟、肌肉以糖原的形式儲存起來，還有一部分血糖會轉變為脂肪或細胞的組成成分。

宜 瞭解調節血糖的胰島

胰島是調節血糖的總指揮官，它通過分泌胰島素和胰高血糖素等激素來調節體內糖的代謝。當血液中的血糖值較低時，胰島會分泌胰高血糖素，促使肝臟存儲的糖釋放進入血液，促使血糖上升；當血液中的血糖過高時，胰島會分泌胰島素，促使血糖轉化成肝糖原儲備，或促進血糖進入組織細胞。在胰島的調節下，人體的血糖能始終處在一種平衡的狀態，當胰島的分泌出現異常時，往往會引起低血糖或高血糖。

宜 瞭解飲食影響血糖水平

當人正常進餐後，血糖會出現較大的波動，飲食不節更會引起血糖波動。如果一次性進食過多或食用過多高油、高脂的食物，就會導致餐後血糖大幅度升高。適量、均衡的飲食對於控制血糖穩定非常重要。另外，經常煙酒不離身，也會使血液中葡萄糖含量過高，即血糖升高。

宜 瞭解氣候和環境影響血糖水平

秋冬季節寒冷的刺激可促進腎上腺素分泌，肝糖原輸出增加，肌肉對葡萄糖攝取減少，而使血糖升高。而夏季出汗較多，血液凝縮也會使血糖升高。另外，長途旅行和出差、生活環境突然變化、天氣變化等都會使應激性血糖升高。

宜 瞭解情緒變化影響血糖水平

當人出現情緒變化時會對體內的激素產生影響，如在發怒、激動、哭泣的時候，腎上腺素分泌就會增多，從而使血糖升高。如果長期受不良情緒的影響，血糖長時間處於異常的狀態，容易誘發其他疾病或危害身體健康。

宜 瞭解疾病影響血糖水平

一些疾病也會影響血糖水平，如急性感染和外傷，常因應激導致血糖狀況惡化，如果處理不當，易導致血糖居高不下；肝、腎功能損害，容易導致患者發生低血糖；腦血管疾病患者因認知能力下降，也會影響血糖的控制。

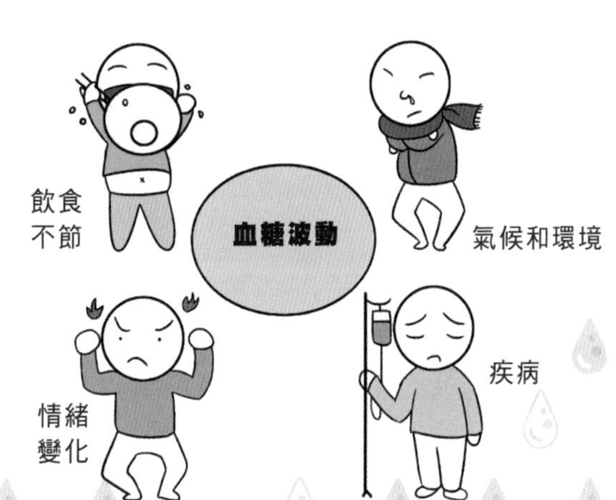

宜 瞭解什麼是糖尿病

糖尿病是指因胰島素的細胞代謝作用缺陷或胰島素不足而引起的碳水化合物、蛋白質、脂肪等代謝紊亂的一種慢性病，臨床上主要表現為血液中葡萄糖濃度異常（血糖異常）升高及尿糖。一般來説，空腹血糖大於或等於 7.0 毫摩爾 / 升，就可以確診為糖尿病。糖尿病是世界性的常見病、多發病，其治療週期長，發病率高，對身體的傷害較大，嚴重影響了人們的生活質量和健康。

宜 瞭解什麼是高血糖

高血糖是指血糖值超出正常範圍，即高於空腹血糖正常值（3.89~6.1 毫摩爾 / 升）和餐後兩小時血糖正常值（7.8 毫摩爾 / 升），被稱為高血糖。短時間、一過性的高血糖對人體無嚴重損害。例如，在應激狀態下或情緒激動、高度緊張時，人體會出現短暫的高血糖；一次進食大量的糖，也會出現短暫的高血糖。但是，高血糖長期存在，就會使人體各臟器及組織發生病理性改變，對健康造成嚴重威脅。

宜 瞭解高血糖和糖尿病的區別

高血糖和糖尿病都與糖分有關，高血糖是指血液中糖（主要是葡萄糖）的含量過高，而糖尿病是一種由胰島素分泌不足引起的常見內分泌代謝疾病，以高血糖為主要特徵。所以，糖尿病患者中的絕大多數人的血糖偏高，但血糖高卻不一定是糖尿病。因此，體檢發現血糖升高時，一定要排除引起血糖升高的上述因素，經醫生確診為糖尿病後，方可有針對性地口服一些降糖藥物，千萬不要未經醫生確診就隨便服用降糖藥物。

宜 區分 1 型與 2 型糖尿病

1 型糖尿病是一種自身免疫性疾病，是由分泌胰島素的 β 細胞受損傷而引起的胰島素絕對分泌不足導致的。1 型糖尿病多發於青少年，有典型的「三多一少」症狀，即多飲、多尿、多食、消瘦，並伴有一定的酮症酸中毒傾向。2 型糖尿病以胰島素抵抗為主，臨床症狀不明顯，是非胰島素依賴型糖尿病，較易通過生活方式的干預（飲食、運動）來控制，多見於體型肥胖者，且年齡越大，患病率越高。

宜 清楚 1 型糖尿病的誘因

遺傳或自身免疫系統存在缺陷是導致 1 型糖尿病的罪魁禍首。遺傳是 1 型糖尿病發病的基礎，與家族中無人患有 1 型糖尿病的人相比，父母如果患有此病的人，則更容易患上 1 型糖尿病。自身免疫系統缺陷是易被忽視的引起糖尿病的因素，如血液中存在谷氨酸脫羧酶抗體、胰島細胞抗體等異常抗體，會損傷胰島分泌胰島素的 β 細胞，令其不能正常分泌胰島素，從而誘發 1 型糖尿病。此外，病毒感染（流感病毒、流行性腮腺炎病毒等）也會誘發 1 型糖尿病。

宜 清楚 2 型糖尿病的誘因

2 型糖尿病多與遺傳、年齡、肥胖、生活習慣有關。有醫學專家指出，遺傳對於 2 型糖尿病的影響比 1 型糖尿病要更加明顯，那些有糖尿病家族史、肥胖且年紀較大者，更容易患上 2 型糖尿病；另外，不健康的生活習慣也是造成 2 型糖尿病的一大原因，例如經常吃高熱量、高糖、高脂肪的食物以及缺乏運動和鍛煉，都能夠引發2型糖尿病。

宜 瞭解原發性糖尿病

原發性糖尿病是指受遺傳和環境因素的影響，胰臟的胰島細胞被破壞，血液中胰島素很少，而引發的糖尿病。約有 95% 的糖尿病患者都屬原發性糖尿病，1 型和 2 型糖尿病都屬原發性糖尿病。

宜 瞭解繼發性糖尿病

繼發性糖尿病是指由已明確病因的原發性而引起的糖尿病，即糖尿病是原發疾病的併發症。通常，在原發病得到根治後，繼發性糖尿病便能痊癒。常見的引起繼發性糖尿病的疾病有胰腺疾病、內分泌疾病等。胰腺疾病會影響胰島素的生成和分泌障礙；內分泌異常也可影響血糖的波動。另外，某些藥物也可引起糖尿病，常見的藥物包括利尿劑、糖皮質激素、口服避孕藥及某些降壓藥等。

宜 知道「頸糖綜合症」

頸椎病變會刺激交感神經，使胰島 β 細胞萎縮，胰島素分泌減少，血糖升高，加重糖尿病病情；糖尿病病情的加重，又會使頸部神經根受到壓迫，影響了氣血循環，導致頸椎間盤及頸椎骨的病變，這就是「頸糖綜合症」。

打鼾嚴重 宜 當心糖尿病

國外有醫學專家研究發現，打鼾嚴重的人患糖尿病的風險比一般人高 2.5 倍以上，尤其是打鼾合併肥胖者的糖尿病的發病率更高。打鼾嚴重者睡覺時容易憋氣缺氧，體內兒茶酚胺分泌增多，胰島素合成受影響，從而易誘發糖尿病。因此，經常打鼾者要注意減重，最好能適量做些運動，戒煙戒酒，養成健康的生活習慣，以緩解鼾症，預防糖尿病。

脂肪肝患者 宜 防糖尿病

有人將脂肪肝比作糖尿病的「直通車」，醫學專家對此解釋道：肝臟是影響脂代謝和糖代謝的重要器官，一旦肝臟生病，全身的脂和糖代謝容易產生紊亂，導致肝糖原的合成障礙，從而引發糖尿病或心血管疾病的發生。另外，脂肪肝患者往往比較肥胖，較易產生胰島素抵抗，這也是誘發 2 型糖尿病的重要因素之一。因此，脂肪肝患者要重視防範糖尿病。

胃潰瘍患者 宜 防糖尿病

美國有醫學專家研究發現，可致胃潰瘍的幽門螺旋桿菌會增加人（尤其是肥胖者）患 2 型糖尿病的風險。即使是沒有糖尿病史的人，在感染幽門螺旋桿菌後，其血糖水平會明顯升高，要比正常人高很多。因此，有醫學專家表示，用來治療幽門螺旋桿菌感染的抗生素可以幫助體重超標的人預防糖尿病。因為這種抗生素能通過降低機體饑餓素水平，升高機體瘦素水平來控制肥胖，從而減少糖尿病的發生。

酸性體質者 宜 防糖尿病

酸性體質會影響人體正常的新陳代謝和臟器功能，增加機體負擔，影響血糖水平。有醫學專家指出，人體內 pH 值的下降會降低體內胰島素的活性，從而影響血液中糖分的利用，使血糖升高，長期下來，極易誘發糖尿病。酸性體質會導致糖尿病，而糖尿病病情越嚴重，機體的代謝越紊亂，越容易形成酸性體質。因此，糖尿病患者宜注重保持機體酸鹼平衡，避免形成如此惡性循環。

尿酸高女性 宜/ 防糖尿病

體內尿酸過高，對男性和女性的影響有所不同。一般來説，尿酸水平高的女性，比尿酸高的男性更易患糖尿病。尿酸高的女性，其機體發生胰島素抵抗的概率比較大，從而導致胰島素不能正常發揮作用，使血糖升高，誘發糖尿病。此外，尿酸過高還會誘發糖尿病併發腎病，加重患者的病情。因此，尿酸偏高的女性，尤其要重視血糖的檢查，以便儘早發現和診治糖尿病。

剖宮產嬰兒 宜/ 防糖尿病

如今，很多產婦為了避免分娩時的陣痛，選擇了剖宮產，殊不知，剖宮產的寶寶日後患 1 型糖尿病的概率比自然分娩的嬰兒高 20%。1 型糖尿病是由免疫系統被破壞、胰腺不能正常分泌胰島素導致的，而剖宮產的嬰兒首次接觸到的細菌來自醫院，並非產婦細菌，自身免疫系統發展較易受到影響，因此罹患糖尿病的風險更高。所以，身體沒有特殊狀況的產婦，為了寶寶的健康，最好選擇自然的方式生產。

孩子發育過快 宜/ 防糖尿病

有醫學專家研究指出，如果嬰幼兒在出生後的頭 3 年生長發育過快，則兒童期患糖尿病的風險會增加。很多家長認為寶寶越胖越健康，於是想方設法地給寶寶添加各種營養，一不小心，就會使嬰幼兒營養過剩，導致孩子發育過快。有遺傳缺陷或糖尿病易感基因的孩子，在這種情況下體內胰島素水平較易出現異常，從而引起糖尿病。因此，當孩子長得過快時，家長一定要多留心，警惕糖尿病的發生。

初潮早的女性 宜/ 防糖尿病

月經來潮是女性特有的一種生理現象，英國劍橋大學醫學院的專家對 1.5 萬多名英國女性的醫療記錄進行了分析，結果發現，8~11 歲來月經的女孩比在 13 歲開始來月經的女孩成年後患上 2 型糖尿病的概率高 70%。於是，他得出這樣的結論：月經初潮早的女孩，成年後更容易患上 2 型糖尿病。這可能是與青春期來得早的女孩更容易體重超標，易患上肥胖症、心臟病有關。

更年期女性 宜 防糖尿病

有調查顯示，45~55 歲更年期女性的平均血糖水平比同齡男性更高，患糖尿病的風險也更大。到了更年期，女性的卵巢功能開始逐漸減退，體內雌激素水平下降，從而使胰島細胞對葡萄糖刺激的應激能力減弱，導致胰島素分泌不足，機體的糖代謝功能也因此受到影響，最終誘發糖尿病。因此，女性到了更年期，除了要穩定情緒、調整心態外，還要重視糖尿病的防治。

雄性激素低的男性 宜 控糖

雄性激素是類固醇類男性激素。最近有醫學研究人員指出，雄性激素水平較低的男性較易患糖尿病。我們知道，胰島素功能的好壞與糖尿病有直接的關聯，而根據專家們做的動物實驗顯示，雄性激素偏低會誘發胰島素耐受，從而增加糖尿病的風險。因此，對男性來說，不管肥胖與否，一旦發現自己體內雄性激素偏低，最好注意檢測和控制自己的血糖水平，以免發展成糖尿病。

排尿無力 宜 及時控糖

糖尿病會引起周圍神經病變，可能會導致逼尿肌無力，使患者出現腹脹不適，排尿無力、尿量少的現象，以後發展會出現尿次數增加，每次尿量少，小便失禁等表現。除此之外，還容易形成尿道感染，若不及時處理，很有可能會發展成糖尿病腎炎。因此，糖尿病患者一旦出現逼尿肌無力的情況，應及時控制血糖，以減輕高血糖水平對神經病變的損害作用，也可以進行神經營養治療，促使小便順暢排出體外。

莫名疼痛 宜 防糖尿病

糖尿病易引起周圍神經病變，且在早期的時候，病情較隱匿，不易被發覺。不過，隨著病情的發展，患者的手腳會出現一些異樣感覺，可能會有肢體麻木、針刺樣疼痛、燒灼樣疼痛等，尤其在晚上，這種症狀會加重。因此，日常生活中，無端出現手腳麻木、異常疼痛的患者要注意檢查血糖水平，需要的話可採用飲食、運動療法以及藥物進行相關治療，以促進康復，避免對身體造成不可逆轉的傷害。

忌 認為患糖尿病不長壽

目前還難以治癒糖尿病，一旦患了此病就需要終身用藥，接受治療。於是，很多人認為，糖尿病是一種「不治之症」，談病色變，甚至有人認為得了糖尿病就不會長壽。其實，這都是片面、悲觀的觀點，雖然患了糖尿病需要長期堅持治療，但它並不是絕症，糖尿病患者只要注意控制飲食，改變不良生活習慣，並配合醫生及時、積極地進行干預和治療，病情完全是可控的，也能像正常人一樣保持健康，享受有質量的生活。

忌 將血糖高誤認為糖尿病

糖尿病的主要特徵是血糖高，但血糖高並不意味著就是糖尿病。一般來説，血糖高主要是由攝入過多的糖分或脂肪引起的，而糖尿病主要是由糖、蛋白質、脂肪、水和電解質等的代謝紊亂造成的，是一種內分泌代謝疾病，當空腹血糖大於或等於 7.0 毫摩爾 / 升時，即可確診糖尿病。雖然血糖高並不等於糖尿病，但是長期的高血糖，會發展成為糖尿病，因此人們對於高血糖要予以重視，及時進行干預和治療。

忌 以尿糖陽性診斷糖尿病

診斷糖尿病最科學的依據是血糖，而非尿糖。可能很多人一看到自己的尿糖結果是陽性，就馬上給自己貼上了糖尿病的標簽。其實，尿糖陽性並不意味著就是糖尿病，因

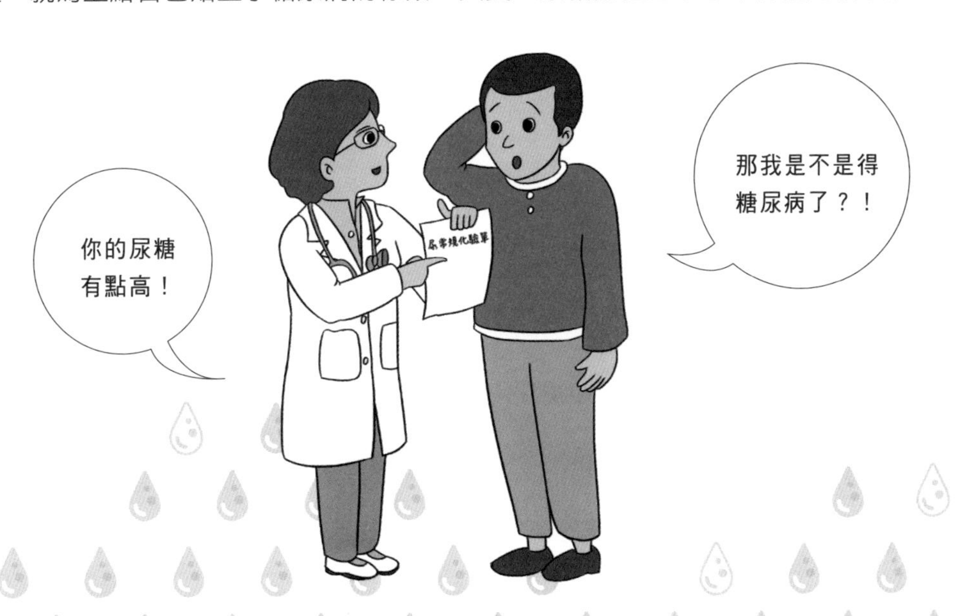

為引起尿糖陽性的原因有很多，並非只有糖尿病一種。像腎上腺素分泌過多、腎糖閾降低都會引起尿糖陽性，還有餐後一過性糖尿、應激性糖尿、假性糖尿等，也都不是診斷糖尿病的依據。因此，出現尿糖不要著急下結論，最好測量一下血糖是否異常。

忌 不懂得自我檢測

糖尿病會引發多種多樣的併發症，給患者的健康帶來了很大的威脅。因此，糖尿病患者要定期做全面的體檢，以防患於未然，實現併發症的早發現、早治療。一般來說，糖尿病患者需要定期做血壓、血脂、心肺功能、肝腎功能、眼科及神經科的檢查，以便全面瞭解自己的健康狀況，一旦發現問題，及早治療，將疾病遏制在萌芽狀態，以免引起中風、脂肪肝、肺結核、腎病、視網膜脫落等嚴重後果。

忌 不知線粒體性糖尿病

年紀越大的人越容易患 2 型糖尿病，這可能與老年人肌肉細胞線粒體功能下降有關。有研究表明，隨著年齡的增加，肌肉細胞線粒體從催化脂肪酸代謝轉向催化葡萄糖代謝的能力減弱，從而易引發葡萄糖耐受性受損或 2 型糖尿病。醫學家對此解釋說，隨著機體的衰老，肌肉細胞的胰島素信號也隨之減弱，繼而影響脂質、葡萄糖的代謝率，使血糖升高，誘發糖尿病。

患胰腺炎 忌 不防糖尿病

胰腺是調節內分泌的重要器官，掌管著胰島素的分泌。一旦患了胰腺炎，胰腺組織會遭到破壞，分泌胰島素的胰島 β 細胞也容易受損，患糖尿病的風險就會增加。若胰腺炎程度較輕，經過治療後恢復良好，被破壞的細胞較少，一般不會引起糖尿病；但如果是急性壞死性胰腺炎，就會造成大量的胰島 β 細胞死亡，導致機體胰島素分泌不足，誘發糖尿病。胰腺炎患者應重視血糖的檢測，防範糖尿病的發生。

忌 患了糖尿病而不自知

我們都知道「三多一少」（多飲、多食、多尿、體重下降）是糖尿病的典型症狀，於是很多人認為只要身體不出現上述幾種症狀就不必擔心患了糖尿病。殊不知，身體的一些其他表現，如易疲勞、煩躁、皮膚瘙癢、視力模糊等，也是糖尿病的徵兆，不把這些症狀當回事，沒有及時進行早期干預，很容易導致嚴重的後果。因此，我們平時要注意自己的身體狀況，發現異常及時檢查，千萬別患了糖尿病而不自知。

控制血糖/忌 搞一刀切

不同人群的控糖標準是不一樣的，如果都一刀切，不僅不能有效地減少併發症，可能會對健康產生不利影響。目前，我國制定的各類糖尿病人群的血糖控制標準為：成年病患空腹血糖為 4.4~6.1 毫摩爾 / 升；兒童病患的空腹血糖標準為 5.0~10.0 毫摩爾 / 升；孕婦病患的空腹血糖不應超過 5.5 毫摩爾 / 升；老年病患及有嚴重糖尿病併發症者，空腹血糖不超過 8.0 毫摩爾 / 升即可。

/忌 忽視藥源性高血糖

有研究表明，長期服用某些藥物可能會使血糖升高，繼而引發糖尿病或使糖尿病病情加重。這些藥物主要包括激素類藥物（皮質激素、性激素、生長激素）、擬交感神經藥物（氨茶鹼等）、抗高血壓藥物（利尿劑、β 受體阻滯劑）、抗精神抑鬱藥物（洛沙平等）、蛋白酶抑制劑以及一些其他藥物（菸酸、甘油、利福平等）。糖尿病患者若需要長期服用某類藥物，最好深入瞭解藥物對糖代謝的影響，以便更好地控制血糖。

/忌 忽視多尿症狀

糖尿病患者往往會出現多尿的症狀，尿量和排尿次數都會明顯增加，24 小時內的排尿量可達到 3000~5000 毫升，最高甚至能達到 10000 毫升，尿糖越高者，尿量也就越多。糖尿病患者之所以會多尿，是因為體內的血糖濃度過高，不能被機體充分利用，多餘的葡萄糖經腎小球濾出，不能完全被腎小管重吸收，從而使尿液中的滲透壓增高，形成滲透性利尿，出現多尿。

/忌 忽視多飲症狀

糖尿病患者由於排尿增多，身體的水分流失較快，極易產生細胞脱水，出現口渴的症狀。對大部分糖尿病患者來説，尿量增多→失水→血漿滲透壓升高→口渴→多飲是其真實狀態的寫照，排尿越多者，飲水就越多。不過，需要注意的是，糖尿病患者不可為了減少排尿而控制飲水量。如果糖尿病患者沒有及時、足夠地補充身體流失的水分，會造成機體缺水，促使血糖上升，進一步加重病情。

忌 忽視多食症狀

正常人在空腹的時候，動、靜脈血中的葡萄糖濃度差較小，攝食中樞受到刺激，會使人產生饑餓感；當進食後，隨著血糖的升高，動、靜脈血中濃度差變大，飽腹中樞神經興奮，攝食需求消失。而糖尿病患者由於胰島素分泌不足或胰島素敏感性降低，血液中的葡萄糖水平一直很高；就算進食後，動、靜脈血中葡萄糖的濃度差仍然很小，這就容易使人產生饑餓感，出現食慾亢進、多食的症狀。

忌 忽視消瘦症狀

我們一般認為肥胖者患糖尿病的概率更高，但實際上，很多糖尿病患者都會有這樣一個困惑：自己的食慾和飯量都在增加，可是為什麼卻越吃越瘦？其實，消瘦也是糖尿病的典型症狀之一。糖尿病患者往往胰島素分泌不足，機體不能夠充分利用血液中的葡萄糖，導致能量的供給主要靠分解蛋白質和脂肪來維持，時間一長，體內的碳水化合物、脂肪和蛋白質就會消耗過多，會造成體重下降，越來越瘦。

忌 忽視經常疲倦乏力

糖是機體最主要的能量來源，糖尿病患者由於體內胰島素不足，不能充分利用食物分解的葡萄糖，血糖不能進入細胞、被細胞利用，細胞缺乏能量，所以糖尿病患者容易感覺疲倦乏力，可能出現乏力、疲憊、不自覺打盹、心悸、顫抖，甚至低血糖症狀。相關數據表明，2/3 糖尿病患者會伴有上述的症狀，所以如果經常感覺乏力，最好檢查血糖。

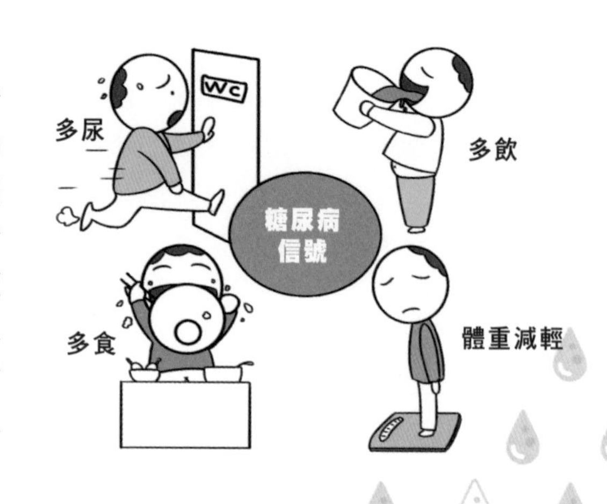

忌 忽視餐前低血糖

有些糖尿病患者沒有「三多一少」症狀，卻常常出現餐前低血糖現象，所以他們往往會認為自己體內的血糖含量不足。其實，餐前低血糖很可能由於胰島素分泌紊亂而導致，這正是 2 型糖尿病患者的早期臨床表現。這類糖尿病發病緩慢，容易被忽視，直到病情發展到晚期較為嚴重時，才會出現典型的「三多一少」症狀。專家提醒，如果餐前或空腹時經常出現低血糖症狀，切忌自行按低血糖處理，最好檢查餐後血糖或做一個糖耐量測試，以便及早發現糖尿病並進行干預治療。

忌 忽視皮膚瘙癢

皮膚瘙癢也是糖尿病的早期症狀，發生率高達 15%~35%，主要是由於長期的高血糖狀態使血漿和組織液處於高滲狀態，可刺激神經末梢產生瘙癢感，還可引起細胞內脫水使皮膚乾燥，加重瘙癢症狀。糖尿病患者的神經敏感度提高，外界刺激如冷熱變化、衣服摩擦、接觸化纖皮毛織物、飲酒食辣等均可誘發皮膚瘙癢。另外，糖尿病患者的免疫力下降，易繼發感染毛囊炎、體股癬、念珠菌病、滴蟲等，從而加重皮膚瘙癢。

忌 忽視非酮症高滲性昏迷

糖尿病非酮症高滲性昏迷是一種嚴重的高血糖危象，大多見於老年（60 歲以上）2 型糖尿病患者，猝死率較高，需引起足夠的重視。糖尿病非酮症高滲性昏迷可由外傷、感染、腎功能不全等導致，處於高滲性昏迷的患者，往往有神志不清、反應遲鈍、失語、嗜睡、昏迷等症狀。另外，高滲性昏迷狀態下的患者體內血液黏稠度較高，極易產生腦血栓、心肌梗塞等併發症，有偏癱、癲癇發作的表現。

忌 忽視糖尿病酮症酸中毒

酮症酸中毒是糖尿病的急性併發症之一。機體在將脂肪分解成脂肪酸的時候，會產生酮體。正常情況下，酮體在血液中的含量很低（不超過 1.0 毫克 / 分升），而糖尿病患者因胰島素分泌不足或糖尿的增加，體內的脂肪會加速分解，酮體的濃度則隨之升高，一部分形成酮尿排出體外，另一部分在血液中堆積，使血液變酸而導致酮症酸中毒。糖尿病酮症酸中毒主要表現為腹痛、噁心、嘔吐，小腿肌肉痙攣，呼吸急促等，嚴重者會出現昏迷。

忌 忽視糖尿病症狀消失

腦垂體是人體重要的內分泌器官，其中垂體前葉掌管著促腎上腺皮質激素、促甲狀腺激素、生長激素等升糖激素的分泌。當垂體產生病變，前葉組織受到破壞的時候，這些升糖激素的分泌就會減少，血糖值則隨之下降，從而導致糖尿病患者的症狀減輕甚至消失。因此，糖尿病患者的症狀若突然消失，有可能是由垂體炎症、垂體腫瘤、垂體出血導致，最好去醫院做個垂體的相關檢查。

忌 忽視糖尿病「黃昏現象」

人體內升糖激素的分泌在一天之中呈節律性變化，通常情況下，在黎明和黃昏會各出現一個分泌高峰期，正常人體內胰島素的分泌也會隨之增加，使血糖保持在正常水平。但糖尿病人分泌不出足夠的胰島素來抵消升糖激素的作用，一旦降糖不到位，就會出現血糖偏高的情況，即「黎明現象」和「黃昏現象」。血糖過高，可引起非酮症高滲性昏迷，危及生命安全。因此，糖尿病患者要積極預防這兩種現象，尤其是肥胖、抑鬱、患有肝臟疾病及白內障手術後的糖尿病患者更要提高警惕。

忌 忽視糖尿病低血糖

很多人可能認為，糖尿病主要就是高血糖，患糖尿病後就不會出現低血糖。實際上，糖尿病患者也需要提防低血糖。糖尿病患者在降糖治療的時候，不小心過量服用口服降糖劑，用藥或注射胰島素後長時間沒有進餐，運動、減肥過量等都會導致低血糖，使患者出現心慌、乏力、頭暈等症狀，若不及時干預，則會釀成嚴重後果。因此，糖尿病患者在接受治療的時候，應注意規避低血糖的風險。

忌 忽視胰島細胞功能的恢復

很多人認為一旦被診斷為糖尿病，胰島 β 細胞的損傷就不可逆。其實，只要及時、正確地進行干預和治療，胰島 β 細胞功能並非沒有逆轉的可能。胰島 β 細胞功能主要是因受到長期高血糖水平的毒害產生衰竭，一旦血糖得到控制，胰島 β 細胞的功能就可以在很大程度上得到恢復。若患了糖尿病不注意胰島 β 細胞功能的恢復，就會造成惡性循環，對控制糖尿病病情不利。

忌 忽視糖尿病對心血管的危害

糖尿病的致命性危害就是引起心腦血管併發症，主要體現在主動脈、腦動脈粥樣硬化和廣泛小血管內皮增生及毛細血管基膜增厚的微血管糖尿病病變。常見的心血管併發症包括高血壓、高血脂、冠心病、腦出血、心力衰竭、心律失常等。糖尿病患者的心腦血管疾病的併發率和病死率是非糖尿病人群的 3.5 倍，也是 2 型糖尿病患者死亡的主要原因。

忌 忽視糖尿病對周圍血管的危害

由於血糖升高的原因，可引起周圍血管發生病變，引發局部組織對損傷因素的敏感性降低和血流灌注不足，在外界因素損傷局部組織或局部感染時，較一般人更容易發生局部組織潰瘍。臨床可表現為下肢疼痛、潰爛、肢端壞死，最常見於足部，稱為糖尿病足，嚴重時可致殘，甚至截肢。

忌 忽視糖尿病對腎臟的危害

長時間的糖尿病會使腎小動脈出現微循環障礙，影響了腎臟的供氧和供血，使內皮細胞受損，誘發腎炎。如果此時血糖沒有得到有效控制，極易使尿中尿白蛋白與血肌酐比值升高，嚴重的就發展成尿毒症。糖尿病對腎臟的損害早期可表現為蛋白尿、水腫，晚期可發生腎衰竭，是 2 型糖尿病最主要的死亡原因。

忌 忽視糖尿病對神經的危害

糖尿病會對神經造成慢性損害，導致併發神經病變，是糖尿病致死、致殘的重要因素。糖尿病併發神經病變以周圍神經病變和自主神經病變最為常見。周圍神經病變主要表現在四肢末梢麻木、冰冷刺痛等症狀，自主神經病變主要表現為無汗、少汗或多汗等症狀。

忌 忽視糖尿病對視力的危害

糖尿病由於體內血糖較高，容易損害視網膜血管，導致視網膜組織缺氧，引起視網膜病變。視網膜病變的初期症狀不明顯，不易被患者發覺，隨著病情的發展，雙眼會逐漸模糊，並且所能看到的範圍（視野）越來越小，視力減退明顯，常見的視網膜病變有白內障、青光眼、眼底出血、視網膜脫落等。

忌 忽視糖尿病對代謝的危害

由於糖尿病患者體內的胰島素相對不足，體內糖代謝紊亂，可導致脂肪和蛋白質代謝紊亂，加速脂肪和蛋白質的分解速度，使酮體大量產生，可導致血酮濃度明顯增高，出現酮症酸中毒和非酮症高滲性昏迷，威脅生命安全。同時，體內脂肪和蛋白質消耗增多，會使身體消瘦、免疫力下降。

忌 忽視糖尿病對皮膚的危害

臨床發現，30% 的糖尿病患者都患有皮膚病，且病情嚴重。糖尿病引起皮膚感染的機制可能是由於血糖過高引起的皮膚代謝異常、營養障礙及防禦功能和組織修復能力減低等因素造成的。糖尿病對皮膚的危害最常見為皮膚感染、瘙癢症、濕疹，且皮膚病病情會隨著糖尿病患者的年齡增長、血糖水平升高、血脂異常等因素而加重。

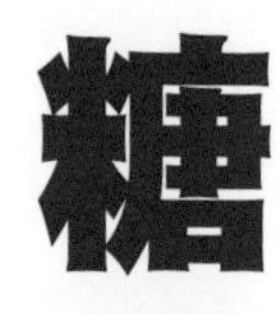

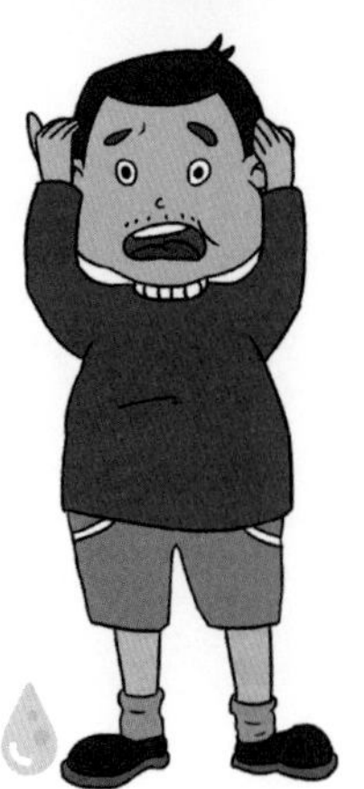

- 心腦血管病變
- 腎臟病變
- 皮膚病變

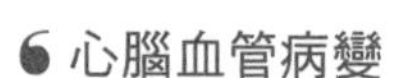

- 神經病變
- 視網膜病變
- 糖尿病足

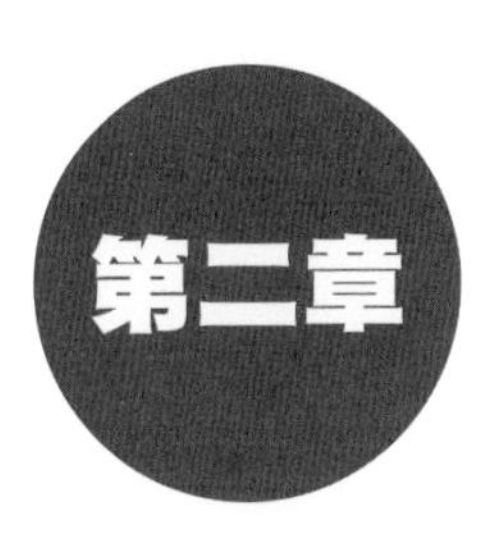

第二章 糖尿病患者飲食營養

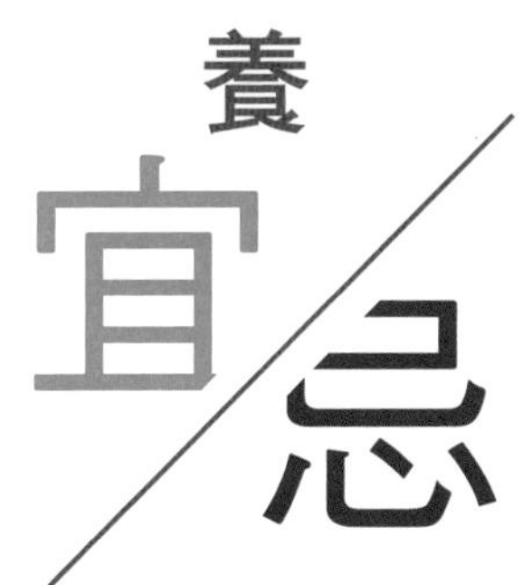

許多人都知道糖尿病是「富貴病」、「甜蜜病」，卻不知道大多數糖尿病都是患者自己一口一口吃出來的。而合理的飲食則是治療糖尿病的基石，其宗旨在於通過科學的熱量和營養及一日三餐的合理安排，來幫助糖尿病患者把吃出來的血糖控制住。

宜 瞭解營養知識

糖尿病患者宜瞭解一些營養學知識，以根據自己的病情計算出每天應攝取的蛋白質、脂肪、碳水化合物和總熱量，保證身體所需的營養素和熱量的供給。瞭解營養知識，能夠幫助糖尿病患者根據自己的血糖指數、伴有的併發症、身高、體重以及體力消耗量等評估自己的營養狀況，從而指導日常營養保健，實現飲食的多樣化和營養的合理搭配，有益於糖尿病的控制。

宜 因人而異調整飲食

每個糖尿病患者的具體情況有所不同，同樣的飲食計劃並不一定適合所有糖尿病患者。正確的做法是根據自身的具體情況，包括自身的健康狀況、病情、年齡、職業、身高、體重等科學合理地制定飲食方案，然後依據自身的健康狀況或病情及時調整。例如，消瘦的糖尿病患者可以適量放寬主食的攝取量，肥胖的患者則需要嚴格執行低熱量、低脂肪的飲食原則；體力勞動加重或活動較多時，患者可適量增加主食的數量或以水果作為加餐。

宜 多樣化平衡膳食

與正常人相比，多樣而平衡的飲食對於糖尿病患者具有積極的意義。首先，患者應該做到經常食用穀物、禽肉、蛋奶、魚蝦、蔬菜和水果等，不可偏食其中一種。此外，糖尿病患者的飲食應做到主副食合理搭配、粗糧和細糧搭配、葷素搭配，並持之以恆地堅持下去，而不是三天打魚兩天曬網地隨著自己主觀喜好而定。

宜 低熱量飲食

過多的熱量攝入不僅會造成體重增加、營養失衡，還會引發血糖波動。低熱量食品既能夠幫助糖尿病患者有效地控制總熱量，又能使患者避免饑餓感的折磨。但是，這並不意味著低熱量食物就可以無所顧忌地吃，攝入過多低熱量的食品也會導致總熱量攝入過多，引起血糖升高。一般來說，膳食纖維和水分含量豐富的蔬菜，如芹菜、生菜、莧菜、白菜、菠菜、青瓜、苦瓜、翠玉瓜都屬低熱量食物，糖尿病患者可以根據自己的狀況來食用。

宜 低糖、低脂肪飲食

不論是預防還是控制糖尿病，低糖飲食和限脂肪飲食都很重要，既有助於穩定血糖，控制總熱量，又可以防止肥胖，保護心血管健康。需要指出的是：低糖飲食是指少吃富含葡萄糖、蔗糖、麥芽糖的食物，即少吃甜的食物，而不是少吃主食；限制脂肪並不是完全不吃脂肪，而是適量食用，同時儘量減少飽和脂肪酸和反式脂肪酸的攝取，適量食用富含不飽和脂肪酸的食物。

宜 定時定量進餐

養成定時定量、規律的用餐習慣對於糖尿病患者穩定血糖有著積極作用。定時定量進餐不僅可以促進食物的消化與吸收，讓胃腸得以休息、調整，還可以使得非常敏感的血糖趨於穩定，得到控制。有規律地進餐能延緩胰島 β 細胞的衰竭，有利於配合藥物治療，可有效避免因進食過多食物增加胰島負擔，導致血糖上升過高，也減少了因用餐時間間隔過長而發生低血糖的可能性。

宜 少食多餐

對於糖尿病患者來說，血糖的驟升驟降都是極其危險的。為了穩定血糖，專家建議糖尿病患者宜養成少食多餐的進食習慣。一般來講，一日兩餐的做法是不可取的，病情較輕、血糖控制比較好的患者可以選擇一日三餐，血糖控制差、病情較重的患者則需要一日多餐，以 5~6 餐為宜，比較簡單的做法是將正餐分成 4 份，其中 1 份作為加餐。

宜 飯前適當喝點兒湯

「飯前先喝湯，勝過良藥方」，這話不無道理，糖尿病患者尤其需要遵循飯前喝湯的原則。飯前先適當喝點兒湯，可以潤滑食道與口腔，防止消化道黏膜受到刺激，從而促進食物的消化與吸收。另外，飯前喝湯能夠增強人的飽腹感，抑制攝食中樞，降低人的攝食需求，有利於減少脂肪與熱能的攝入，有效避免營養過剩，對控制肥胖、平穩血糖都有積極的作用。

吃飯時宜細嚼慢嚥

有醫學專家研究指出，狼吞虎嚥者比細嚼慢嚥者患糖尿病的風險高 2 倍。吃飯速度過快，食物沒有經過充分的咀嚼就進入消化系統，這會增加胰臟的負擔，影響胰臟功能，同時也會使血糖在短時間內飆升，導致胰島素分泌出現異常。而細嚼慢嚥可以增加飽腹感，能幫助糖尿病患者控制飲食總量，有助於糖尿病患者控制總熱量的攝入，平穩血糖。

控制主食宜適度

有的糖尿病患者為了控制熱量，對於主食能不吃就不吃，這種做法不僅起不到控糖的作用，還會引起不良後果。如果糖尿病患者一味地減少主食的攝入量，身體所需的熱量只能由蛋白質和脂肪來供給，導致體內的蛋白質和脂肪過量分解，患者會出現營養不良、身體消瘦等不適症狀，體內的營養也處於危險的失衡狀態。並且體內蛋白質和脂肪分解過多，使酮體大量產生，影響人體健康。所以，糖尿病患者控制飲食主要是控制總熱量與脂肪，不能單純地減少主食的攝入量。

節假日宜控制飲食

節假日是對糖尿病患者的一個考驗，假期離不開各種聚會、聚餐以及娛樂活動，糖尿病患者若一不小心放縱過度，則很有可能會使病情加重或引發併發症。首先，糖尿病患者在節假日要忌大魚大肉，儘量保持少油、少鹽的清淡飲食；其次，主食與菜的搭配要合理，以免營養失衡；最後，還要做到不飲酒過度，並少吃各種糕點，包括無糖糕點。

宜選擇適宜的烹調方式

糖尿病患者應選擇適宜的烹調方式，烹調時要少鹽、少油、少糖，減少食物的熱量，適宜的烹調方式可以幫助糖尿病患者攝取更多有益營養素，並有利於延緩病情發展。適合糖尿病患者的烹調方式主要有汆、涮、蒸、熬、拌、燉。汆多用於製作湯菜；涮主要用於吃火鍋；蒸是保持食材原汁原味的烹調方法；熬是將食材用慢火煮至熟的烹調方法；拌是用調料直接將原食材調製成菜的烹調方法；清燉食材，一般鮮香可口、口感醇厚。

宜 用植物油代替動物油

與動物油相比，植物油中含有更多的不飽和脂肪酸，適量食用不會誘發血脂異常、動脈硬化等糖尿病併發症。如果糖尿病患者經常食用動物油，其所含有的大量飽和脂肪酸及膽固醇會增加罹患心腦血管併發症的概率，所以對糖尿病患者來説，宜用植物油代替動物油。花生油、大豆油、粟米油、橄欖油、菜籽油、芝麻油等都是比較優質的植物油，糖尿病患者宜優先選用。

宜 控制糖分的攝入

控糖是糖尿病患者飲食管理的一項重要原則，糖尿病患者控制糖分的攝入宜注意以下幾點：減少白糖、紅糖、冰糖等純糖製品的攝入；用無糖口香糖來代替零食；儘量避免澱粉含量高的食物，多吃膳食纖維豐富的粗糧（番薯、馬鈴薯等）；儘量選擇升糖指數低的水果（蘋果、梨子）；少吃或不吃高熱量、高脂肪食物；謹慎選擇加入了大量的糖分的食品，如蛋糕、蜜餞等。

宜 多用「醋」調味

醋是一種常見的調味料，糖尿病患者可以巧「吃醋」來降低血糖水平。醋酸有一定的抑制雙糖酶的功效，可降低食物的升糖指數，糖尿病患者適當食用的話，可增加胰島素敏感性，降低血糖。喜食酸味的患者，可以直接喝少量醋，對其酸味不習慣者可以

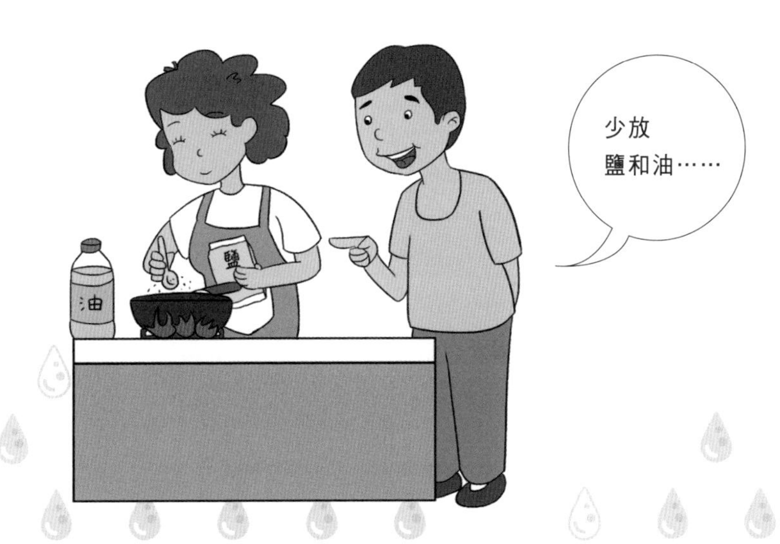

在烹飪菜餚時調入適量的醋。糖尿病患者在選購食醋時要注意，一般以體態澄清、濃度適中、香味醇厚、回味綿長、無懸浮物和沉澱物的為佳。

宜 控制鈉鹽的攝入

糖尿病患者在飲食中要注意控制鈉鹽的攝入，每天食鹽的攝入量宜控制在 6 克以內，否則會誘發或加重冠心病、高血脂、高血壓、腎病等糖尿病併發症。對於糖尿病併發高血壓的患者來說，則更需要嚴格控制鹽的攝入量，以每人每天不超過 2 克為宜；如果併發高血壓加腎病，每人每天鹽的攝入量必須嚴格控制在 1 克以內。

宜 補充蛋白質

蛋白質是人體必需的營養素之一，正常情況下，每人每天需要攝取 50 克左右的蛋白質，而糖尿病患者由於免疫力低下及蛋白質代謝的紊亂，機體所需的蛋白質就更多。糖尿病患者日常若不注意蛋白質的補充，容易併發一些感染性疾病。一般情況下，患者每日每公斤體重的蛋白質攝入標準為 1 克，血糖控制不佳或較消瘦者可適當增加攝入量；伴併發症者則要多攝取蛋白質，補充蛋白質時，宜選擇優質蛋白。

宜 補充葉酸

蛋氨酸在人體代謝後會產生同型半胱氨酸，同型半胱氨酸會刺激內分泌系統，容易導致機體出現胰島素抵抗，使血糖升高。補充葉酸能降低血清中的同型半胱氨酸水平，從而減少機體發生胰島素抵抗的概率，有助於糖尿病患者控制病情。日常生活中，葉酸的來源有很多，除了口服的葉酸片外，綠色蔬菜、水果（尤其是奇異果）、牛肉、魚類、乳製品等都是補充葉酸的優良食品。

宜 補充鈣元素

鈣在胰島素的分泌中發揮著重要作用，它能通過胰島細胞的表面進入胰島 β 細胞，促使 β 細胞分泌胰島素，以此來調節機體血糖水平，一旦缺鈣，機體胰島素分泌不足，則容易引起糖尿病。因此，每個人都應做好日常補鈣工作，多吃富含鈣的食物，如奶製品、豆製品和綠色蔬菜。另外，每天宜保證曬 20~30 分鐘太陽，能促進體內合成維他命 D，促進鈣的吸收。

宜 補充鉻元素

鉻元素能夠增強胰島素活性，增加胰島素受體數量和增加胰島素受體的磷酸化作用。鉻還有助於控制葡萄糖代謝，改善患者的空腹和餐後血糖，同時改善尿頻、口渴和疲勞等臨床症狀。並且由於糖尿病患者糖代謝的紊亂，會引起體內電解質代謝紊亂，使排鉻量增加，所以正常的飲食已滿足不了糖尿病患者對鉻的需求，要額外補鉻。尤其對於 2 型糖尿病的病人來說，常吃胚芽米、堅果、海產品、蘋果皮、米糠等富含鉻元素的食物能很好地控制血糖。

宜 補充鋅元素

鋅是胰島素結晶體的成分之一，可以影響胰島素的合成、分泌、儲存、結構的完整和活性的發揮。鋅還是許多糖代謝酶的輔助因子和激活劑，能調節葡萄糖的代謝過程。臨床發現，絕大部分糖尿病患者都存在不同程度的缺鋅。缺鋅除了會影響葡萄糖代謝外，還會引起脂代謝紊亂，增加糖尿病患者併發心血管疾病的危險。日常生活中，富含鋅的食物有很多，如全麥麵食、穀類、蠔、蛋黃、乳製品、牛羊肉等都是補鋅的好選擇。

宜 補充錳元素

錳在體內雖然含量很少，但起著非常重要的作用，它是多種酶的激活劑，能影響糖的新陳代謝。研究發現，動物缺錳會造成胰腺發育不良，破壞胰島 β 細胞，導致胰島素的合成和分泌減少，降低葡萄糖的利用率，引起糖代謝紊亂，易引起或加重糖尿病病情。營養專家建議，人體每天需要補充 5~10 毫克的錳元素，含錳較多的食物有粗糧、堅果、鮮豆、葉菜、茶葉等。

宜 補充硒元素

硒具有抗氧化的功能，能清除自由基，有效保護和修復胰島 β 細胞，維持正常分泌胰島素的功能。硒還具有類似胰島素的作用，能增強組織細胞吸收血糖的能力，從而起到降低血糖的作用。糖尿病患者體內普遍缺乏硒元素，補硒最好的方法就是從食物中獲取。一般來說，蛋白質高的食品含硒量較高，如動物內臟、海產品、魚類、蛋類、肉類等，但糖尿病患者要避免多吃高脂肪、高膽固醇的食物。

宜 補充鎂元素

鎂作為多種酶的激活劑，能參與體內 300 多種酶促反應，可參與葡萄糖酵解、脂肪和蛋白質合成等重要的生理過程，調節人體的新陳代謝。鎂可維持細胞的正常生理功能，體內缺鎂會降低對胰島素的敏感性，引發糖代謝紊亂。另外，鎂還能調節心臟活動，保護心血管系統，可減少血液中膽固醇的含量，降低糖尿病對心臟和心血管的傷害。營養專家建議，成人每日應保證攝入 350 毫克 / 日鎂元素，可以通過綠葉蔬菜、豆類、大麥、黑米、木耳、香菇、堅果等食物來補充。

宜 補充 β - 胡蘿蔔素

β - 胡蘿蔔素具有抗氧化的作用，能中和體內的過氧化自由基，保護胰島 β 細胞正常分泌胰島素，並能減少體內的低密度脂蛋白，防止動脈粥樣硬化，降低糖尿病併發心血管疾病的發病率。β - 胡蘿蔔素主要存在於深綠色或紅黃色的蔬菜和水果中，如紅蘿蔔、西蘭花、菠菜、通菜、番薯、芒果、哈密瓜、杏及蜜瓜等。

宜 補充 B 族維他命

維他命 B_1、維他命 B_2、維他命 B_6、維他命 B_{12} 等 B 族維他命能以輔酶的身份參與體內糖、蛋白質和脂肪的代謝。研究發現，菸酸能增強胰島素的效力，維他命 B_1 減少與微血管併發症密切相關，維他命 B_6、B_7 有助於控制血糖水平，維他命 B_{12} 可輔助治療糖尿病併發神經病變。可見，糖尿病患者宜補充 B 族維他命。但大部分 B 族維他命會通過尿液和汗液的形式排出體外，很難長時間儲藏於體內，而糖尿病患者由於喝水多、排尿多，每天更應補充 B 族維他命。

宜 補充維他命 C

維他命 C 是強效的抗氧化劑，能清除體內的自由基，降低血漿脂質過氧化物，降低血總膽固醇、甘油三酯，預防糖尿病併發神經和血管病變。體內缺乏維他命 C 會影響葡萄糖耐量，當血糖升高時，維他命 C 不能進入血管保護血管壁，易引起血管疾病；所以糖尿病患者應避免出現維他命 C 缺乏，平時宜多吃士多啤梨、柑橘、蘋果、綠葉蔬菜等富含維他命 C 的食物。

宜 補充維他命 E

研究表明，人體缺乏維他命 E 易患糖尿病，體內維他命 E 含量低的男子患糖尿病的危險是正常人的 4 倍。維他命 E 是一種天然的脂溶性抗氧化劑，可清除自由基、增強谷胱甘肽過氧化物酶等抗氧化酶類活性，提高胰島素的敏感性。維他命 E 還能改善血液高凝的狀態，有利於控制糖尿病，防止動脈硬化及微血管病變。糖尿病患者每天宜補充 100~200 毫克的維他命 E。優質的維他命 E 主要存在於麥胚油、棉籽油、大豆油、花生油及芝麻油等植物油中。

宜 補充膳食纖維

膳食纖維對糖尿病患者來説，益處很多。攝入膳食纖維後能延緩或阻礙食物中脂肪和葡萄糖的吸收，有利於控制餐後血糖水平。膳食纖維可增強胰島素敏感性，改善胰島 β 細胞，提高人體耐糖量。膳食纖維還可減少腸道對膽固醇的吸收，促進膽汁排泄，降低血膽固醇水平，預防心血管疾病。膳食纖維廣泛存在於一些粗糧、蔬菜和水果中，如粟米、糙米、燕麥、白菜、油菜、菠菜、蘋果、梨等。需要提醒的是，膳食纖維並非多多益善，過多攝入膳食纖維容易造成營養素流失，對健康不利。

宜 知道什麼是食物交換

食物交換是一種理想的飲食控制模式，是指將食物按照來源、營養成分的特點分類，然後在控制總熱量的基礎上，等熱量的食物之間可以互相交換食用。食物交換使得食譜的設計趨於簡單化，方便糖尿病患者掌握。患者若能熟練使用食物交換，不但能實現每日飲食多樣化，還可以快速計算、掌握每日攝入的總熱量，養成科學的飲食習慣，控制血糖穩定，改善病情。

宜 知道食物交換法則

食物交換需遵循兩個法則：一是宜在同類食物之間進行互換，非同類食物最好不要進行互換。二是食物交換要在控制全天總熱量的基礎上，並且最好在熱量、營養素含量相近的食物之間進行互換。例如蔬菜和水果，它們雖然不屬同種分類，但每個交換份所含熱量以及營養素都十分相近，因此滿足互換要求。除了蔬菜與水果可以交換外，油脂與肉類、奶製品與豆製品也可以互換。

宜 清楚水果類食物交換

食物	重量（克）	食物	重量（克）
柿子、香蕉、鮮荔枝（帶皮）	150	李子、杏	200
梨、桃、蘋果	200	葡萄（帶皮）	200
橘子、橙子、柚子	200	士多啤梨	300
奇異果（帶皮）	200	西瓜	500

注：每交換份水果類食物提供熱量 90 千卡、蛋白質 1 克、碳水化合物 21 克。

宜 清楚穀類食物交換

食物	重量（克）	食物	重量（克）
粳米、小米、薏米	25	綠豆、豌豆、紅豆	25
高粱米	25	乾粉條	25
粟米麵	25	燒餅、烙餅、饅頭	35
燕麥片	25	鹹麵包、窩頭、切麵	35
蓧麥麵、蕎麥麵	25	生麵條	35
各種掛麵、通心粉	25	馬鈴薯	100
梳打餅乾	25	馬鈴薯、淮山	125

注：每交換份穀薯類食物提供熱量 90 千卡、蛋白質 2 克、碳水化合物 20 克。

宜 清楚肉蛋類食物交換

食物	重量（克）	食物	重量（克）
熟火腿、香腸	20	鵪鶉蛋（6 個）	60
瘦豬肉	25	雞蛋清	150
醬鴨、肉腸	35	帶魚、草魚、鯉魚、水魚	80
熟叉燒肉（無糖）、午餐肉	35	比目魚、大黃魚、鱔魚	80
瘦牛肉、瘦羊肉	50	黑鰱魚、鯽魚	80
帶骨排骨	50	對蝦、青蝦、鮮貝	80
雞蛋（帶殼、大）	60	蟹肉、水浸魷魚	100
鴨蛋、松花蛋	60	水浸海參	350

注：每交換份肉蛋類食物提供熱量 90 千卡、蛋白質 9 克、脂肪 6 克。

宜 清楚蔬菜類食物交換

食物	重量（克）	食物	重量（克）
毛豆、鮮豌豆	70	大白菜、椰菜、菠菜	500
慈姑、百合、芋頭	100	韭菜、油菜、茼蒿	500
淮山、馬蹄、蓮藕、沙葛	150	綠豆芽、鮮蘑菇	500
紅蘿蔔、蒜苗	200	通菜、莧菜、龍鬚菜	500
鮮豇豆、扁豆、洋葱、四季豆	250	翠玉瓜、番茄、冬瓜、苦瓜、茄子、絲瓜、青瓜	500
南瓜、椰菜花	350	芹菜、萵筍	500
白蘿蔔、青椒、茭白、冬筍	400	芥蘭、瓢兒菜	500
鴨蛋、松花蛋	60	水浸海參	350

注：每交換份蔬菜類食物提供熱量 90 千卡、蛋白質 2 克、碳水化合物 20 克。

宜 清楚奶類食物交換

食物	重量（克）	食物	重量（克）
奶粉	20	無糖酸奶	130
脱脂奶粉	25	牛奶	160
奶酪	25	羊奶	160

注：每交換份奶類食物提供熱量 90 千卡、蛋白質 5 克、碳水化合物 6 克。

宜 清楚大豆類食物交換

食物	重量（克）	食物	重量（克）
腐竹	20	北豆腐	130
大豆	25	南豆腐（嫩豆腐）	160
大豆粉	25	豆漿	160
豆腐絲、豆腐乾、油豆腐	50		

注：每交換份大豆類食物提供熱量 90 千卡、蛋白質 9 克、脂肪 4 克、碳水化合物 4 克。

宜 清楚油脂類食物交換

食物	重量（克）	食物	重量（克）
花生油、麻油（1 湯勺）	10	芝麻醬	15
粟米油、菜籽油（1 湯勺）	10	葵花子、南瓜子（帶殼）	25
豬油、羊油、牛油	10	核桃、杏仁、花生米	25
黃油、豆油	10	西瓜子（帶殼）	40

注：每交換份油脂類食物提供熱量 90 千卡、脂肪 10 克。

宜 瞭解升糖指數

升糖指數是衡量食物引起餐後血糖反應的一項有效指標，是經過反復人體試驗、嚴謹測評得出的一種生理學參數。通常，我們將葡萄糖的升糖指數定為 100，其他食物的升糖指數都是與葡萄糖升高血糖的速度和能力相對比得出的，食物的升糖指數越高，升糖能力也越強。因此，升糖指數對糖尿病患者來説有重要的參考價值，可以利用它來合理安排膳食，調節血糖。

宜 清楚水果升糖指數

食物名稱	升糖指數	食物名稱	升糖指數
車厘子	22	柑	43
柚子	25	熟香蕉	52
鮮桃	28	奇異果	52
蘋果	36	芒果	55
梨	36	菠蘿	66
李子	42	西瓜	72
葡萄	43		

宜 清楚蔬菜升糖指數

食物名稱	升糖指數	食物名稱	升糖指數
蘆筍、西蘭花、椰菜花、芹菜、青瓜、茄子	< 15	淮山	51
鮮青豆、萵筍、生菜、青椒、番茄、菠菜	< 15	甜菜	64
雪魔芋	17	紅蘿蔔	71
芋頭（蒸）	47.7	南瓜	75

宜 清楚穀薯類食物升糖指數

食物名稱	升糖指數	食物名稱	升糖指數
稻麩	19	蕎麥麵	59.3
意大利式細麵條	27	馬鈴薯	62
藕粉	32.6	蕎麥饅頭	66.7
大麥粒麵包	34	全麥麵包	69
通心粉	35	小麥片	69
黑米	42.3	小米	71
含水果乾的小麥麵包	47	番薯（紅、煮）	76.7
燕麥麩麵包	47	糙米	87
甜粟米	55.0	粳米	88

宜 清楚豆類食物升糖指數

食物名稱	升糖指數	食物名稱	升糖指數
五香蠶豆	16.9	綠豆	30
黃豆（浸泡、煮）	18	乾黃豌豆（煮）	32
凍豆腐	22.3	豆腐（燉）	31.9
豆腐乾	23.7	扁豆	38
四季豆	27	黑豆	42

宜 清楚奶類食物升糖指數

食物名稱	升糖指數	食物名稱	升糖指數
低脂奶粉	11.9	牛奶（加糖、朱古力）	34
豆奶	19.0	酸乳酪（普通）	36.0
全脂牛奶	27	老年奶粉	40.8
牛奶	27.6	酸奶（加糖）	48
脫脂牛奶	32		

宜 清楚糖類食物升糖指數

食物名稱	升糖指數	食物名稱	升糖指數
果糖	23	膠質軟糖	80
乳糖	46	綿白糖	83.8
朱古力	49	葡萄糖	100
蔗糖、方糖	65	麥芽糖	105
蜂蜜	73		

宜 瞭解血糖生成負荷

血糖生成負荷（GL）這個概念是由哈佛大學研究者 Salmeron 提出的，這是一種比升糖指數更直觀、簡便的飲食搭配原則。GL 的計算方法是：食物中所含碳水化合物的質量（克）乘以食物的升糖指數，再除以 100。一般 GL ⩾ 20 為高負荷飲食，10 ⩽ GL ⩽ 19 為中負荷飲食，GL<10 為低負荷飲食，糖尿病患者宜選擇對血糖影響較小的低負荷飲食。

糖尿病患者宜巧用桂皮

桂皮性質溫和，是藥食兩用的調味食品。桂皮中含有黃烷醇多酚類抗氧化物質，能夠改善糖尿病患者的胰島素分泌狀況，降低胰島素抵抗，並有效促進葡萄糖在血液中的轉移和利用，從而降低患者的血糖水平。桂皮可以藥用，也可製成桂皮茶、桂皮水飲用。此外，糖尿病患者可每天將桂皮粉混入各種食物（如菜餚、麵包、饅頭、果汁等）中食用，既營養、方便，還可防病。

糖尿病患者宜巧用豆渣

生活中，很多人喜歡自己打豆漿飲用。打完豆漿後剩餘的豆渣不要隨意丟棄，若巧妙利用，則能幫助糖尿病患者控制血糖。豆渣中含有豐富的水分與碳水化合物，並且鈣、磷、鐵等礦物質含量也很高，可幫助糖尿病患者降低血液中的膽固醇含量，減少胰島素的消耗，對穩定血糖很有幫助。豆渣可以添加到主食中食用，也可以做成煎餅，或者與豬瘦肉一起做成丸子，還可以與雞蛋一起炒著吃。

糖尿病患者宜巧吃蔬菜

蔬菜是低熱量、高膳食纖維和維他命的食材，比較適合糖尿病患者食用。綠葉蔬菜如小白菜、油菜、韭菜、芹菜、絲瓜等，是控糖效果最佳的蔬菜，糖尿病患者宜適當多吃。另外，藻類蔬菜、瓜類蔬菜、鮮豆類蔬菜也都是不錯的選擇。另外，蔬菜宜生吃或涼拌，如果餐前生吃一些青瓜、生菜等蔬菜，能增加飽腹感，幫助患者穩定血糖。

糖尿病患者宜巧吃零食

在保證每日攝入的總熱量和糖分不超標的基礎上，糖尿病患者完全可以適當吃點兒零食來豐富自己的飲食結構。有時候，隨身攜帶的小零食還能夠緩解因降糖藥物引起的低血糖反應。同時，糖尿病患者吃零食也有很多講究，最好選擇低糖、低脂的零食，油炸、高糖、高鹽類零食最好不要吃，熱量較高的零食宜多次分食。

糖尿病患者宜/多喝水

有不少的糖尿病患者為了減少排尿，刻意去控制飲水量，限制飲水會使血液濃縮變得黏稠，容易使糖尿病患者發生酮症酸中毒或高滲性昏迷。此外，糖尿病患者脱水極易引起結石、冠心病、缺血性中風等併發症。因此，糖尿病患者適當補水也很重要，最好養成「定時飲水，不渴也喝」的飲水習慣，但注意每次飲水不宜過多。

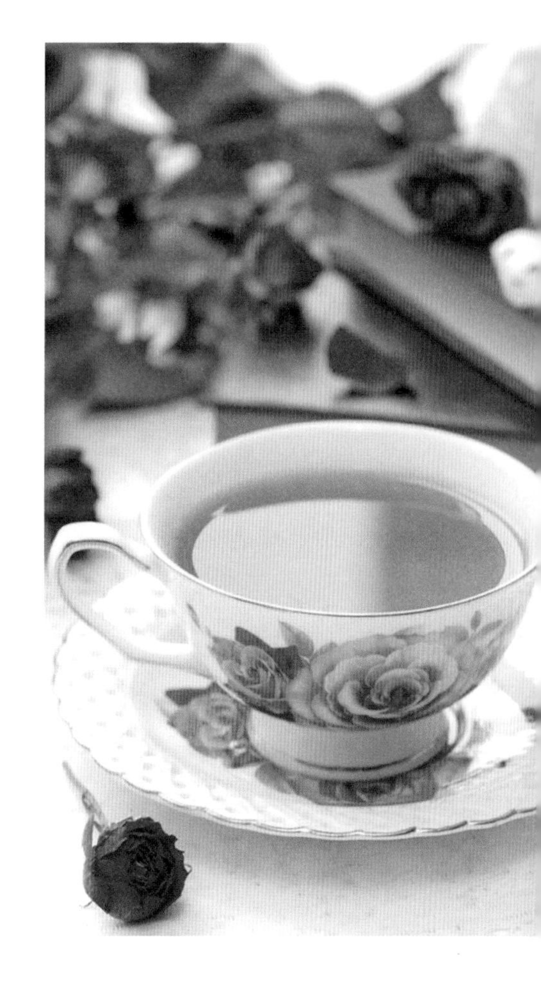

糖尿病患者宜/多飲茶

喝茶有一定的養生作用，對糖尿病患者來説，喝茶更是有頗多益處。茶葉中的兒茶素類化合物、複合多糖和二苯胺都是比較好的輔助降糖的物質，有助於防止自由基對胰腺的破壞，具有調血脂、降低餐後血糖的功效。子茶、紅茶、菊花茶、枸杞子菊茶、決明子茶等，都是比較適合糖尿病患者的茶飲。不過，需要注意的是，不要用沸水泡茶或將茶泡得太濃。

糖尿病患者宜/少飲啤酒

國外有醫學家研究發現，啤酒中的一些抗感染化學物質可以改善機體新陳代謝，增加胰島素耐受性，對控制血糖有積極的作用。不過，酒精畢竟對胰腺有一定的損害作用，啤酒也一樣，糖尿病患者喝的時候一定要控制量，最好多次分喝，切不可一次過量。

黑米 宜這樣吃

宜吃黑米維持血糖平衡

黑米有「長壽米」的美譽，含有豐富的蛋白質、脂肪、碳水化合物、胡蘿蔔素、B族維他命、維他命C、維他命E、菸酸、泛酸及鈣、鉀、磷等礦物質。黑米中還含有大量膳食纖維，具有延長食物排空時間、降低葡萄糖吸收速度的作用，有利於維持血糖平衡。

黑米粥

原料：黑米 200 克

調料：無

做法：

❶ 將黑米洗淨，用清水浸泡 3 小時。

❷ 鍋中加適量清水，倒入泡好的黑米及泡米水，大火煮沸後改小火熬煮成粥。

黑米豆漿

原料：黑米 60 克、黃豆 30 克

調料：無

做法：

❶ 黑米、黃豆分別洗淨，用清水浸泡 3 小時。

❷ 將泡好的黑米、黃豆倒入豆漿機中，加適量清水，加蓋、按乾豆功能，攪打、加熱成豆漿即可。

二米紅棗粥

原料：黑米 60 克、糯米 40 克、紅棗 50 克

調料：無

做法：

❶ 黑米洗淨，用清水浸泡 3 小時；糯米洗淨，用清水浸泡 1 小時；紅棗用清水浸泡 30 分鐘，洗淨。

❷ 鍋中加適量清水，倒入泡好的黑米、糯米和紅棗，大火煮沸後改小火熬煮成粥即可。

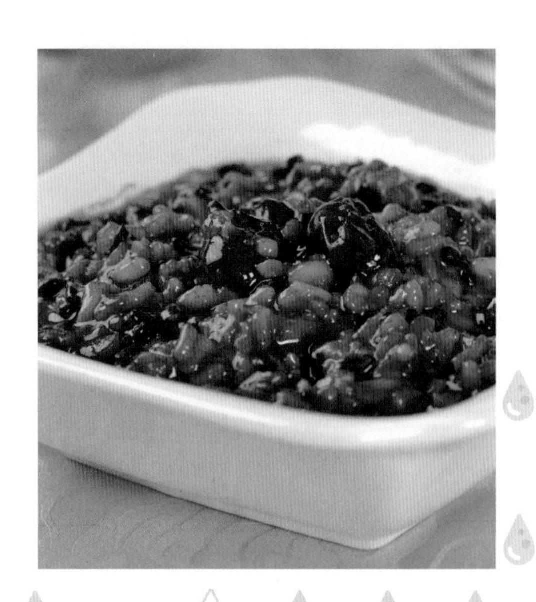

薏米

宜這樣吃

宜吃薏米調節血糖濃度

薏米屬低脂、低熱量的健康食材，含有豐富的可溶性膳食纖維。薏米中的薏苡仁多糖可以保護胰腺細胞免受自由基的損傷，所含有的鎂元素也具有良好的降糖作用。此外，薏米還有利尿消腫、增強腎臟功能的作用，能預防糖尿病患者併發腎病。

薏米淮山粥

原料：粳米 50 克、薏米 100 克、淮山 200 克

調料：無

做法：

1. 薏米、粳米分別洗淨，用清水浸泡 30 分鐘；淮山去皮、洗淨後，切成片。
2. 鍋中加適量清水，倒入泡好的薏米、粳米，大火煮沸後改小火熬煮成粥，倒入淮山片，煮熟即可。

薏米紅豆粥

原料：薏米 150 克、紅豆 60 克

調料：無

做法：

1. 薏米、紅豆分別洗淨，用清水浸泡 30 分鐘。
2. 鍋中加適量清水，倒入泡好的薏米、紅豆，大火煮沸後改小火熬煮成粥即可。

薏米冬瓜湯

原料：冬瓜 200 克、薏米 60 克

調料：蔥花、薑片、鹽各適量

做法：

1. 薏米洗淨，用清水浸泡 30 分鐘；冬瓜去皮、洗淨，切成塊。
2. 鍋中加適量清水，放入薏米、薑片，大火煮沸後改小火煮 10 分鐘。
3. 放入冬瓜塊，繼續煮 10 分鐘，加少許鹽調味，撒上蔥花即可。

薏米百合瘦肉湯

原料：豬瘦肉 500 克，紅蘿蔔 50 克，薏米、乾百合、蓮子各 15 克

調料：鹽適量

做法：

1. 將薏米、蓮子、乾百合分別洗淨，用清水浸泡約 30 分鐘；豬瘦肉洗淨切塊，入沸水中汆去血沫；紅蘿蔔洗淨，切塊。
2. 鍋中加適量清水，放入所有食材，大火煮沸，改小火繼續煮約 2 小時，加適量鹽調味即可。

小米 宜這樣吃

宜吃小米預防併發症

小米中含有豐富的優質蛋白、維他命以及鈣、鋅、硒、鐵等營養物質，糖尿病患者經常食用的話，可調節體質、穩定血糖，從而減少糖尿病併發症的發生。小米粥的熱量雖然略高，但是賴氨酸含量很少，且脂肪中的成分主要是不飽和脂肪酸，食用後會很快被身體吸收和分解，對血糖波動影響較小，可以放心食用。

小米黃豆粥

原料：小米 100 克、黃豆 50 克

調料：無

做法：

❶ 將小米、黃豆、白芝麻分別洗淨磨碎，黃豆過篩去渣。

❷ 鍋中加適量清水，煮沸後放入黃豆末。

❸ 再次煮沸後，放入小米末，用小火慢慢熬煮，煮至米爛豆熟即可。

小米南瓜粥

原料：小米、南瓜各 100 克

調料：無

做法：

❶ 小米洗淨；南瓜去皮、瓤，洗淨後切成小塊。

❷ 鍋中加適量清水，放入小米、南瓜一起熬成粥即可。

小米麥片粥

原料：綠豆、麥片各 100 克，小米 50 克

調料：無

做法：

❶ 綠豆、小米分別洗淨，綠豆用清水浸泡 2 小時，小米浸泡 30 分鐘。

❷ 鍋中加適量清水，倒入綠豆、小米、麥片，大火煮沸後改小火熬煮成粥即可。

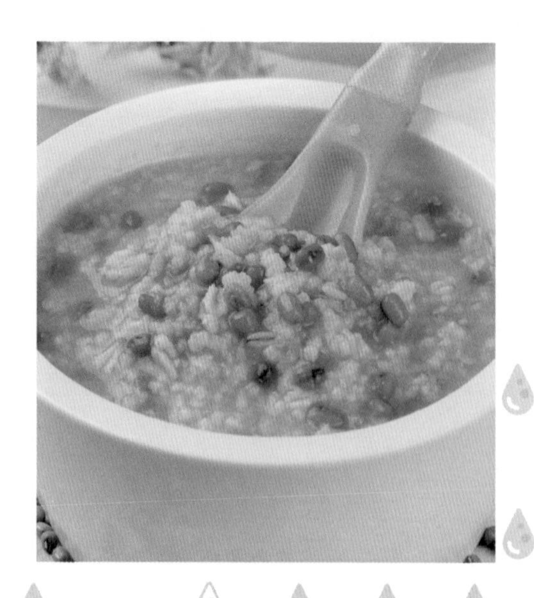

粟米
宜這樣吃

宜吃粟米強化胰島功能

粟米可謂是降糖的「黃珍珠」，非常適合糖尿病患者食用。粟米富含不飽和脂肪酸、維他命 E、谷胱甘肽、維他命 A、鈣、鎂、硒等多種營養物質，其中鎂有強化胰島素功能的作用，谷胱甘肽能有效清除破壞胰島細胞的自由基，延緩糖類的吸收，能降低血糖水平，預防糖尿病併發症的發生。

白菜粟米湯

原料：白菜、粟米粒各 150 克，白芝麻 20 克

調料：鹽適量

做法：

❶ 白菜洗淨、切絲，芝麻洗淨。

❷ 鍋中加適量清水，大火燒沸，倒入粟米粒，再放入白菜絲、芝麻，用小火熬煮 10 分鐘，加少許鹽調味即可。

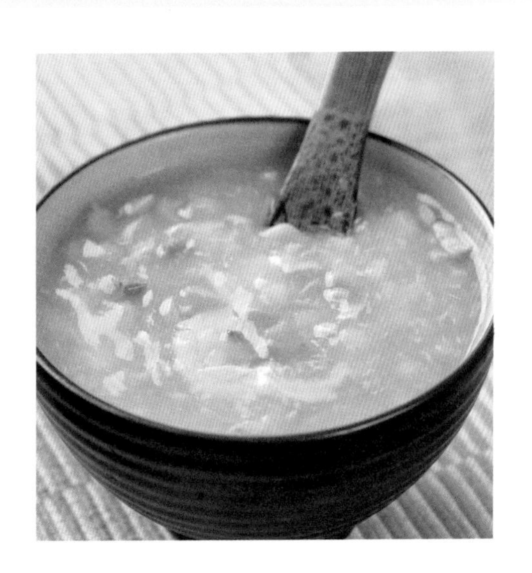

粟米椰菜花湯

原料：椰菜花 300 克、粟米 100 克

調料：生粉水、麻油、鹽各適量

做法：

❶ 粟米洗淨，切段；椰菜花洗淨，撕成小朵，入沸水中焯熟，撈出瀝水。

❷ 鍋入油燒熱，倒入椰菜花翻炒片刻，倒入粟米和適量清水，煮沸後加麻油、鹽調味，用生粉水勾芡即可。

粟米牛肉羹

原料：牛肉、粟米粒各 100 克，雞蛋 1 個

調料：薑末、植物油、生粉、鹽各適量

做法：

❶ 雞蛋打散，製成蛋液；粟米粒洗淨。

❷ 牛肉洗淨，剁成末，加鹽、生粉醃漬，下熱油鍋炒熟，盛出瀝油。

❸ 鍋中加適量清水，放入薑末、粟米粒，煲 20 分鐘，放入牛肉碎，攪勻煮沸，淋入雞蛋液，加鹽調味即可。

黑豆 宜這樣吃

宜吃黑豆促進胰島素分泌

黑豆的蛋白質、胡蘿蔔素、維他命、纖維素、鐵元素的含量都很高，經常食用能降低血液黏稠度，預防動脈硬化。黑豆屬低升糖指數食物，並且其含有的胰蛋白酶和胰凝乳有助於增強胰腺功能，促進胰島素的分泌，對控制糖尿病病情很有幫助。

黑豆粳米粥

原料：黑豆 50 克、粳米 100 克、紅棗 8 粒

調料：無

做法：

1. 黑豆洗淨，放入清水中浸泡 3 小時；粳米洗淨，紅棗洗淨、去核。
2. 鍋中加適量清水，倒入黑豆、粳米和紅棗，大火煮沸後改小火熬煮成粥即可。

黑豆豆漿

原料：黑豆 100 克、黃豆 60 克

調料：無

做法：

1. 將黑豆、黃豆分別洗淨，用清水浸泡 3 小時。
2. 將泡好的黑豆、黃豆放入豆漿機中，加適量溫開水，攪打、加熱成豆漿即可。

黑豆紅棗枸杞子湯

原料：黑豆 200 克、紅棗 10 粒、枸杞子 15 克

調料：無

做法：

1. 黑豆洗淨，用清水浸泡 24 小時；枸杞子洗淨；紅棗去核，洗淨備用。
2. 鍋中加適量清水，倒入黑豆、紅棗、枸杞子，用小火煨煮至黑豆熟爛即可。

黑豆蓮藕雞湯

原料：黑豆 100 克、蓮藕 200 克、雞肉 300 克

調料：薑片、鹽各適量

做法：

1. 黑豆洗淨，用清水浸泡 3 小時；蓮藕洗淨，切成塊；雞肉洗淨，剁成塊。
2. 鍋中加適量清水，放入黑豆、蓮藕、雞塊和薑片，大火煮沸後改小火燉 2 小時，加鹽調味即可。

綠豆

宜這樣吃

宜吃綠豆降壓降糖

綠豆熱能很低，其主要成分是低聚糖，食用後不易引起肥胖，有助於糖尿病患者降低血糖水平，控制病情。另外，綠豆中蛋白質、鈣、磷、鐵、胡蘿蔔素的含量也很高，有清熱解毒、提高免疫力的功效，還可以降低脂肪的吸收，可預防糖尿病併發脂肪肝和高血壓。

綠豆荷葉粥

原料：粳米 150 克，綠豆、荷葉各 50 克

調料：無

做法：

❶ 粳米、綠豆分別洗淨，用清水浸泡 30 分鐘；荷葉洗淨，切塊備用。

❷ 鍋中加適量清水，倒入洗淨的粳米、綠豆，大火煮沸後改小火熬煮成粥。

❸ 將切好的荷葉覆蓋在粥上面，熬至粥變成淡綠色後取出荷葉即可。

綠豆南瓜湯

原料：南瓜 300 克、綠豆 50 克

調料：鹽適量

做法：

❶ 綠豆洗淨，用清水浸泡 2 小時；南瓜去皮、去瓤、洗淨，切成塊。

❷ 鍋中加適量清水，煮沸後倒入綠豆，繼續煮 3 分鐘，加入南瓜塊，改小火熬煮至綠豆開花，加適量鹽調味即可。

綠豆陳皮茶

原料：綠豆 20 克、陳皮 6 克

調料：無

做法：

❶ 綠豆、陳皮分別洗淨，浸泡半小時。

❷ 鍋中加適量清水，放入綠豆，旺火煮沸。

❸ 放入陳皮，改中火繼續煮 15 分鐘即可。

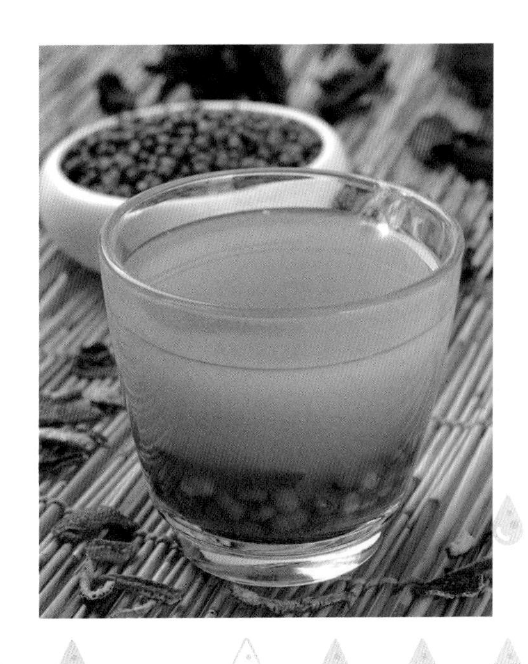

燕麥
宜這樣吃

宜吃燕麥延緩餐後血糖上升

燕麥是低糖、低脂的健康食材，其中富含膳食纖維，食用後會使人產生飽腹感，能幫助糖尿病患者減少總熱量的攝入，從而達到延緩餐後血糖升高、預防糖尿病併發症的目的。此外，燕麥中的鉻元素能有效調節機體的糖代謝，控制糖尿病病情。

蘋果燕麥粥

原料：燕麥 100 克、蘋果 50 克、牛奶 50 毫升

調料：無

做法：

❶ 燕麥洗淨，用清水泡軟；蘋果洗淨，去皮、切丁。

❷ 鍋中加適量清水，倒入燕麥及泡燕麥的水煮沸，3 分鐘後倒入牛奶，再次煮沸後放入蘋果丁，稍煮片刻即可。

南瓜燕麥粥

原料：燕麥 150 克、南瓜 100 克

調料：無

做法：

❶ 燕麥洗淨，用清水泡軟；南瓜去皮、瓤，洗淨後切成小塊。

❷ 鍋中加適量清水，倒入燕麥及泡燕麥的水煮沸，放入南瓜塊，繼續煮至粥熟即可。

核桃燕麥豆漿

原料：黃豆 80 克、核桃 50 克、燕麥 30 克

調料：無

做法：

❶ 黃豆洗淨，用清水浸泡一夜；核桃去殼、取仁，洗淨；燕麥洗淨，用清水浸泡 3 小時。

❷ 將黃豆、核桃仁、燕麥一起放入豆漿機中，加適量白開水，攪打成豆漿即可。

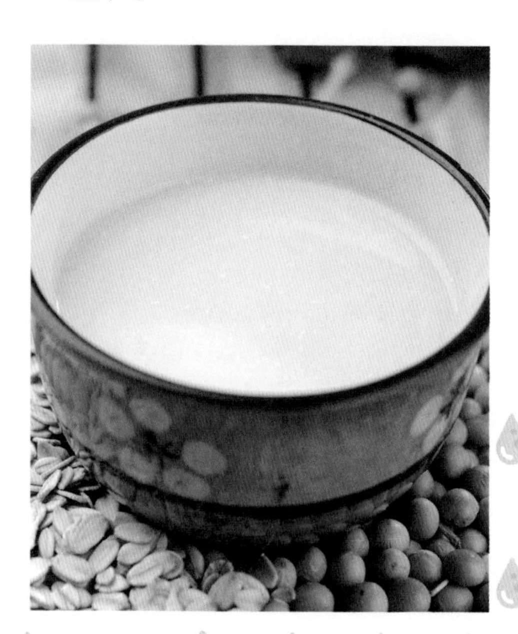

蕎麥 宜這樣吃

宜吃蕎麥增強胰島素活性

蕎麥是富含膳食纖維的純天然降糖食材，它不僅能提高機體抵抗力，促進胰腺的代謝和排毒，而且其含有的黃酮類物質蘆丁，能促進胰島素分泌，增強胰島素活性，有消炎、抗癌、降低血糖的功效。

毛豆蕎麥粥

原料：毛豆 50 克、蕎麥 150 克

調料：鹽適量

做法：

1. 蕎麥洗淨，用清水浸泡 1 小時；毛豆洗淨、剝殼，入沸水中煮熟，撈出備用。
2. 鍋中加適量清水，倒入泡好的蕎麥，大火煮沸後改小火熬煮成粥，加入煮熟的毛豆稍煮，加少許鹽調味即可。

蕎麥雞蛋餅

原料：蕎麥粉 150 克、青瓜 100 克、雞蛋 1 個

調料：葱花、植物油、鹽各適量

做法：

1. 蕎麥粉加少許鹽、清水，調成糊備用。
2. 雞蛋打散，製成蛋液；青瓜洗淨，切成細絲。
3. 鍋入油燒熱，下蕎麥糊，中火煎至兩面微黃，在一面撒上青瓜絲、葱花，倒上蛋液，繼續煎熟即可。

蔬菜蕎麥麵

原料：蕎麥麵條 500 克，紅蘿蔔、青菜、熟牛肉各 30 克

調料：葱花、橄欖油、醬油、醋、鹽各適量

做法：

1. 紅蘿蔔、青菜分別洗淨；紅蘿蔔、熟牛肉切片。
2. 鍋入油燒熱，倒入紅蘿蔔和青菜略炒，加適量清水，大火煮沸後，放入蕎麥麵條，再次沸騰後，加適量鹽調味，出鍋後拌上醋、醬油、葱花與牛肉即可。

蕎麥饅頭

原料：蕎麥粉、麵粉各 200 克

調料：酵母、鹽各適量

做法：

1. 將酵母加適量溫水，調勻後放置 5 分鐘。
2. 將蕎麥粉、麵粉放入盆裡，加酵母水、少許鹽揉至表面光滑，放置醒發。
3. 一般 2、3 小時後，將發好的麵糰揉成劑子，製作成饅頭，上蒸籠蒸熟即可。

南瓜

宜這樣吃

宜吃南瓜防止血糖升高

南瓜是高蛋白質、高維他命的優質食材，並且含有豐富的果膠和微量元素鈷。果膠的吸附能力很強，可延緩腸道對糖和脂質的吸收，從而避免餐後血糖升高；鈷能調節胰島功能，促進胰島素的分泌，能輔助降糖。此外，南瓜中的硒可清除體內的脂質過氧化物，可預防糖尿病併發心腦血管疾病。

南瓜菠菜粥

原料：南瓜、粳米各 100 克，菠菜 50 克

調料：鹽適量

做法：

❶ 粳米洗淨;南瓜去皮洗淨，切成小丁;菠菜洗淨，切碎。

❷ 鍋中加適量清水，放入粳米、南瓜一起熬煮成粥，煮好後放入菠菜，再次煮沸，加少許鹽調味即可。

南瓜紅豆湯

原料：南瓜 200 克、紅豆 50 克

調料：鹽適量

做法：

❶ 南瓜去皮、洗淨，切成小塊；紅豆洗淨，用清水浸泡至軟。

❷ 鍋中加適量清水，放入南瓜塊、紅豆，大火煮沸後改小火煨至南瓜、紅豆熟爛，加少許鹽調味即可。

百合枸杞子蒸南瓜

原料：南瓜 300 克、百合 20 克

調料：枸杞子適量

做法：

❶ 南瓜去皮、洗淨，切成厚片。

❷ 百合洗淨，掰成小塊；枸杞子洗淨，用清水浸泡片刻。

❸ 將南瓜片擺入盤中，百合、枸杞子放在南瓜片上，放入蒸鍋中蒸熟即可。

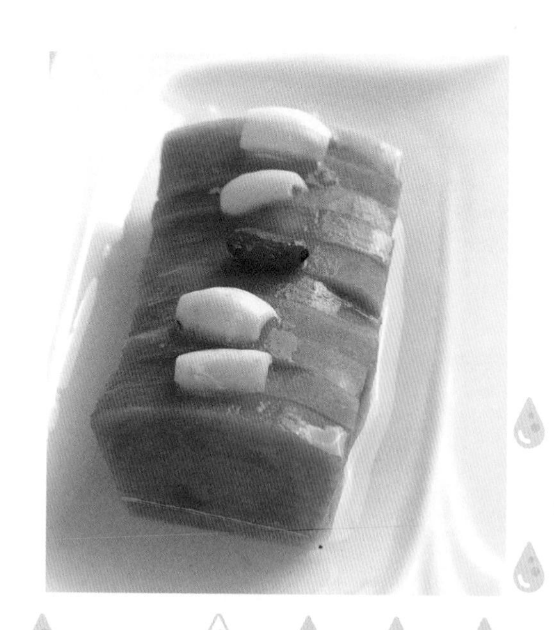

苦瓜 宜這樣吃

宜吃苦瓜減輕胰島細胞負擔

苦瓜有「君子菜」的美譽，是低脂、低熱的食物，其中富含蛋白質、維他命以及膳食纖維等，糖尿病患者經常食用的話，可健脾開胃、提高免疫力。苦瓜中的苦瓜甙具有良好的降糖作用，能減輕胰島細胞負擔，有助於恢復胰島 β 細胞功能，幫助機體調節血糖。

涼拌苦瓜

原料：苦瓜 200 克、黑木耳 30 克

調料：麻油、白醋、鹽各適量

做法：

1. 苦瓜去瓤、洗淨，切片；黑木耳泡發、洗淨，撕成小朵。
2. 將苦瓜、木耳焯水後過涼、放入盆中，加麻油、白醋、鹽，拌勻裝盤即可。

苦瓜炒雞蛋

原料：苦瓜 200 克、雞蛋 100 克

調料：葱花、植物油、鹽各適量

做法：

1. 苦瓜去瓤、洗淨，切片；雞蛋打散，加適量鹽攪勻製成蛋液。
2. 鍋入油燒熱，放入葱花爆香，將蛋液倒入鍋中炒至金黃。
3. 倒入苦瓜片翻炒至熟，加少許鹽調味即可。

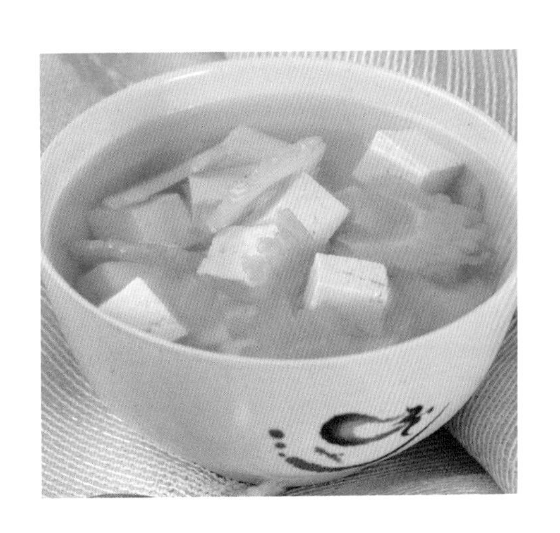

苦瓜豆腐湯

原料：苦瓜 100 克、豆腐 200 克

調料：植物油、麻油、鹽各適量

做法：

1. 苦瓜去瓤、洗淨，切片；豆腐洗淨，切塊。
2. 鍋入油燒熱，倒入苦瓜片略微翻炒後加適量清水，煮沸後倒入豆腐塊，再次煮沸後加適量鹽調味，淋上麻油即可。

冬瓜 宜這樣吃

宜吃冬瓜控制血糖

冬瓜是高鉀低鈉的食材，且含糖量很低，非常適合糖尿病患者食用。冬瓜中的丙醇二酸和葫蘆巴鹼能抑制糖類轉化成脂肪，有利於糖尿病患者控制肥胖。另外，冬瓜中富含水分和各種營養物質，食用後不會對血糖造成大的波動，並且有利尿消腫的功效，非常適合糖尿病併發腎病患者食用。

蝦皮炒冬瓜

原料：冬瓜 300 克、蝦皮 12 克

調料：植物油、鹽各適量

做法：

1. 冬瓜去皮、瓤，洗淨後切成小塊；蝦皮洗淨。
2. 鍋入油燒熱，放入蝦皮翻炒幾下，放入切好的冬瓜，大火快炒 1 分鐘。
3. 放入少許清水，改為小火慢煨 10 分鐘，直至冬瓜熟透，加少許鹽調味，大火收汁即可。

蘆筍冬瓜湯

原料：蘆筍 250 克、冬瓜 350 克

調料：蔥絲、薑絲、鹽各適量

做法：

1. 冬瓜與蘆薈分別去皮、洗淨、切丁，入沸水鍋中焯熟後撈出。
2. 鍋中加適量清水，倒入蔥薑絲、蘆筍丁、冬瓜丁大火煮沸，改小火再煮半小時，加適量鹽調味即可。

銀耳冬瓜湯

原料：冬瓜 200 克、銀耳 50 克

調料：植物油、鹽各適量

做法：

1. 將銀耳放入清水中泡開，撈出瀝水，撕成小朵；冬瓜去皮、去瓤，洗淨後切成片。
2. 鍋入油燒熱，放入冬瓜片翻炒幾下，加適量鹽和清水，燒至冬瓜片八分熟。
3. 將銀耳倒入鍋中，繼續煮至銀耳熟爛即可。

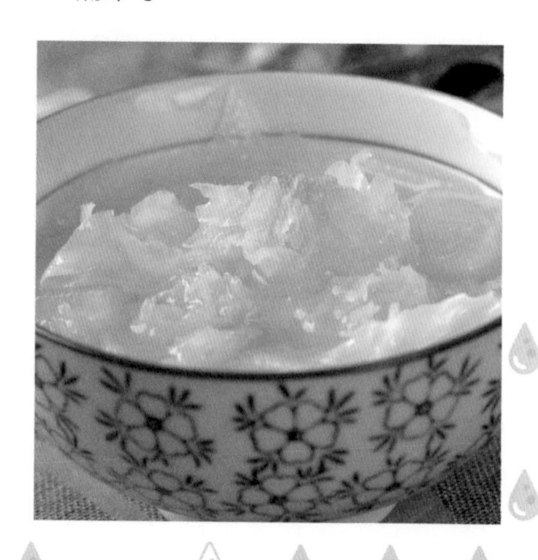

白菜

宜這樣吃

宜吃白菜降低血糖

白菜含有豐富的膳食纖維，具有調節人體糖類和脂類代謝的功效，經常食用可以起到降低血糖的作用，所含的維他命C則可以調節糖代謝、增強胰島素的作用。白菜還是低糖蔬菜，糖尿病患者食用不必擔心會造成血糖的劇烈變化。

涼拌白菜

原料：白菜300克、紅辣椒20克

調料：蔥絲、芫茜、植物油、生抽、醋、鹽、雞精各適量

做法：

❶ 白菜洗淨，切細絲，裝盤；紅辣椒洗淨，切絲。

❷ 鍋入油燒熱，下紅辣椒煸炒出紅油，倒入白菜盤中。

❸ 再加入生抽、醋、鹽、雞精和芫茜、蔥絲攪拌均勻即可食用。

白菜蝦仁

原料：白菜400克、蝦仁250克

調料：薑末、蒜瓣、植物油、生抽、鹽各適量

做法：

❶ 白菜洗淨，切塊；蝦仁處理乾淨。

❷ 鍋入油燒熱，下薑末、蒜瓣爆香，下蝦仁翻炒至變色，盛出。

❸ 鍋底留油燒熱，下白菜翻炒至軟，倒入蝦仁，加生抽、鹽調味，稍炒即可。

枸杞子燉白菜

原料：白菜500克、枸杞子50粒、蝦皮適量

調料：胡椒粉、高湯、鹽各適量

做法：

❶ 白菜洗淨，切段；枸杞子洗淨。

❷ 鍋中倒入適量高湯，大火煮沸，放入白菜段和枸杞子，加入少許蝦皮。

❸ 再次煮沸，改小火燉10分鐘，放入胡椒粉、鹽再煮2分鐘即可。

白菜木耳湯

原料：白菜心200克、黑木耳50克

調料：植物油、鹽各適量

做法：

❶ 白菜心洗淨，撕成塊；黑木耳泡發、洗淨，撕成小朵。

❷ 鍋入油燒熱，下白菜心、黑木耳稍炒，加適量清水煮沸，加鹽調味即可。

芹菜
宜這樣吃

宜吃芹菜調節糖代謝

芹菜富含膳食纖維、胡蘿蔔素、碳水化合物、多種維他命等營養物質，其中的膳食纖維能調節糖尿病患者的糖代謝，增強胰島素的敏感性，降低血糖水平；膳食纖維食用後還可延緩碳水化合物等的吸收，防止餐後血糖升高，有利於穩定血糖。

蘋果汁

原料：芹菜 40 克、蘋果 150 克

調料：無

做法：

❶ 小芹菜去根洗淨，連葉切碎；蘋果洗淨，去皮，切塊。

❷ 將小芹菜、蘋果放入榨汁機中，加適量清水，榨汁，去渣取汁。

芹菜拌香乾

原料：芹菜、香乾（豆腐乾）各 150 克，紅蘿蔔 30 克

調料：麻油、鹽各適量

做法：

❶ 芹菜擇洗乾淨，切段；香乾、紅蘿蔔分別洗淨，切丁。

❷ 分別將芹菜、香乾和紅蘿蔔入沸水中焯一下，撈出瀝水。

❸ 將芹菜、香乾、紅蘿蔔一起裝入盤中，加適量麻油、鹽調味，拌勻即可。

海蜇皮拌芹菜

原料：芹菜 300 克、海蜇皮 50 克

調料：雞精、醬油、醋、鹽各適量

做法：

❶ 芹菜洗淨，切段，放入沸水中略焯，撈出瀝水；海蜇皮洗淨，切成細絲。

❷ 將芹菜段、海蜇皮絲一起放入大碗內，加入適量鹽、醬油、雞精、醋調味即可。

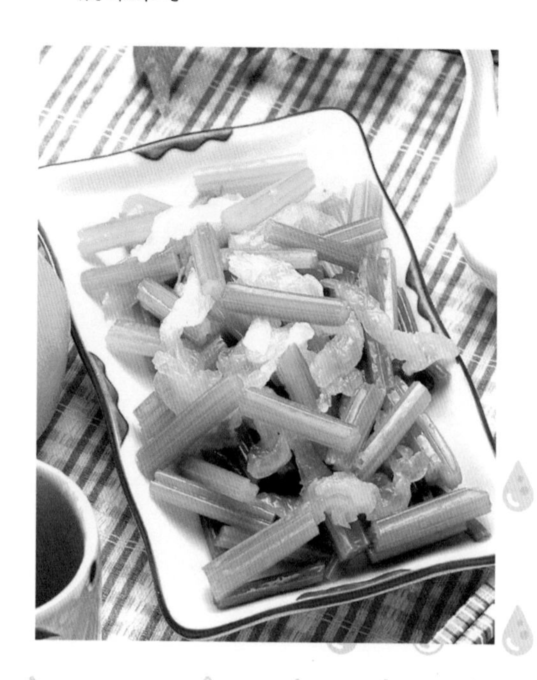

萵筍 宜這樣吃

宜吃萵筍改善糖代謝

萵筍含糖量較低，富含鉀元素和膳食纖維，鉀有利尿、排毒的作用，能防止高血壓；膳食纖維能延緩對食物的吸收，幫助穩定血糖。另外，萵筍中還含有胰島素的激活劑——菸酸，具有改善糖代謝的作用。不過，萵筍對視神經有一定的刺激作用，糖尿病併發眼病患者不宜多吃。

薑絲拌萵筍

原料：萵筍 300 克

調料：薑絲、麻油、食醋、鹽各適量

做法：

1. 萵筍剝去外皮，洗淨，切成細絲，放入沸水中焯熟，撈出瀝水。
2. 取一半薑絲放入萵筍絲中拌勻，放在盤中。
3. 取另一半薑絲，加入適量鹽、食醋、麻油兑成汁，澆在萵筍絲上即可。

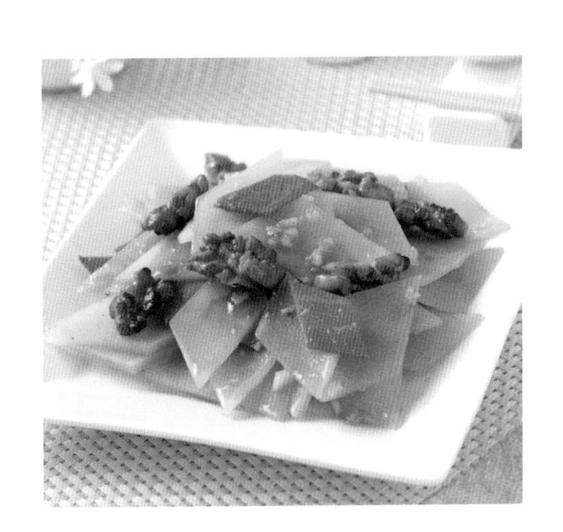

草菇萵筍湯

原料：草菇 150 克、萵筍 100 克

調料：薑片、泡椒、清湯、植物油、鹽各適量

做法：

1. 草菇去蒂，洗淨，撕成塊；萵筍去老葉、根皮，洗淨，切成長條兒。
2. 鍋入油燒熱，放入薑片炒出香味，放入萵筍條、草菇塊同炒，加入泡椒、鹽，倒入清湯。
3. 煮至萵筍斷生，撈去薑及泡椒不用，倒入湯碗即可。

萵筍核桃仁

原料：萵筍 400 克，淨核桃仁、紅蘿蔔各 50 克

調料：蒜蓉、植物油、麻油、雞精、鹽各適量

做法：

1. 將萵筍和紅蘿蔔分別去皮、洗淨，切成片。
2. 鍋入油燒熱，倒入核桃仁炸一下，撈出控油。
3. 鍋留底油燒熱，倒入蒜蓉爆香，加萵筍片、紅蘿蔔片翻炒，加鹽、麻油、雞精調味，最後加核桃仁炒勻即可。

蘆筍 宜這樣吃

宜吃蘆筍改善糖尿病症狀

蘆筍具有低糖、低脂肪、高纖維素的特點，還有豐富的微量元素，其氨基酸組成比例適當，營養價值極高，非常適合糖尿病患者食用。蘆筍中還含有香豆素、薏苡素等成分，有降血糖的作用。蘆筍除具有降糖的功效外，還能抑制血脂升高，促進腎臟排尿排毒，可防止糖尿病併發高血脂和腎病。

酸辣蘆筍

原料：蘆筍 200 克

調料：辣椒油、醋、鹽各適量

做法：

❶ 蘆筍洗淨，削去皮，切成厚片，放入沸水鍋中焯水，撈出控水，放入盆中。

❷ 取一隻碗，放入鹽、辣椒油、醋調成酸味辣汁，澆在蘆筍上拌勻，裝盤即可。

蘆筍腰果

原料：蘆筍 200 克、腰果 20 克

調料：花椒、植物油、鹽各適量

做法：

❶ 蘆筍洗淨，切斜刀成大片，入沸水中焯熟，撈出瀝水；腰果洗淨。

❷ 鍋入油燒熱，下腰果炒熟，撈出控油，剩下的油加入花椒粒炸出香味，取花椒油。

❸ 在蘆筍上，放入腰果、鹽，倒入花椒油拌勻即可食用。

洋葱拌蘆筍

原料：蘆筍 500 克、洋葱 50 克

調料：胡椒粉、植物油、醋、鹽各適量

做法：

❶ 蘆筍洗淨後切段，入沸水中加適量鹽焯熟，撈出瀝水；洋葱去皮、洗淨，切粒。

❷ 鍋入油燒熱，將油倒出，放涼，將植物油和適量醋、胡椒粉、鹽放入碗中，攪拌均勻，製成調味汁。

❸ 將煮好的蘆筍段和洋葱粒放入盤中，澆上調味汁即可。

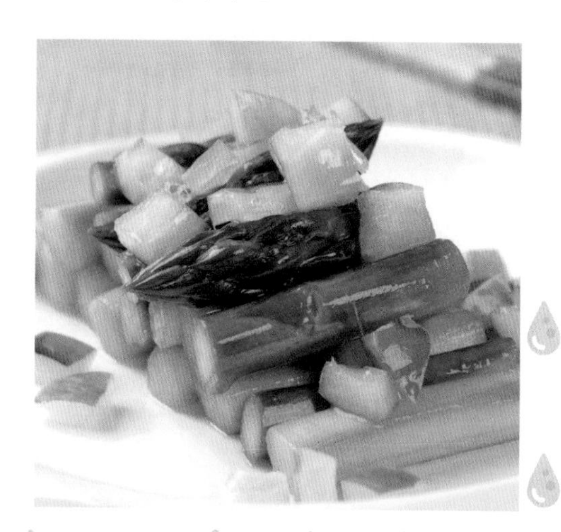

洋蔥
宜這樣吃

宜吃洋蔥刺激胰島素分泌

洋蔥營養豐富，素有「菜中皇后」的美稱。洋蔥中含有的烯基二硫化合物可刺激胰島素的合成和分泌，具有降低血糖的效果。糖尿病患者經常食用，還可預防糖尿病併發高血脂、肥胖症、脂肪肝、冠心病等。

蒸煮洋蔥

原料：洋蔥 30 克、香菇 2 朵、香芹丁少許

調料：橄欖油、鹽各適量

做法：

1. 洋蔥去表皮、洗淨，切十字花刀，放入沸水中煮至斷生，撈出放入盤中。
2. 香菇去蒂、洗淨，焯水後撈出、切碎；香芹丁，焯水後晾涼。
3. 洋蔥盤中撒入香芹丁，點綴香菇碎，加橄欖油、鹽調味、拌勻即可。

檸檬洋蔥絲

原料：洋蔥 150 克、檸檬 50 克

調料：鹽適量

做法：

1. 洋蔥去皮，切絲，放入保鮮袋中，加入鹽，抓緊袋口用力晃動 40 秒，倒入盤中。
2. 檸檬洗淨，將檸檬皮擦成細絲；將檸檬對半切開，擠出果汁，滴在洋蔥中。
3. 將檸檬絲倒入洋蔥中，拌勻即可食用。

炸洋蔥圈

原料：洋蔥 200 克、雞蛋 1 個、麵包糠適量

調料：胡椒粉、生粉、植物油、鹽各適量

做法：

1. 洋蔥去皮、洗淨，切圈；雞蛋打散，製成蛋液。
2. 在洋蔥圈中加少許鹽、胡椒粉拌勻，然後裹上生粉，再蘸取蛋液，最後裹上麵包糠。
3. 鍋入油燒熱，放入裹好的洋蔥圈，小火炸至金黃即可。

洋蔥馬鈴薯湯

原料：洋蔥、馬鈴薯、黑木耳各 50 克

調料：麻油、雞精、鹽各適量

做法：

1. 洋蔥、馬鈴薯分別去皮、洗淨，切成塊；黑木耳泡發、洗淨，撕成小朵。
2. 鍋中加適量清水，放入洋蔥、馬鈴薯、黑木耳，中火煮至所有食材熟，加雞精、鹽調味，淋少許麻油即可。

紅蘿蔔 宜這樣吃

宜吃紅蘿蔔輔助降血糖

紅蘿蔔富含胡蘿蔔素，有「土人參」的美稱。紅蘿蔔除了含有胡蘿蔔素外，還含有豐富的B族維他命，常吃紅蘿蔔能降血糖，防止糖尿病併發症，如高血壓、視網膜破損等。糖尿病患者可經常食用紅蘿蔔。

紅蘿蔔檸檬汁

原料：紅蘿蔔、蘋果各50克，檸檬汁10克

調料：芫茜少許

做法：

❶ 紅蘿蔔、蘋果分別洗淨，切成小塊；芫茜洗淨。

❷ 把除檸檬以外的材料放入榨汁機中榨汁。

❸ 將果汁倒入杯中，加入檸檬汁，攪拌均勻即可。

肉碎紅蘿蔔

原料：紅蘿蔔200克、豬瘦肉50克

調料：葱花、植物油、鹽各適量

做法：

❶ 豬瘦肉洗淨，剁成肉碎；紅蘿蔔洗淨切絲。

❷ 鍋入油燒至四成熱後，下葱花熗鍋，倒入肉碎翻炒至變色。

❸ 倒入紅蘿蔔絲，繼續翻炒至熟，加適量鹽調味即可。

粉蒸紅蘿蔔絲

原料：紅蘿蔔200克、粟米麵1大勺、蛋清100克

調料：乾辣椒段、芫茜段、葱花、蒜末、鹽各適量

做法：

❶ 紅蘿蔔洗淨、去皮，切成細絲，倒入蛋清、粟米麵，調入鹽攪拌均勻，倒入盤中。

❷ 將紅蘿蔔絲放入蒸鍋中中火蒸10分鐘取出。

❸ 在蒸好的紅蘿蔔絲上放上乾辣椒段、芫茜段、葱花、蒜末即可。

紅蘿蔔薑湯

原料：紅蘿蔔200克、生薑10克

調料：椰漿粉、黑胡椒粉、橄欖油、鹽各適量

做法：

❶ 紅蘿蔔洗淨，去皮，切小塊；生薑洗淨，去皮，剁成泥。

❷ 鍋入油燒熱，下紅蘿蔔翻炒一下，加入適量清水，倒入薑泥，蓋上蓋煮15分鐘。

❸ 加入椰漿粉、鹽、黑胡椒攪拌均勻，稍煮即可。

翠玉瓜

宜這樣吃

宜吃翠玉瓜調節糖代謝

翠玉瓜是一種低熱量、低脂肪、低糖的蔬菜，是糖尿病患者優選的食物。並且其營養豐富，含有蛋白質、多種維他命和礦物質，尤其是翠玉瓜富含的維他命C，有增強胰島素的作用，能調節糖代謝。翠玉瓜皮薄、肉厚、汁多，可以炒食、做湯或製作餡料。

什錦翠玉瓜

原料：翠玉瓜 250 克，綠豆芽、雞肉各 100 克，玉蘭片 50 克

調料：蒜末、麻油、醋、鹽各適量

做法：

1. 翠玉瓜去瓤，切絲，入沸水中焯熟，裝盤；綠豆芽洗淨焯熟；雞肉洗淨煮熟、切絲；玉蘭片切絲，焯熟。
2. 碗中加入麻油、醋和鹽，調成味汁。
3. 將綠豆芽、玉蘭絲和雞絲放在翠玉瓜絲上，撒上蒜末，淋上調味汁即可。

芝香雞蛋翠玉瓜

原料：翠玉瓜 250 克、雞蛋 1 個、芝麻適量

調料：乾辣椒段、葱花、植物油、鹽各適量

做法：

1. 翠玉瓜洗淨，去皮，切片；雞蛋打散製成蛋液，加適量鹽拌勻。
2. 平底鍋入油燒熱，將翠玉瓜平鋪在平底鍋上，撒上芝麻、葱花、辣椒段，小火慢煎至翠玉瓜兩面熟。
3. 慢慢淋入蛋液，待蛋液凝固後即可關火。

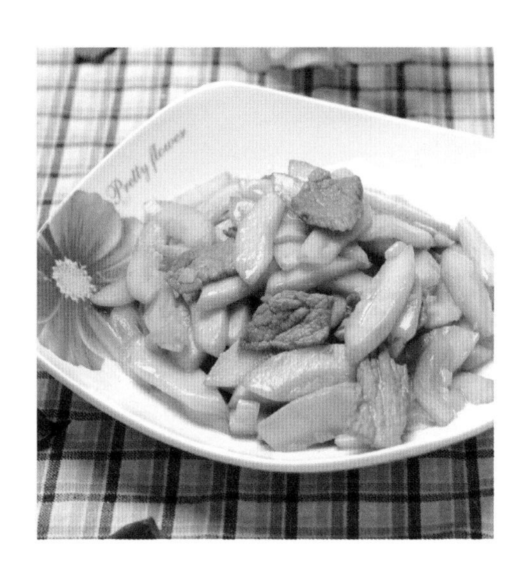

翠玉瓜炒瘦肉

原料：翠玉瓜 400 克、豬瘦肉 100 克

調料：葱花、植物油、生粉、醬油、鹽各適量

做法：

1. 翠玉瓜洗淨，去皮，切成片；豬瘦肉洗淨，切片，加生粉、醬油醃漬片刻。
2. 鍋入油燒熱，下肉片大火翻炒至肉片斷生，盛出。
3. 鍋入少許油燒熱，下翠玉瓜片炒熟，放入肉片翻炒，快熟時加少許鹽調味，撒上葱花炒勻即可。

番茄 宜這樣吃

宜吃番茄來調節血糖

番茄營養豐富、味道清甜、汁多爽口，具有低脂、低糖、低熱量的特點，經常食用有利於糖尿病患者控制熱量和體重。另外，番茄中的番茄鹼、谷胱甘肽、葫蘆巴鹼等有效成分，能增強胰島β細胞功能，調節血糖。

番茄炒雞蛋

原料：番茄 200 克、雞蛋 2 個

調料：植物油、鹽各適量

做法：

1. 番茄洗淨，切塊；雞蛋打散，製成蛋液。
2. 鍋入油燒熱，下蛋液攤成蛋餅，盛出備用。
3. 鍋入少許油燒熱，下番茄翻炒 2 分鐘，放入蛋餅炒散，加鹽調味、稍炒即可。

番茄炒金針菇

原料：番茄 180 克、金針菇 200 克

調料：葱花、薑末、蒜瓣、植物油、鹽各適量

做法：

1. 番茄洗淨，切小塊；金針菇去蒂，洗淨。
2. 鍋入油燒熱，下薑末、蒜瓣爆香，放入金針菇翻炒至軟，倒入番茄一起翻炒。
3. 加入適量鹽調味，炒熟後裝盤撒上葱花即可。

番茄粟米粒

原料：番茄 300 克、粟米 1/2 根

調料：蒜瓣、生粉水、植物油、生抽、鹽各適量

做法：

1. 番茄洗淨，切塊；粟米剝粒，洗淨。
2. 鍋入油燒熱，下蒜瓣爆香，倒入番茄翻炒片刻，倒入粟米粒翻炒均勻。
3. 加少許清水燜煮，待番茄出汁後，調入適量的生抽和鹽，再用生粉水勾芡，大火收汁即可。

番茄蓮藕汁

原料：番茄、蓮藕各 150 克

調料：無

做法：

1. 番茄洗淨，切成小塊；蓮藕去皮、洗淨，切成塊。
2. 將番茄塊、蓮藕塊一起放入榨汁機中，加少許溫開水，攪打成果汁，倒入杯中即可飲用。

茄子 宜這樣吃

宜吃茄子預防視網膜出血

茄子含有蛋白質、脂肪、碳水化合物、維他命以及鈣、磷、鐵等多種營養成分。特別是茄子中富含維他命P，尤以紫茄子中含量更高，能使血管壁保持彈性和生理功能，防止血管硬化和破裂，所以糖尿病人經常吃些茄子，可預防糖尿病引起的視網膜出血。

涼拌茄子

原料：茄子400克，青椒末、蒜泥各20克

調料：生抽、蠔油、辣椒油各適量

做法：

1. 將茄子洗淨，切段改條，入蒸鍋蒸製4分鐘，出鍋晾涼。
2. 將青椒末、蒜泥、生抽、蠔油、辣椒油調製成味汁。
3. 將調製好的味汁澆在蒸好的茄子上拌勻即可。

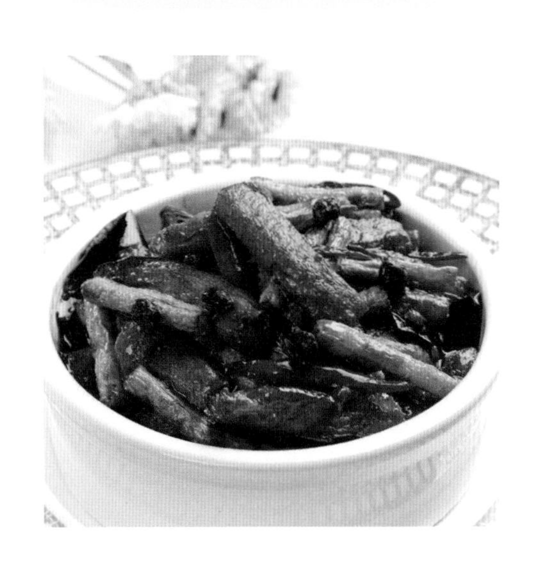

風味茄丁

原料：茄子250克、豌豆50克、紅辣椒適量

調料：薑片、蒜片、生粉、高湯、植物油、鹽各適量

做法：

1. 茄子洗淨，切成丁；豌豆洗淨；紅辣椒洗淨，切圈。
2. 鍋入油燒熱，放入茄子，炸軟後撈出控油。
3. 鍋再次入油燒熱，放入薑片、蒜片、紅辣椒炒出香味，放入茄子、豌豆翻炒均勻，加入高湯，小火慢慢燒煮幾分鐘，用生粉水勾芡，加適量鹽調味即可。

四季豆燒茄子

原料：四季豆、茄子各200克

調料：乾紅辣椒、蒜末、植物油、醬油、鹽各適量

做法：

1. 將四季豆洗淨，切成段；茄子洗淨，切成條；乾紅辣椒洗淨，切成條。
2. 鍋入油燒熱，下乾紅辣椒、蒜末煸香，下四季豆、茄子翻炒。
3. 放適量醬油、鹽調味，加少許清水、加蓋燜燒至所有食材熟爛即可。

黑木耳 宜這樣吃

宜吃黑木耳維持胰島健康

對於糖尿病患者來說，黑木耳是不可多得的優質降糖食材之一。黑木耳中含有的甘露聚糖、木耳多糖能幫助修復受損的胰島細胞，保證胰島所需能量的供給，確保胰島正常分泌胰島素，從而實現血糖平穩下降。

紫甘藍拌黑木耳

原料：紫甘藍200克、黑木耳5克、熟芝麻1勺

調料：芫茜末、花椒、植物油、辣椒油、生抽、醋、鹽各適量

做法：

❶ 紫甘藍洗淨，切絲；黑木耳用溫水浸泡4~6小時，入沸水中焯熟，撈出瀝水，切細絲。

❷ 鍋入油燒熱，倒入花椒炸至花椒變黑，關火，製成花椒油。

❸ 將紫甘藍和黑木耳放入一個大碗中，放入熟芝麻、芫茜末、花椒油、辣椒油、生抽、醋、鹽，攪拌均勻即可食用。

黑木耳炒芹菜

原料：芹菜200克、黑木耳50克

調料：葱段、蒜片、植物油、鹽各適量

做法：

❶ 黑木耳洗淨，泡發，撕成小朵；芹菜洗淨，切成段。

❷ 鍋入油燒熱，下葱段、蒜片熗鍋，倒入黑木耳和芹菜段，翻炒至熟，加適量鹽調味即可。

黑木耳蘆筍湯

原料：黑木耳200克、蘆筍50克

調料：麻油、鹽各適量

做法：

❶ 黑木耳洗淨、泡發、撕成小朵；蘆筍洗淨，切成片。

❷ 鍋中加適量清水，煮沸後倒入黑木耳和蘆筍片，加適量鹽調味，繼續煮3分鐘，淋入麻油即可。

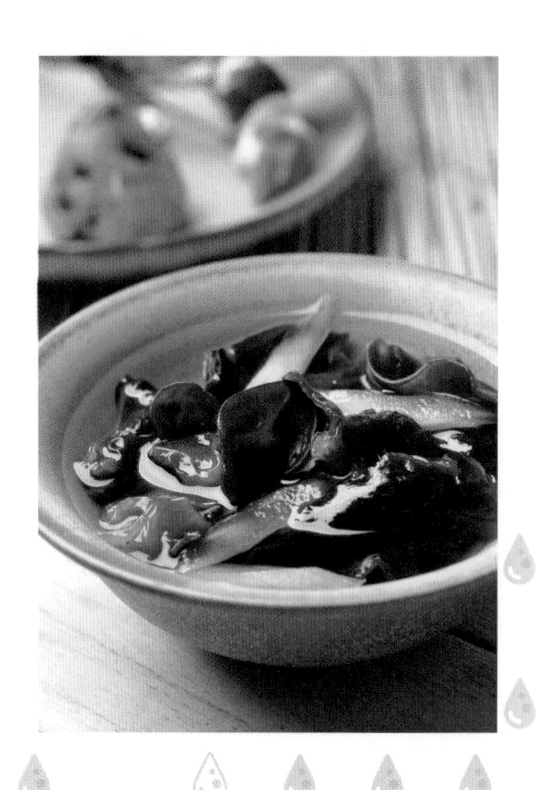

豆腐

宜這樣吃

宜吃豆腐預防骨質疏鬆

豆腐營養豐富，熱量低，升糖指數也很低，攝入豆腐能提高飽腹感，很適合糖尿病患者食用。另外，豆腐中富含鈣質，糖尿病患者缺鈣不利於胰島素的正常分泌，會使血糖升高，還會引起骨質疏鬆，所以糖尿病患者不妨常吃些豆腐。

花生粟米拌豆腐

原料：豆腐 200 克、鮮粟米粒 100 克、花生仁 40 克

調料：芫茜末、薑末、植物油、麻油、鹽各適量

做法：

1. 將鮮粟米粒洗淨，入沸水中煮熟；豆腐洗淨，切成小塊，入沸水中煮熟。
2. 將花生仁洗淨，用沸水煮熟後撈起瀝乾，入油鍋中炸熟、撈出，去掉外皮。
3. 將粟米粒、豆腐塊、花生仁一起放入碗中，加薑末、鹽、麻油調味，攪拌拌勻，撒上芫茜末，裝盤即可。

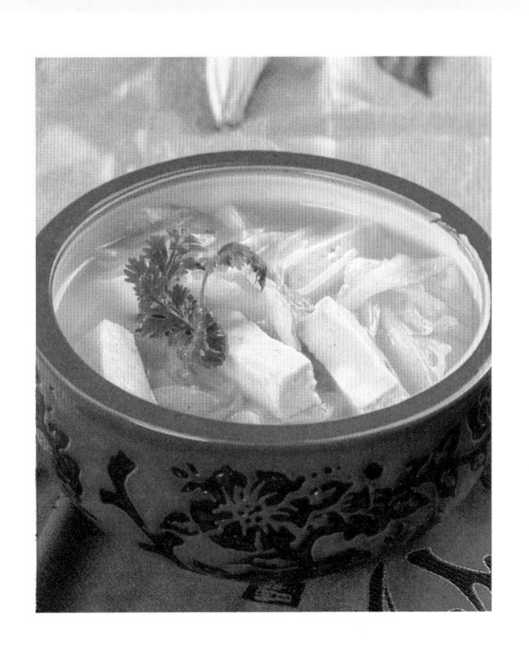

炸豆腐燒香菇

原料：北豆腐 200 克、鮮香菇 300 克

調料：葱絲、粟米粉、植物油、醬油、料酒、鹽各適量

做法：

1. 北豆腐洗淨，切片，入油鍋炸至兩面金黃後撈出；香菇洗淨、去蒂，切塊。
2. 鍋入油燒熱，下香菇翻炒幾下，倒入炸豆腐片、葱絲一起翻炒，調入料酒、醬油、鹽調味，加適量清水，大火收汁，粟米粉勾芡即可出鍋。

三鮮豆腐湯

原料：豆腐 150 克、白菜心 100 克

調料：葱末、薑末、鮮湯、植物油、雞油、鹽各適量

做法：

1. 將豆腐隔水蒸約 10 分鐘，取出，切成片。
2. 白菜心洗淨，用手撕成 5 厘米長的塊。
3. 鍋入油燒至五成熱時，加入葱末、薑末炒出香味，放入鮮湯、豆腐、鹽、白菜心燒滾，淋上雞油煮熟即可。

蘋果 宜這樣吃

宜吃蘋果控制血糖水平

蘋果是糖尿病患者控制血糖必不可少的水果。現代研究發現，蘋果中的鉻能提高糖尿病患者對胰島素的敏感性，蘋果酸可以穩定血糖，預防老年糖尿病。同時，蘋果富含鉀元素，具有降低血壓和保護心血管的作用，能預防糖尿病併發心腦血管疾病的發生。

香甜蘋果粥

原料：粳米 50 克，蘋果、粟米粒各 30 克

調料：葱花適量

做法：

1. 粳米洗淨，用清水浸泡 30 分鐘；蘋果洗淨後切丁；粟米粒洗淨。
2. 鍋中加適量清水，倒入粳米，大火煮沸，改小火煮至八成熟。
3. 放入蘋果丁、粟米粒煮至熟，最後撒上葱花即可。

蘋果蛋奶

原料：蘋果 500 克，雞蛋 100 克，煉奶、花生碎各適量

調料：無

做法：

1. 蘋果洗淨，橫著切去 1/4，用匙子在蘋果中間挖一個洞，放入水中浸泡。
2. 雞蛋打散，加入少許煉奶和花生碎，加水拌均勻，倒入蘋果裡。
3. 蘋果外層蓋上錫紙放入烤箱 200° 烤 40 分鐘，取出放涼即可食用。

蘋果蘆薈湯

原料：蘋果 300 克、蘆薈 150 克

調料：枸杞子適量

做法：

1. 蘋果削皮，去核洗淨，切成小塊。
2. 蘆薈去皮，洗淨，切成條狀。
3. 鍋中加適量清水煮沸，倒入蘋果塊、蘆薈條和枸杞子，小火燉至酥軟即可。

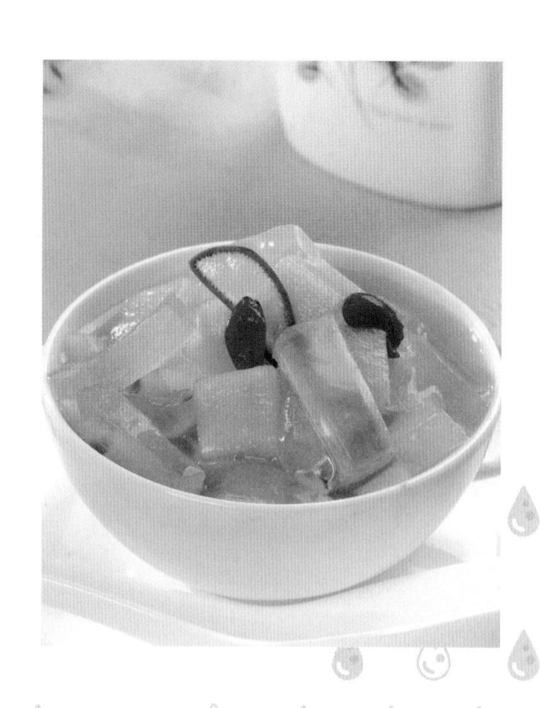

車厘子 宜這樣吃

宜吃車厘子促進胰島素生成

車厘子營養豐富，含蛋白質、碳水化合物、磷、胡蘿蔔素、維他命C等多種營養成分，適合糖尿病患者食用。尤其是車厘子中的花青素，不僅具有抗氧化的功效，還能促進胰島素的生成，增加體內胰島素的含量，幫助患者有效降低血糖。

車厘子番茄士多啤梨汁

原料：車厘子、番茄、士多啤梨各60克

調料：檸檬汁20毫升

做法：

❶ 車厘子洗淨，去梗、去核；番茄洗淨，去皮、去蒂；士多啤梨洗淨，去蒂。

❷ 將車厘子、番茄、士多啤梨及適量涼開水一起倒入榨汁機中榨汁。

❸ 將果汁倒入杯中，加適量檸檬汁調味即可飲用。

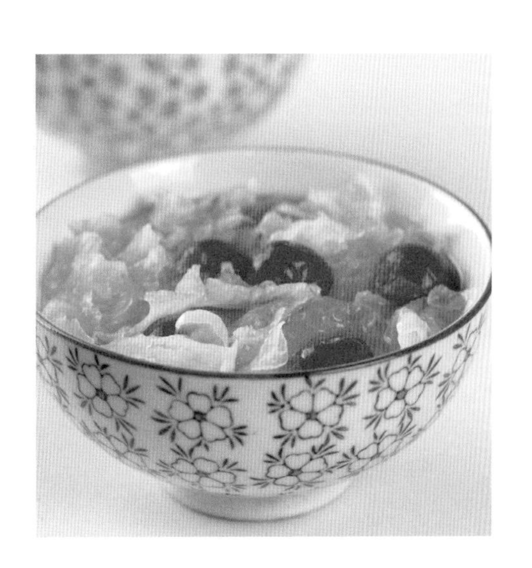

車厘子牛奶西米露

原料：西米100克、車厘子150克、牛奶280毫升

調料：無

做法：

❶ 西米洗淨；車厘子洗淨，用清水浸泡5分鐘，去蒂去核。

❷ 鍋中加適量清水，倒入西米，煮至透明後撈出用冷水浸泡，撈出瀝水。

❸ 將西米放入容器中，加入牛奶、車厘子，放入雪櫃內冷藏1小時後即可食用。

車厘子銀耳湯

原料：車厘子50克、水發銀耳100克

調料：無

做法：

❶ 車厘子洗淨，去梗；銀耳洗淨後撕成小朵。

❷ 鍋中加適量清水，放入銀耳，大火煮沸，改小火燉至銀耳熟，放入車厘子，繼續煮10分鐘即可。

山楂 宜這樣吃

宜吃山楂延緩血糖升高

山楂，又叫山裡紅、胭脂果，含有豐富的維他命 C、黃酮類物質、鈣、膽鹼及有機酸等，可以降血脂，對防治糖尿病併發心腦血管疾病有積極作用。現代研究發現，山楂中的黃酮對四氧嘧啶引起的糖尿病有明顯的治療作用，能明顯降低患者的血糖水平。

山楂銀耳粥

原料：粳米 150 克、水發銀耳 100 克、山楂 50 克

調料：鹽適量

做法：

❶ 粳米洗淨，用清水浸泡 30 分鐘；銀耳洗淨，切碎；山楂洗淨，切片。

❷ 鍋中加適量清水，放入粳米及泡米的水，煮至米粒開花，放入銀耳、山楂繼續煮至粥稠，加適量鹽調味即可。

栗子山楂黑米糊

原料：黑米 90 克、糯米 30 克、栗子 20 克、山楂 10 克、枸杞子 10 粒、紅棗 3 粒

調料：無

做法：

❶ 將黑米、糯米分別洗淨，用清水浸泡 30 分鐘；栗子去皮、去核；山楂洗淨，去核；枸杞子洗淨；紅棗洗淨，去核。

❷ 將所有原料放入豆漿機中，加清水至水位線，啟動米糊程序。

❸ 時間到了，將米糊倒入碗中即可。

山楂紅蘿蔔汁

原料：新鮮山楂 10 顆、紅蘿蔔 50 克

調料：無

做法：

❶ 紅蘿蔔洗淨，切碎；新鮮山楂洗淨，切成四瓣。

❷ 鍋中加適量清水，倒入紅蘿蔔、山楂，大火煮沸，改小火燉煮 15 分鐘即可。

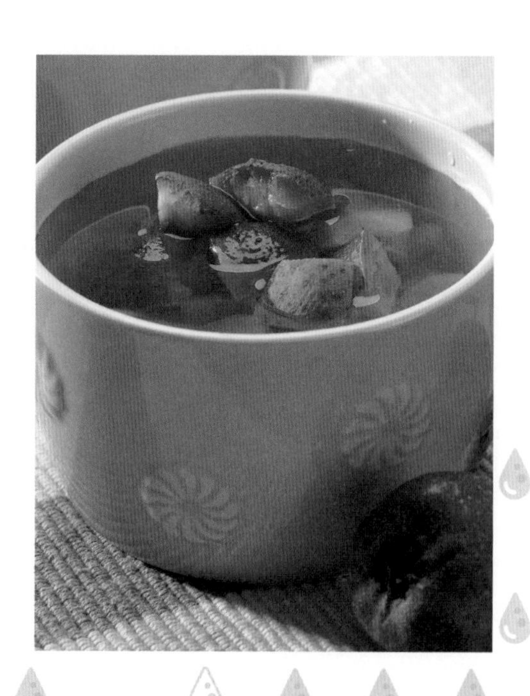

奇異果

宜這樣吃

宜吃奇異果調節體內糖代謝

奇異果營養豐富，有「維他命C之王」的美譽，維他命C能預防糖尿病患者併發血管病變，還能防止糖尿病患者發生感染性疾病。另外，奇異果中含有天然糖醇類物質——肌醇，能有效地調節人體內糖代謝水平，對防治糖尿病有獨特的功效。

奇異果乳酸果汁

原料：奇異果150克、乳酸60毫升

調料：冰水、碎冰各適量

做法：

1. 奇異果放入清水中洗淨，去皮，切小塊。
2. 將奇異果塊、乳酸、冰水、碎冰一起放入果汁機中，攪拌30秒左右，用過濾網過濾去渣，倒入杯中即可飲用。

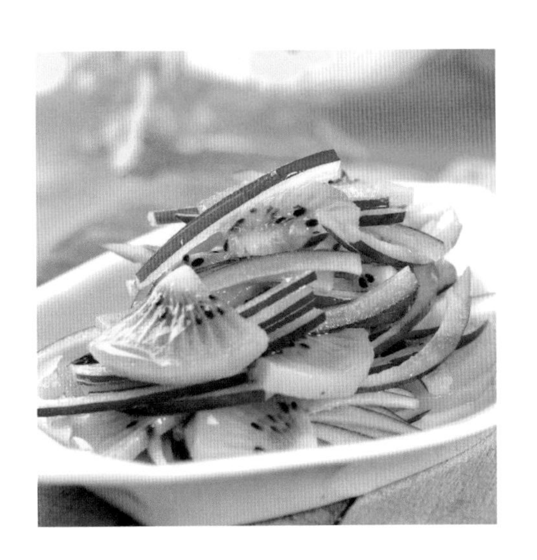

白果仁奇異果

原料：白果仁20克、奇異果150克

調料：無

做法：

1. 白果仁洗淨，奇異果洗淨、去皮、切成方丁。
2. 白果仁、奇異果丁放入盤內，上籠蒸15分鐘即可。
3. 待放涼後，即可取下食用。

奇異果雙色沙律

原料：洋葱1個，奇異果2個

調料：橄欖油、鹽各適量

做法：

1. 洋葱去皮，洗淨，留洋葱白皮，切成絲。
2. 奇異果去皮，切成薄片。
3. 將洋葱絲和奇異果片一起放入碗中，加適量鹽調味，淋少許橄欖油即可。

木瓜
宜這樣吃

宜吃木瓜調養糖尿病併發症

木瓜有「百益果王」之稱，是藥食兩用的健康水果，適合糖尿病患者食用。醫學研究發現，木瓜中含有一種叫齊墩果酸的生物活性物質，這種物質能降低血脂，軟化血管，對於糖尿病併發高血壓、動脈硬化及高血脂患者非常有益。

木瓜雪梨汁

原料：木瓜 150 克、雪梨 100 克

調料：檸檬汁適量

做法：

❶ 木瓜去皮，切成塊；雪梨洗淨、去皮，切成塊。

❷ 將木瓜塊、雪梨塊及少許涼開水一起放入榨汁機中榨汁。

❸ 將榨好的汁倒入杯中，加少許檸檬汁調勻即可飲用。

木瓜椰奶西米羹

原料：木瓜 150 克、西米 100 克、椰奶 40 毫升、牛奶 250 毫升

調料：無

做法：

❶ 木瓜去皮去子，切成小塊；西米洗淨。

❷ 鍋中加適量清水，倒入西米，不停攪拌，煮至西米完全透明，撈出西米。

❸ 取淨鍋，倒入牛奶、椰奶，中小火煮開，倒入木瓜煮 5 分鐘，放入西米，再煮 5 分鐘即可。

木瓜紅豆炒飯

原料：木瓜 300 克、紅豆 200 克、粳米 150 克

調料：蔥花、蒜末、植物油、鹽各適量

做法：

❶ 粳米洗淨，煮成米飯；紅豆洗淨泡發，煮熟；木瓜削皮去瓤，洗淨切丁。

❷ 鍋入油燒熱，放入蒜末熗鍋，加入木瓜炒熟，再放入米飯、紅豆炒勻，加適量鹽調味，撒蔥花拌勻即可。

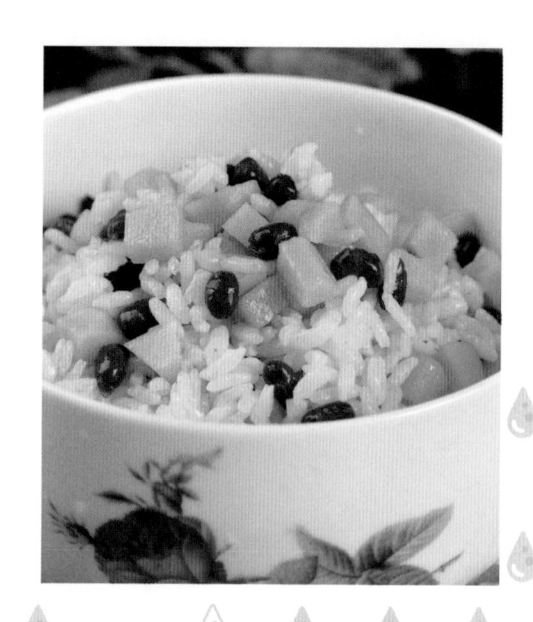

杏仁

宜這樣吃

宜吃杏仁穩定血糖水平

杏仁是美味且營養豐富的食品，其不飽和脂肪酸、維他命E、黃酮類及多酚類等物質的含量較高，有較好的調節血糖、預防糖尿病的功效。有醫學專家研究發現，常吃杏仁的人體內壞膽固醇明顯減少，胰島素敏感性顯著提高，血糖水平更穩定。

杏仁豆漿

原料：黃豆 40 克、杏仁 20 克

調料：無

做法：

❶ 將黃豆、杏仁分別洗淨，前一天晚上用清水泡發。

❷ 撈出黃豆和杏仁，放入豆漿機中，加入適量清水。

❸ 啟動豆漿機，煮好後，去渣即可飲用。

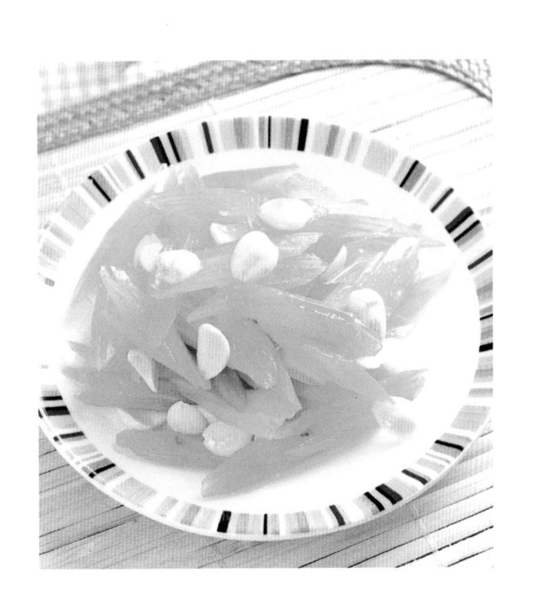

涼拌八角杏仁

原料：八角 100 克、杏仁 80 克

調料：橄欖油、鹽各適量

做法：

❶ 八角擇去根部，用清水泡洗乾淨，切成段；杏仁洗淨，入沸水中煮 5 分鐘，撈出沖涼。

❷ 將八角、杏仁放入容器，加橄欖油、鹽拌勻，即可食用。

杏仁炒西芹

原料：西芹 300 克、杏仁 20 克

調料：植物油、鹽各適量

做法：

❶ 西芹擇去菜葉，洗淨，斜切段；杏仁泡發，去皮備用。

❷ 鍋入油燒熱，倒入芹菜炒至斷生，放入杏仁，繼續翻炒片刻後加入鹽調味即可。

腰果

宜這樣吃

宜吃腰果預防糖尿病併發症

腰果中含有豐富的B族維他命、鋅、鎂、鉀、鐵等營養物質，可以預防糖尿病併發神經系統疾病。其中，B族維他命還可以維持人體組織代謝正常進行，緩解糖尿病引起的腎臟病變。此外，腰果還可以改善糖尿病患者的糖耐量，對血糖控制具有積極的作用。

腰果蓮子粥

原料：糯米100克，腰果、蓮子各50克

調料：無

做法：

1. 糯米洗淨，用清水浸泡30分鐘；將腰果、蓮子分別洗淨，蓮子去芯，煮熟，撈出瀝水。
2. 鍋中加適量清水，倒入糯米熬煮成粥，粥熟後放入腰果、蓮子繼續煮2分鐘即可。

腰果三文魚豆腐羹

原料：豆腐300克、三文魚100克、腰果20克

調料：胡椒粉、生粉水、植物油、料酒、鹽各適量

做法：

1. 豆腐洗淨，切丁；三文魚洗淨，切丁，加胡椒粉、料酒拌勻、醃漬；腰果洗淨。
2. 鍋入油燒熱，下腰果煸炒至表面金黃，盛出控油，壓碎。
3. 鍋中加適量清水，倒入豆腐丁煮3分鐘，加入三文魚，加入生粉水，不停攪動，煮3分鐘後關火，調入胡椒粉、鹽，撒上腰果碎即可。

腰果雞丁

原料：雞腿肉400克、腰果10克、雞蛋清50克

調料：辣椒、辣椒醬、生粉、熟油、黃酒、鹽各適量

做法：

1. 雞肉剔去筋，切丁，加黃酒、蛋清、生粉拌勻；辣椒洗淨，剁成末。
2. 鍋入油燒至五成熱，入雞丁炒散泛白，撈出控油。
3. 鍋留底油燒熱，放入辣椒末，用文火煸出紅油，加腰果、黃酒、辣椒醬、雞丁，炒勻即可。

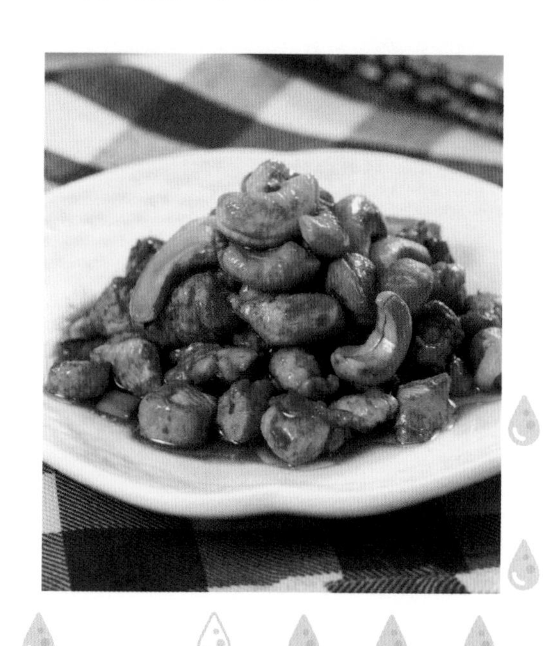

黑芝麻 宜這樣吃

宜吃黑芝麻保護胰腺細胞

黑芝麻含 61.7% 左右的脂肪油，且多為不飽和脂肪酸，其中有亞油酸、棕櫚酸、花生酸等，黑芝麻還含有鈣、磷、鐵和豐富的維他命 E。現代研究表明，維他命 E 有保護胰腺細胞的作用。因此，糖尿病患者適當吃些黑芝麻有助於降低血糖。

黑芝麻香奶粥

原料：黑芝麻 25 克、粳米 100 克、鮮牛奶 200 毫升

調料：無

做法：

1. 黑芝麻洗淨；粳米洗淨，用清水浸泡 30 分鐘。
2. 鍋中加適量清水，倒入粳米及泡米水大火煮沸，改小火熬煮成粥。
3. 倒入鮮牛奶，改中火煮沸，最後撒上黑芝麻即可。

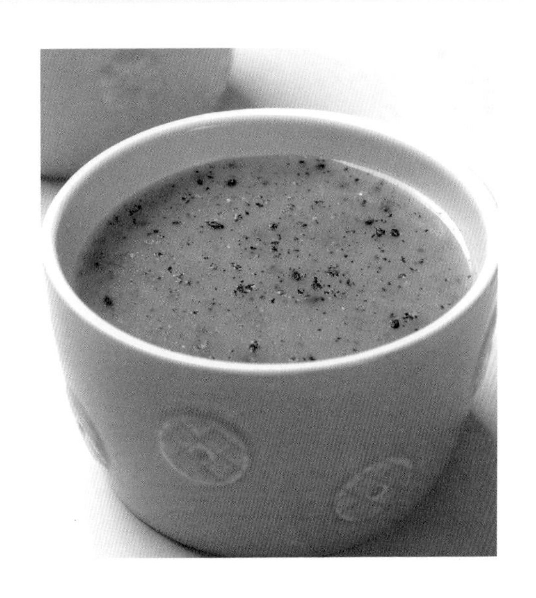

飄香芝麻糕

原料：中筋麵粉 180 克、黑芝麻 120 克

調料：酵母、梳打粉各 3 克，豬油 10 毫升

做法：

1. 鍋燒熱，倒入黑芝麻慢火炒熟，盛出，用粉碎機磨成芝麻粉。
2. 在中筋麵粉中加入酵母、梳打粉及磨好的芝麻粉攪勻，加入適量清水和豬油攪拌成均勻的糊狀。
3. 將糊漿倒入已塗油的容器內，放入蒸籠內，大火蒸約半小時至熟即可。

黑芝麻淮山糊

原料：黑芝麻 40 克、淮山 60 克

調料：無

做法：

1. 黑芝麻去雜質，洗淨，放入炒鍋中小火焙香，研成細末。
2. 淮山去皮、洗淨，切成片，放入鍋中烘乾，打成細粉。
3. 鍋中加適量清水，大火煮沸，將混合的黑芝麻粉和淮山粉慢慢倒入，不斷攪拌，煮約 5 分鐘即可。

烏雞 宜這樣吃

宜吃烏雞促進胰島素分泌

烏雞也叫烏骨雞，其營養價值和食療作用遠高於普通雞肉。烏雞具有高蛋白、低脂肪、低糖、低膽固醇的特點，很適合糖尿病患者食用。烏雞中含有多種氨基酸，其蛋白質、維他命、磷、鐵、鉀、鈉的含量都很豐富，可促進胰島素的分泌，加強胰島素作用，降低血糖。

紅棗烏雞湯

原料：烏雞 1 隻、西洋參 15 克、紅棗 8 粒

調料：薑片、鹽各適量

做法：

1. 將烏雞去毛、腸雜，洗淨；紅棗去核。
2. 砂鍋中加適量清水，放入烏雞、薑片、西洋參大火煮沸，改小火煲 2 個小時，加適量鹽調味即可。

八寶蒸烏雞

原料：烏雞 1 隻，糯米 100 克，梨 150 克，百合 60 克，馬蹄、香蕉各 50 克

調料：薑片、料酒、鹽各適量

做法：

1. 烏雞處理乾淨；糯米洗淨，用清水浸泡 30 分鐘；梨洗淨、去皮去核、切塊；百合洗淨；馬蹄洗淨，去皮；香蕉去皮，取果肉。
2. 將除烏雞外的所有原料混合均勻，填入烏雞腹中，縫合後放入砂鍋中。
3. 砂鍋中加適量清水、薑片、料酒、鹽，用小火燉至烏雞熟，取出糯米作為主食，烏雞作為菜餚。

黑木耳烏雞湯

原料：烏雞 1000 克、黑木耳 100 克

調料：鹽適量

做法：

1. 將烏雞處理乾淨後切成塊備用。
2. 黑木耳洗淨，放入清水中泡發，撈出瀝水。
3. 燉盅裡加適量清水，放入雞塊和黑木耳，隔水小火燉煮 3 個小時，最後加適量鹽調味即可。

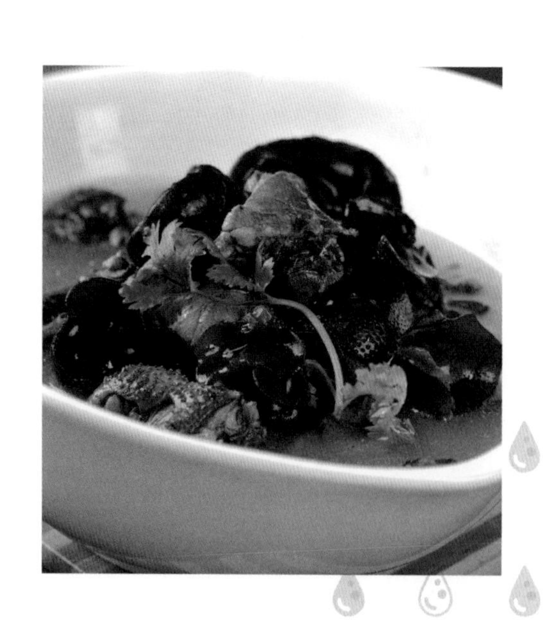

牛肉

宜這樣吃

宜吃牛肉改善葡萄糖耐受量

牛肉的蛋白質含量高，脂肪含量卻很低，味道鮮美，有「肉中驕子」的美稱。牛肉中還含有維他命 B_1、維他命 B_2、維他命 B_6、鈣、鐵、鋅等多種營養成分，能提高機體的抗病能力。另外，牛肉中還含有鉻元素，可提高胰島素敏感性、改善葡萄糖耐量。

蔥煸牛肉

原料：牛裡脊肉 500 克、蔥段 100 克

調料：薑末、植物油、麻油、醬油、料酒、鹽各適量

做法：

❶ 牛裡脊肉洗淨，切成薄片，加入醬油、鹽、薑末、料酒、麻油拌勻上漿。

❷ 鍋入油燒熱，放入漿好的肉片，煸炒至肉片發白。

❸ 放入蔥段，繼續炒至肉片、蔥稍乾，淋入麻油即可。

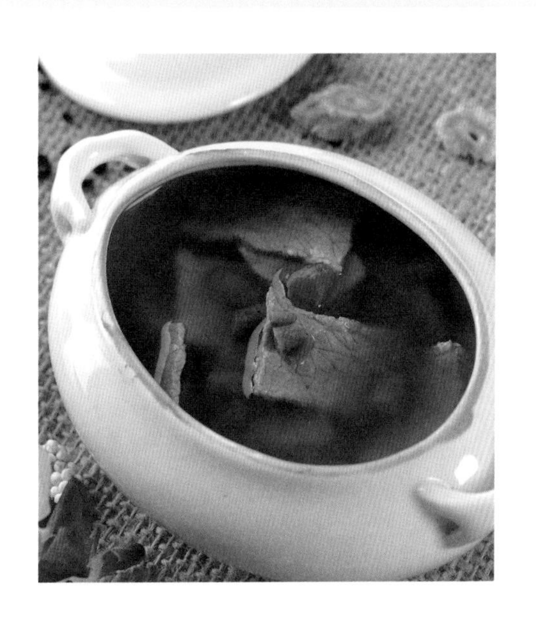

番茄燉牛肉

原料：牛肉、番茄各 150 克

調料：蔥花、薑末、植物油、醬油、料酒、鹽各適量

做法：

❶ 牛肉洗淨切塊，入熱水中煮片刻，撇去血沫子。

❷ 番茄洗淨，切塊。

❸ 鍋入油燒熱，放入牛肉、醬油炒至變色，放入蔥、薑、鹽、料酒拌炒，加水浸過牛肉，煮開後放入番茄，燉爛即可。

黨參枸杞子牛肉湯

原料：黨參 15 克、枸杞子 10 克、牛肉 400 克

調料：鹽適量

做法：

❶ 黨參、枸杞子分別洗淨；牛肉洗淨，切成片。

❷ 燉盅中加適量清水，放入黨參、牛肉，大火煮沸，改小火燉 1 個小時。

❸ 放入枸杞子，繼續燉 15 分鐘，加適量鹽調味即可。

鱔魚 宜這樣吃

宜吃鱔魚防心腦血管併發症

鱔魚有很強的滋補功效，尤其適合體質虛弱的糖尿病患者食用。鱔魚中的「鱔魚素」是極好的降糖元素，它能幫助機體恢復調節血糖的機能，輔助降低血糖水平。此外，鱔魚是低脂、營養豐富的食物，能減輕肝臟負擔、補腦健身，有助預防糖尿病患者併發心腦血管疾病。

番茄鱔魚湯

原料：鱔魚 300 克、番茄 250 克

調料：蔥段、薑片、胡椒粉、橄欖油、料酒、鹽各適量

做法：

❶ 鱔魚洗淨、切斷，番茄洗淨、切塊。

❷ 鍋入油燒熱，倒入薑、蔥、鱔魚、料酒略炒，加適量清水，大火煮沸，改成小火繼續燉煮，待湯呈奶白色後，加入番茄塊，燉10分鐘後加鹽、胡椒粉調味即可。

爆炒鱔魚絲

原料：鱔魚 300 克，青紅椒、洋蔥各 15 克

調料：蔥花、薑末、蒜末、醬油、醋、料酒、雞精、鹽各適量

做法：

❶ 鱔魚洗淨，切段；青紅椒、洋蔥分別洗淨，切絲。

❷ 鍋入油燒熱，倒入蔥、薑、蒜、鱔魚、料酒略炒，加少許水煮至鱔魚半熟，再加入青紅椒、洋蔥炒出香味，加入醬油、醋、雞精、鹽調味即可。

三色鱔魚片

原料：鱔魚 200 克，青杭椒、紅杭椒各 40 克，黃彩椒 30 克

調料：植物油、醬油、料酒、鹽各適量

做法：

❶ 鱔魚處理乾淨，斬段，切成片，入沸水中焯一下。

❷ 青杭椒、紅杭椒分別洗淨，切去頭、尾；黃彩椒洗淨，切成條。

❸ 鍋入油燒熱，下鱔魚炒至表皮微變色，加青杭椒、紅杭椒、黃彩椒條炒勻，放鹽、醬油、料酒調味，出鍋裝盤即可。

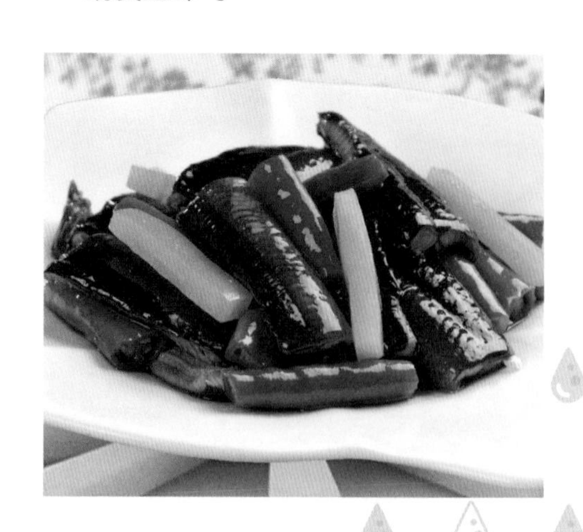

帶魚
宜這樣吃

宜吃帶魚預防糖尿病併發症

帶魚富含脂肪、蛋白質、維他命 A、不飽和脂肪酸、磷、鈣、鐵、碘等多種營養成分。帶魚的脂肪多由不飽和脂肪酸構成，具有降低膽固醇和軟化血管的功效。因此，糖尿病患者食用帶魚能有效預防動脈硬化、血脂異常等併發症的發生。

紅燒帶魚

原料：帶魚 300 克

調料：葱花、薑末、蒜末、生粉、植物油、醬油、醋、料酒、鹽各適量

做法：

❶ 帶魚處理乾淨，切成段，入熱油鍋炸至兩面呈金黃色，撈出瀝油。

❷ 鍋留底油燒熱，下葱花、薑末、蒜末爆香，加適量清水，放入適量醬油、醋、料酒、鹽。

❸ 放入帶魚，大火煮沸，改小火慢燒；待帶魚熟透入味，用生粉水勾芡即可。

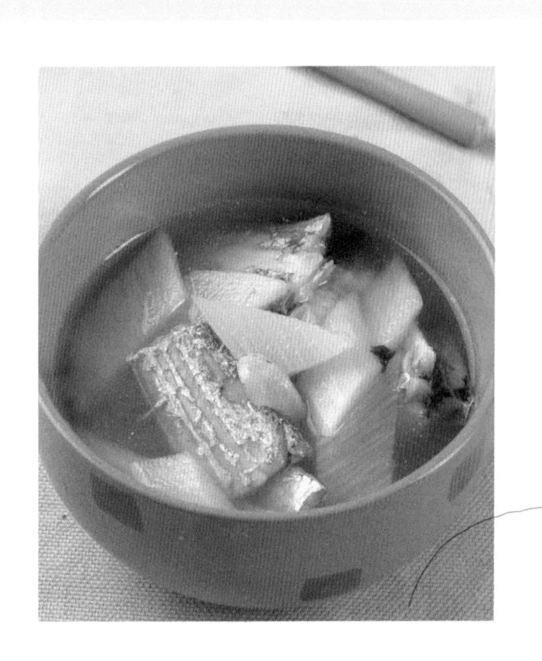

茄味帶魚

原料：帶魚 300 克

調料：薑末、蒜片、生粉、番茄醬、植物油、醋、料酒、鹽各適量

做法：

❶ 帶魚處理乾淨，切成段，用適量薑末、醋、料酒、鹽醃漬片刻。

❷ 將帶魚瀝乾，均勻地沾上一層生粉，入熱油鍋中炸至兩面金黃。

❸ 鍋入油燒熱，下蒜片爆香，放入番茄醬，加少許開水，放入炸好的帶魚，大火燒開，用生粉水勾芡即可。

淮山百合燉帶魚

原料：帶魚 300 克、淮山 100 克、百合 20 克

調料：鮮湯、葱花、薑片、鹽各適量

做法：

❶ 帶魚處理乾淨，切成塊；淮山去皮洗淨，切成片；百合洗淨，掰成小塊。

❷ 鍋中加適量鮮湯煮沸，放入帶魚、薑片、淮山，大火煮沸後改小火慢燉。

❸ 燉至帶魚熟後加百合燉熟，加少許鹽調味，撒上葱花即可。

薑

宜這樣吃

宜吃薑調節血糖代謝

薑是廚房中常見的一種調味品，因其味清辣，能將食物的異味揮散，故多做葷腥菜的調味品。薑中含有一種薑黃素，不但具有顯著的抗腫瘤、抗誘變作用，還可以改善糖尿病患者的脂質代謝紊亂，激活肝細胞，對預防糖尿病併發脂肪肝有積極作用。

羅漢果生薑茶

原料：羅漢果 1/4 個、生薑 1 塊

調料：無

做法：

1. 羅漢果洗淨，用手掰成小塊；生薑洗淨，切小片。
2. 鍋中加適量清水，放入羅漢果和生薑片，煮 20 分鐘出味即可。

薑撞奶

原料：生薑 1 塊、牛奶 200 毫升

調料：無

做法：

1. 生薑洗淨，去皮，切小塊，用榨汁機榨汁，過濾取薑汁。
2. 將牛奶倒入碗中，放入微波爐中以高火擋加熱 50 秒，取出。
3. 迅速將牛奶倒入薑汁中（不要攪拌或晃動），20 秒後即可凝固成薑撞奶。

薑汁菠菜

原料：菠菜 1000 克、鮮薑 50 克

調料：麻油、醬油、醋、鹽各適量

做法：

1. 菠菜擇洗淨，切成長段，入沸水中焯熟，撈出瀝水，放在盤中晾涼。
2. 薑削皮，剁細末，加入適量醋、醬油、麻油、鹽調勻製成調味汁，澆在菠菜上，拌勻即可。

薑汁豇豆

原料：豇豆 200 克、薑 30 克

調料：麻油、醋、雞精、鹽各適量

做法：

1. 豇豆洗淨、瀝水，切成 4 厘米左右的長段。
2. 鍋中加適量清水，大火煮沸，放入少許麻油、鹽，下豇豆焯熟、撈出瀝水。
3. 薑去皮、洗淨，用攪拌機打成泥。
4. 將豇豆放入大碗中，放入薑泥、麻油、醋、雞精、鹽，攪拌均勻，裝盤即可。

大蒜

宜這樣吃

宜吃大蒜提高葡萄糖耐受量

大蒜是常用調味品之一，被稱為天然抗生素，可食用或調味，也可以入藥。大蒜中含有大蒜素、揮發油等化合物，能增加組織細胞對葡萄糖的吸收，從而提高人體葡萄糖的耐受量，有降低血糖水平的功效。

蒜蓉娃娃菜

原料：娃娃菜 500 克

調料：蒜末、生粉水、高湯、植物油、鹽各適量

做法：

1. 將娃娃菜一切為四，洗淨，入沸水中焯熟，撈出擺盤。
2. 鍋入油燒熱，倒入蒜末，轉小火，炸至金黃時撈出，放在娃娃菜上。
3. 鍋留底油燒熱，倒入高湯、鹽，加生粉水勾芡，將芡汁澆在娃娃菜上即可。

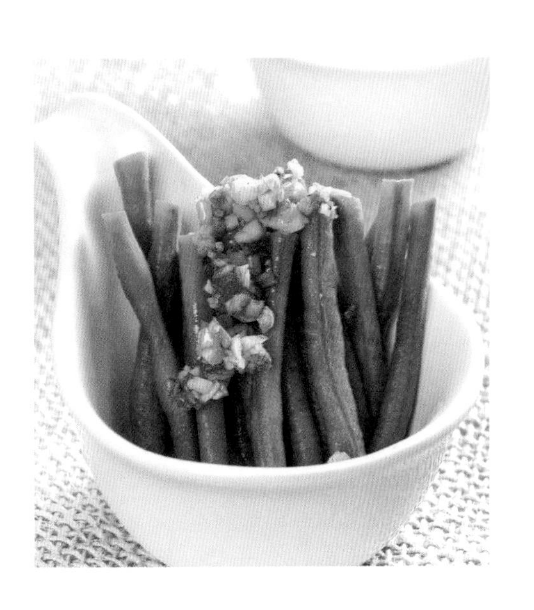

蒜泥茄子

原料：茄子 200 克

調料：大蒜、醬油、辣椒油、麻油、醋、鹽各適量

做法：

1. 將茄子削淨皮，切成 2 厘米見方的塊，入蒸鍋中蒸熟，放入盤中備用。
2. 大蒜剝淨皮，切細末，與醬油等調料放在一起，調勻，澆在茄子上，拌勻即可。

蒜泥豇豆

原料：豇豆 300 克、蒜泥 20 克

調料：生抽、麻椒油、辣椒油、鹽各適量

做法：

1. 將豇豆洗淨切段，入沸水中焯一下，撈出用水沖涼，瀝水。
2. 將蒜泥加生抽、鹽、麻椒油、辣椒油拌勻調製成味汁。
3. 將調好的味汁澆在豇豆上拌勻，裝盤即可。

醋
宜這樣吃

宜吃醋抑制血糖上升

醋是常用的液態酸味調料，不僅可以開胃，幫助消化，還能夠改善和調節人體的新陳代謝。值得一提的是，醋含有的有機酸（醋酸、檸檬酸、蘋果酸等）能促進糖在體內的代謝過程，能增強胰島素敏感性，抑制血糖上升。

醋泡黑豆

原料：黑豆 500 克、醋 1000 毫升

調料：蒜瓣適量

做法：

❶ 黑豆淘洗乾淨，瀝水，倒入熱鍋中，小火慢炒至表皮裂開，關火，盛出黑豆冷卻。

❷ 將黑豆倒入無油無水的容器中，倒入醋，沒過黑豆，放上蒜瓣，密封。

❸ 放置陰涼處保存 7 天即可食用。

老醋茼蒿

原料：茼蒿 300 克

調料：蒜泥、麻油、老醋、鹽各適量

做法：

❶ 茼蒿洗淨，切成小段，裝入盤中。

❷ 調入蒜泥、老醋、麻油和鹽，攪拌均勻即可食用。

醋溜大白菜

原料：大白菜 300 克

調料：花椒、植物油、麻油、醬油、米醋、鹽各適量

做法：

❶ 大白菜洗淨，菜梗切菱形塊，葉子直接切斷，分別擺放。

❷ 鍋入油燒熱，下花椒粒炸至黑色，撈出花椒粒，放入白菜梗快速翻炒片刻，將白菜葉投入鍋中，繼續翻炒。

❸ 炒至大多數白菜葉開始萎蔫時，烹入米醋，下醬油、鹽調味，出鍋前淋麻油即可。

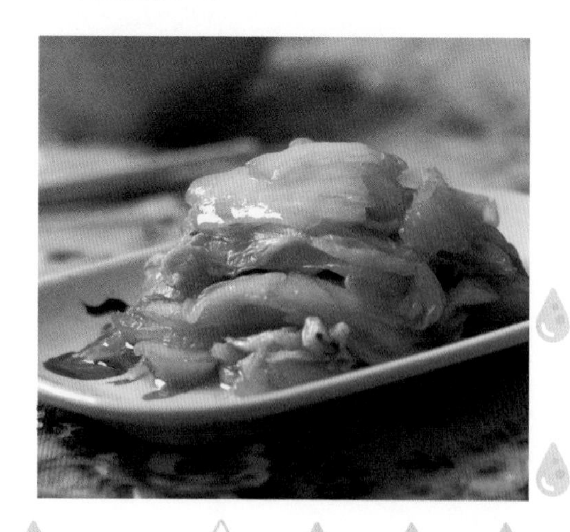

綠茶

宜這樣吃

宜飲綠茶防動脈硬化併發症

綠茶有香高、味醇、形美、耐沖泡等特點，常喝綠茶可以生津止渴、提神醒腦、殺菌消炎、防癌抗癌。綠茶中含有的兒茶酚可降低血清中膽固醇的含量，有較強的抗氧化能力，同時能減緩腸道內對糖的吸收，有效抑制餐後血糖波動。

綠茶金橘飲

原料：金橘 10 克、綠茶 5 克

調料：無

做法：

1. 將金橘洗淨，用刀背或木板打扁成餅。
2. 將金橘、綠茶放入杯中，加適量沸水沖泡，15 分鐘後即可飲用。

綠茶苦瓜釀

原料：苦瓜 100 克，肉餡 150 克，生粉、綠茶各適量

調料：生粉、麻油、生抽、鹽各適量

做法：

1. 肉餡洗淨，加生抽、鹽、麻油攪拌均勻，醃漬片刻；苦瓜洗淨，切段，去籽，入沸水中焯一下，撈出過涼。
2. 在苦瓜內抹一些生粉，填入肉餡，入蒸鍋蒸 5 分鐘。
3. 鍋中加入綠茶水，放入適量味精、鹽，加生粉調成芡汁，淋在苦瓜上即可。

乾薑絲綠茶

原料：生薑 5 克、綠茶 3 克

調料：無

做法：

1. 生薑 5 克，切成細絲。
2. 將生薑絲和綠茶放入壺中，加沸水浸泡 30 秒，倒掉沖泡的水。
3. 再次沖入沸水，浸泡 5~10 分鐘即可飲用。

茉莉綠茶湯

原料：瘦肉 100 克、綠茶 20 克、茉莉花 10 克、枸杞子 15 克

調料：無

做法：

1. 瘦肉洗淨，切塊，入沸水中焯水去除血水，撈出瀝水；枸杞子洗淨。
2. 鍋中加適量清水，放入瘦肉塊、綠茶，大火煮沸，加枸杞子、茉莉花，改小火煮 20 分鐘即可。

枸杞子 宜這樣吃

宜吃枸杞子防止血糖升高

枸杞子是傳統名貴的中藥材，可泡茶、入藥，還可以隨菜餚烹飪，是適合糖尿病患者日常食用的滋補食材。枸杞子中含豐富的枸杞多糖，有增強胰島 β 細胞功能與胰島素敏感性的作用，降糖效果顯著。多吃枸杞子，還能明目護肝，有利於預防糖尿病併發脂肪肝和血脂異常症。

枸杞子炒芹菜

原料：芹菜 200 克、枸杞子 10 克

調料：葱花、薑末、生粉、花生油、鹽各適量

做法：

❶ 芹菜洗淨，切段；枸杞子洗淨。

❷ 鍋入油燒熱，倒入芹菜、枸杞子煸炒片刻，放入葱花、薑末、鹽調味，翻炒均勻即可。

枸杞子核桃豆漿

原料：黃豆 50 克、核桃仁 25 克、枸杞子 5 克

調料：無

做法：

❶ 黃豆洗淨，用清水浸泡 6 個小時；將核桃仁、枸杞子分別洗淨。

❷ 將黃豆、核桃仁、枸杞子倒入豆漿機中，加適量清水，啟動豆漿機，製成豆漿。

枸杞子菠菜豬肝湯

原料：豬肝、菠菜各 150 克，枸杞子 8 克

調料：生粉、麻油、白醋、料酒、鹽各適量

做法：

❶ 豬肝處理乾淨，切薄片，加生粉、白醋、料酒拌勻醃漬。

❷ 枸杞子洗淨；菠菜洗淨、入沸水中焯燙。

❸ 鍋中加適量清水煮沸，下豬肝、枸杞子煮 10 分鐘，下菠菜稍煮，加鹽調味，淋少許麻油即可。

雪耳枸杞子煲香梨

原料：香梨 200 克、乾銀耳 5 克、枸杞子 20 粒

調料：無

做法：

❶ 香梨洗淨，去皮，切小塊；銀耳用溫水浸泡，洗淨，撕成小朵；枸杞子洗淨。

❷ 鍋中加適量清水，放入銀耳，大火煮沸，改小火燉 40 分鐘。

❸ 煮至銀耳透明時，加入香梨繼續燉煮 5 分鐘，放入枸杞子再煮 2 分鐘即可出鍋。

黃芪 宜這樣吃

宜吃黃芪促進胰腺健康

黃芪是天然的養身保健食材，可以增加糖尿病患者體內的糖原合成酶，並提高胰島素活性，促進胰腺健康，從而起到調節血糖、控制糖尿病病情的作用。另外，黃芪還有利尿消腫的功效，可延緩腎臟組織的纖維化或硬化，有助於預防糖尿病患者併發腎病。

黃芪紅棗茶

原料：黃芪 15 克、紅棗 6 粒

調料：無

做法：

1. 將黃芪和紅棗分別洗淨，用清水浸泡 20~30 分鐘。
2. 將黃芪、紅棗及浸泡水倒入砂鍋中，大火煮沸後改小火煮 20 分鐘即可飲用。

黃芪豬肝湯

原料：豬肝 200 克、黃芪 20 克、枸杞子 20 粒

調料：薑絲、胡椒粉、麻油、白酒、雞精、鹽各適量

做法：

1. 豬肝切薄片，用清水浸泡 1 小時浸去血水，中途多換幾次清水；黃芪、枸杞子分別洗淨，黃芪放入砂鍋中煮水，過濾，取黃芪水。
2. 將泡好的豬肝洗淨，放入碗中，加薑絲、枸杞子、胡椒粉、雞精、白酒、鹽及黃芪水，攪拌均勻。
3. 將豬肝放入蒸鍋蒸製 30~40 分鐘，出鍋後淋上麻油即可。

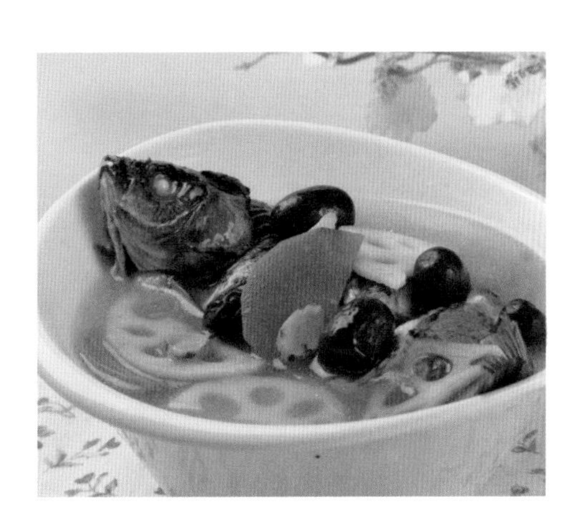

黃芪鯽魚湯

原料：鯽魚 1 條、蓮藕 100 克、紅蘿蔔 50 克、紅棗 25 克、黃芪 10 克

調料：薑片、料酒、味精、鹽各適量

做法：

1. 鯽魚洗淨；紅棗、黃芪洗淨；蓮藕、紅蘿蔔去皮，洗淨切塊。
2. 鍋入油燒熱，鯽魚煎至金黃，加原料、調料、清水，煮沸後改小火燉至熟爛，加鹽調味即可。

玉竹 宜這樣吃

宜吃玉竹消除胰島素抵抗

玉竹具有降血糖、調血脂和抗脂質過氧化作用，可明顯改善糖尿病的糖、脂代謝紊亂。現代研究發現，玉竹含有鈴蘭苷、山柰酚、槲皮醇苷等生物活性物質，可消除胰島素抵抗，平衡胰腺功能，修復胰腺細胞，增加胰島素的敏感性。

玫瑰玉竹茶

原料：玉竹 10 克、乾玫瑰 20 克

調料：無

做法：

❶ 玉竹洗淨，用粉碎機磨成粗末。

❷ 杯中放入玉竹粉、乾玫瑰，用沸水沖泡，加蓋燜 15 分鐘即可。

玉竹白果排骨湯

原料：排骨 150 克、紅蘿蔔 50 克、玉竹 4 片、白果 6 顆、龍眼肉 5 粒、枸杞子 20 顆

調料：葱段、薑片、鹽各適量

做法：

❶ 排骨洗淨，入沸水中焯去血水，撈出沖洗乾淨；紅蘿蔔洗淨，去皮，切片；將玉竹、白果、龍眼肉、枸杞子分別洗淨。

❷ 鍋中加適量清水，放入排骨、薑片、葱段，大火煮沸，加入玉竹、白果、龍眼肉、枸杞子。

❸ 改小火煮 40 分鐘，倒入紅蘿蔔，調入少許鹽，煮至紅蘿蔔軟即可。

玉竹銀耳粥

原料：粳米 100 克、玉竹 15 克、銀耳 10 克、紅棗 5 粒

調料：無

做法：

❶ 將玉竹、粳米淘洗乾淨；紅棗洗淨，去核；銀耳用溫水泡發，去除雜質洗淨，撕成瓣狀。

❷ 砂鍋中加適量清水，放入玉竹、粳米、大棗、銀耳大火煮沸，改小火燉至銀耳熟爛、粳米成粥即可。

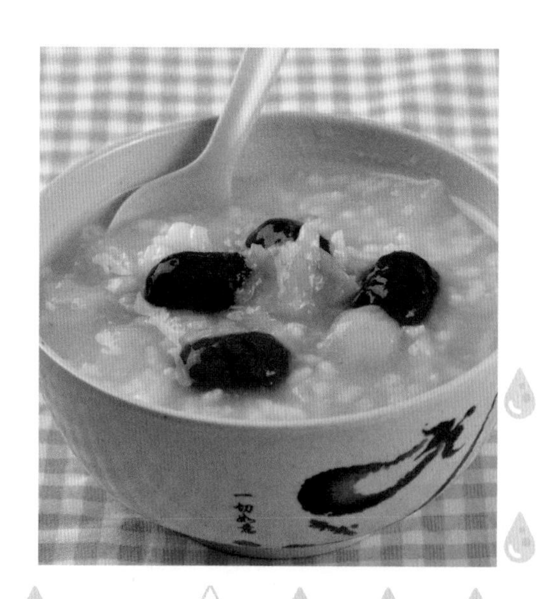

忌 認為消瘦者不需控制飲食

有的糖尿病患者認為，自己本來就很瘦，多吃一點兒沒關係，於是不注意控制飲食，想吃就吃。其實，這種做法是錯誤的。糖尿病患者不管是體胖還是消瘦，都要注意飲食調養；如果因為自己消瘦就對飲食不加控制，很容易導致血糖水平迅速升高，並隨之出現了各種併發症。消瘦的糖尿病患者，首先應查明消瘦的原因，對症治療。如果是併發某種消耗性疾病，比如結核病等，則應採取相應的治療措施。

同是糖尿病，
還是瘦點好，
還能多吃點！
等候區

體型偏瘦的糖
尿病患者也要
控制飲食。

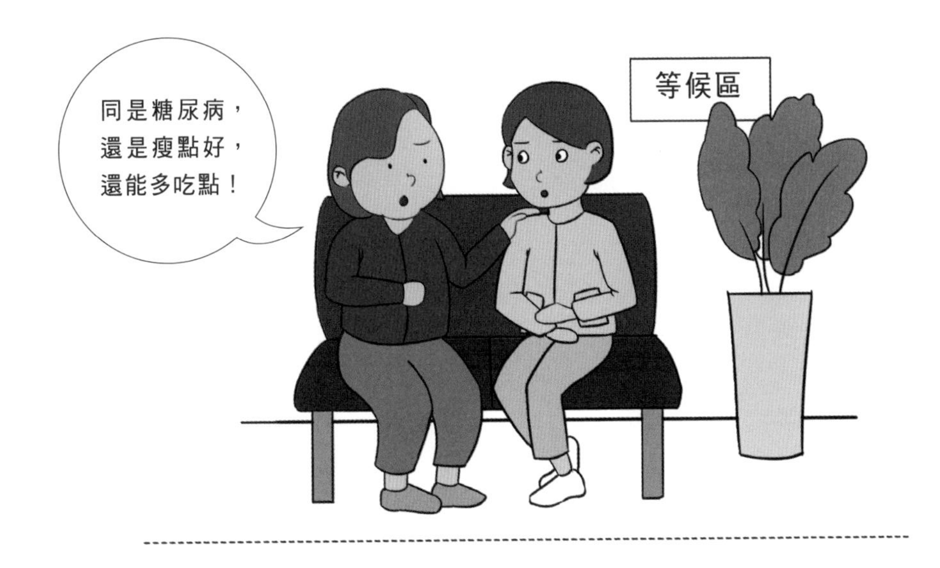

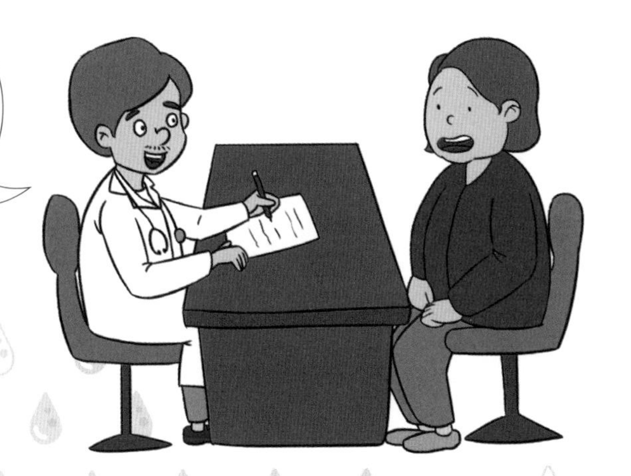

忌 認為吃多了，多服藥就行

有些糖尿病患者因為饑餓，常打破飲食規律，忍不住多吃些食物，並認為這沒什麼，只要加大原來服用的降糖藥劑量就可以把多吃的食物抵消掉了。事實上，這樣做不但加重了胰腺負擔，還增加了低血糖及藥物毒副作用發生的可能性。

忌 認為用胰島素不用控制飲食

有的糖尿病患者採用胰島素治療，並且認為有了胰島素就「天下太平」，不再需要控制飲食了。這種想法是完全錯誤的。胰島素治療的目的是為了平穩地控制血糖，胰島素的使用量與飲食的多少密切相關，必須在飲食固定的基礎上才可以調整。如果不控制飲食，有時吃得多，有時吃得少，胰島素用量難以掌握，血糖會更加不穩定，容易損害身體健康。因此，採用胰島素治療時更要注意控制飲食。

忌 沒吃飯就不服降糖藥

很多糖尿病患者為了控制好血糖，認為不吃飯就可以不吃藥了。其實，服用降糖藥，不僅僅是為了對抗飲食引起的高血糖，也是為了降低體內代謝和其他升高血糖的激素所致的高血糖。另外，該吃飯的時候不吃飯，很容易導致餐前低血糖，還會使下一頓的飯量超過正常水平，從而破壞飲食控制規律。因此，對於糖尿病患者來説，按時、規律地用藥和吃飯很重要。

忌 不吃早餐

糖尿病患者吃好早餐很重要，經常不吃早餐的人，往往比較容易出現糖代謝紊亂、血糖水平升高的現象。另外，早餐缺失的營養很難通過其他途徑來補充，並且不吃早餐的人上午容易產生饑餓感，此時若選擇吃零食，容易使攝入的熱量超標，引起血糖的波動。此外，不吃早餐的人的午飯或晚飯的飯量必然會增加，長期下來容易造成脂肪的堆積，引起肥胖，對控制血糖十分不利。

忌 常吃宵夜

睡前吃宵夜會增加胰島負擔，刺激胰島素的分泌，長此以往易誘發糖尿病或加重糖尿病病情。經常吃宵夜，還容易引起肥胖症，增加了糖尿病併發高血脂、動脈粥樣硬化等疾病的風險。所以，糖尿病患者忌常吃宵夜。一般來講，晚上空腹的時間越長，體內的血糖水平越低，每晚上增加 3 小時的空腹時間，人體內的血糖水平會降低 4%。愛吃宵夜的糖尿病患者若能改掉深夜進食的習慣，對控制血糖、穩定病情都十分有利。

忌 飯後立即吃水果

很多人習慣飯後吃水果，認為這樣可以解油膩、促消化。其實，飽腹後馬上進食水果，不僅會增加熱量和糖分的攝入，使胰島的負擔加重，引起血糖升高，而且先吃進去的不易消化的脂肪、蛋白質「堵」在胃裡，水果在胃中分解會引起脹氣，影響消化功能。專家建議最好在飯後 1~3 小時吃水果，這段時間胃腸較空，水果中的維他命及礦物質易被人體吸收，能有效避免脹氣和血糖波動。

忌 不專心吃飯

很多人吃飯時有一些壞習慣，比如吃飯的時候三心二意，邊吃邊玩手機或看電視。這樣的吃飯習慣會減少咀嚼食物的次數，不僅不利於食物的消化和吸收，還很容易使人攝入的熱量超標，不利於血糖的控制和穩定，易誘發糖尿病或加重糖尿病病情。因此，糖尿病易發人群和糖尿病患者最好養成專心吃飯的習慣，並且適當增加咀嚼的次數，促進唾液分泌，讓胰島細胞有充足的時間分泌胰島素，能避免餐後血糖升得過高。

忌 過分餓肚子

有些糖尿病患者在控制飲食上走入了一個極端，他們採用餓肚子的方式來節食、降血糖，其實，過分餓肚子並不可取。當人在極端饑餓時，機體為了保證腦部等重要器官的能量和葡萄糖供給，會通過一些代謝調節來升高血糖。正常人此時的胰島素分泌也隨之增加，使血糖保持在正常水平；而糖尿病患者由於胰島功能的缺陷，不能使代謝調節後的血糖降下來，血糖反而過高，易加重病情。

忌 不甜就隨便吃

很多人認為，糖尿病是由於吃糖過多或甜食過量引起的，因而容易錯誤地認為只要是不甜的食物，糖尿病患者就可以隨便吃，如米飯、饅頭、鹹麵包、鹹餅乾等食品，可以不用控制地放心吃。其實，米飯、饅頭、鹹麵包、餅乾，雖然口感上沒有甜味，但吃下去後會在體內轉化成葡萄糖，同樣會導致血糖升高。所以，糖尿病患者食用不甜的食物時，也要將熱量算入進食的總熱量中，以免攝入的熱量超標，這樣才能起到飲食控糖的作用。

忌 迷信「無糖」食品

低糖飲食是糖尿病患者需要遵循的飲食原則，那麼，選用無糖食品就絕對安全嗎？無糖食品一般是指不添加蔗糖的食品，但實際上，大部分的無糖食品嚴格來説只能算是低糖食品。很多所謂的無糖食品往往只是標注無蔗糖，可能含有果糖、麥芽糖以及大量的碳水化合物。糖尿病患者如果一味迷信無糖食品，無節制、隨意食用的話，則不利於控制血糖，會對健康產生不良影響。

忌 迷信低指數飲食

有些糖尿病患者為了降低血糖，一味地追求低升糖指數飲食，這其實是一種不科學的做法。盲目地追求低指數食物，很容易造成營養失衡，反而不利於控制血糖和穩定病情。升糖指數的高低並不是判斷食物好壞的標準，糖尿病患者最好在控制總熱量的基礎上，將高指數食物與低指數食物合理搭配食用，這樣既可以實現食物多樣化、營養均衡的目的，也能有效控制血糖。

忌 服用膏劑進補

糖尿病患者一般體質較弱，適當進補有益於身體健康，其中一些中藥還可以起到降糖的作用。但糖尿病患者在進補時，要慎用補膏，因為大部分的滋補膏都是以蜂蜜或各種膠類藥物（如驢皮膠、鹿角膠等）為原料製成的。而糖尿病患者食用蜂蜜，容易引起血糖波動，膠類藥物攝入後可能會引起糖尿病患者大便鬱結，使代謝廢物在腸道中滯留的時間過長，從而易引起血糖上升。

糖尿病患者忌 服用藥酒進補

糖尿病患者需要嚴格控制飲酒，補酒一般由度數較高的白酒浸泡而成，糖尿病患者若常喝這種酒精度很高的補酒，則易引起血糖波動，並且降糖藥的藥效也會大打折扣。尤其是服用磺脲類藥物的患者，一旦喝高濃度的補酒，還可能出現心慌、氣短、面紅等不適反應；注射胰島素的患者若空腹飲酒，則極易引起低血壓，甚至會出現生命危險。

糖尿病患者忌 只吃精米精麵

相比精製粳米、精白麵粉，粟米、稻穀、麥子等粗糧更適合糖尿病患者食用。因為穀物在精製加工的過程中，膳食纖維與維他命等營養素極易丟失，且加工得越精細、越白，營養素流失得越多。另外，精米精麵食用後會很快被消化和吸收，容易造成餐後血糖上升，胰島素分泌驟增，而粗糧中含豐富的膳食纖維、礦物質和維他命，升糖指數較低，適合糖尿病患者食用。因此，糖尿病患者飲食宜注重粗細搭配，以均衡營養，平穩血糖。

糖尿病患者忌 只吃菜

在日常生活中，有的糖尿病患者為了避免攝入過多的熱量和脂肪，選擇只吃蔬菜來充饑，認為這樣有助於減肥和血糖的控制。真的是這樣嗎？醫學研究發現，只吃蔬菜的人患糖尿病的可能性更大。這是因為菜餚中的油和蛋白質的攝入量很高，甚至還可能超過米飯中澱粉的熱量，只吃蔬菜容易導致熱量超標，誘發糖尿病。並且，長期只吃蔬菜，容易導致營養不良，降低身體免疫力。所以，糖尿病患者忌只吃蔬菜，而應該平衡膳食。

糖尿病患者忌 過多食用肉類

過多食用肉類食品，會使糖尿病患者的血脂升高，增加冠心病的發生概率。常有的肉類食品，如午餐肉、回鍋肉、香腸、脯肉、肥排骨、腸、肚、臘味、燒味等，提供的熱量都比較高，容易發胖，不利於患者控制血糖。但這並不是說患者就不能吃肉，糖尿病患者在食用肉類時要注意控制量，肉類食品的攝取量應計算在蛋白質和脂肪的分配量中。另外，烹調時，宜清淡，不宜使用過多的油、鹽或豉油。

糖尿病患者 忌 常吃「洋快餐」

研究發現，每週吃兩次以上「洋快餐」的人，其血糖水平明顯高於每週吃一次或不吃「洋快餐」的人。生活中，不少人喜歡將「洋快餐」作為「家常便飯」，甚至代替了正餐。實際上，「洋快餐」食品大多是高熱量、高脂肪、高蛋白質的食物，如炸雞塊、炸薯條，長期食用「洋快餐」易導致體內過多蓄積脂肪而發胖，並會降低胰島素敏感性，容易誘發糖尿病或加重糖尿病病情。因此，糖尿病患者忌常吃「洋快餐」。

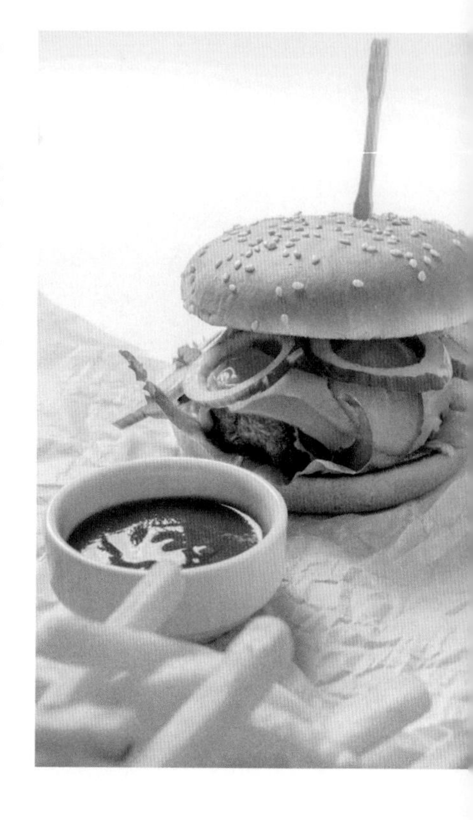

糖尿病患者 忌 貪吃酸性食物

糖尿病患者的體液多呈酸性，飲食上就需要多攝入鹼性食物，少吃酸性食物。魚、肉等食物雖然不含有機酸或含量很低，口感上不顯酸味，但食物進入人體徹底分解代謝後，會留下氯、硫、磷等酸性物質，所以營養學上稱其為酸性食物。肉類、奶酪、麵包、軟飲料等酸性食物會增加糖尿病的風險，不利於血糖的控制。因此，糖尿病患者最好少吃這類食品，多吃綠葉蔬菜等鹼性食物，使體液呈弱鹼性。

糖尿病患者 忌 多吃薯類食物

薯類食物包括馬鈴薯、番薯、芋頭等，其中含有較多的維他命和微量元素，是一種非常健康的食品。但是，這些食品中多數含有較多的糖分，所以糖尿病患者不宜過多食用。馬鈴薯、芋頭等含有的澱粉較多，只能少量食用或者做菜，食用量較大時應適當減少主食量。番薯比較甜，含糖量在 20%以上，攝入後可能對血糖產生較大的影響，所以最好不吃。

糖尿病患者/忌 吃甜菜

甜菜雖然對人體有諸多益處，不僅含豐富的營養價值，還有很高的藥用價值，對防治動脈硬化、軟化血管、降低血壓均有一定的功效。但甜菜含糖量較高，熱量也較高，甜菜根是榨製砂糖的主要原料，糖尿病患者食用後會使血糖明顯升高，所以儘量不要食用。食用時，也要遵循少量的原則，並且減少當日從其他食物中攝取的熱量。

糖尿病患者/忌 多吃辣椒

適當吃點辣椒有益於人體健康，辣椒中富含維他命C和辣椒素，維他命C能維持心血管健康，辣椒素能顯著降低血糖水平。但辣椒屬刺激性食品，易加重體內燥熱，會加重患者口渴、多飲、多尿的症狀，並且易引起或加重腎臟病、高血壓、胃炎、便秘及皮膚生癤瘡等。因此，血糖控制良好的患者可適量吃辣椒，而已經出現併發症的患者最好不要吃辣椒，並且也要少吃生薑、芥末、胡椒等辛辣調味品。

糖尿病患者/忌 多食木糖醇

木糖醇是從植物中提取的一種天然甜味劑，常被作為蔗糖或葡萄糖的替代品廣泛應用在食品中，深受糖尿病患者的歡迎。木糖醇雖然熱量低，不易引起血糖升高，但性偏涼，容易對腸胃造成刺激，引起腹瀉。另外，糖尿病患者過多食用木糖醇，會使血液中甘油三酯水平升高，易引起冠狀動脈粥樣硬化，加重損害糖尿病患者的心血管健康。而伴有低血糖的糖尿病患者，要禁食木糖醇。

糖尿病患者/忌 多吃元宵（湯圓）

元宵的主料是糯米，不易消化且碳水化合物的含量較高，而且其內餡一般由芝麻、花生等高熱量、高脂肪的食物組成，食用後對血糖的影響較大，易引起血糖的波動。糖尿病患者儘量不要吃元宵，糖尿病併發高血脂、高血壓或冠心病的患者，要禁食元宵。

糖尿病患者/忌 多吃月餅

月餅屬甜食，其中糖和膽固醇含量較高，即便是市面上的「無糖」月餅，也是高澱粉食物，食用後容易使血糖升高。無論是豆沙月餅、紅棗月餅還是蛋黃月餅，其熱量、脂肪含量都較高，都不適合糖尿病患者食用。糖尿病患者若非常想吃月餅，則要儘量選擇新鮮的月餅，不要一次性食用過多，並且要減少正餐中相應的熱量。

糖尿病患者忌多吃粽子

粽子以糯米為主材料，並且多配以肥肉、鹽、蛋黃，或以含糖量高的蓮蓉、蜜棗、紅豆為餡料。粽子吃多了，除了會增加腸胃負擔外，還易引起糖尿病患者的血糖升高。所以，糖尿病患者吃粽子要多加限制，最好選擇吃「白粽子」，並少量食用，避免引起血糖和尿糖迅速上升，加重病情。

糖尿病患者忌隨意吃臘八粥

專家提醒，糖尿病患者吃臘八粥要講究方法，以免使血糖上升，加重病情。在臘八粥中適當加一些燕麥、大麥或蕎麥，可有效減緩葡萄糖的吸收和利用，避免餐後血糖迅速上升；也可以適當加堅果類食材，如花生、榛子、杏仁等，能幫助調血脂，控制血糖；儘量不要放大棗、柿餅等高糖食材；喝粥的時候最好不放糖，可適當添加甜菊糖、木糖醇甜味劑。

糖尿病患者忌多吃油條

油條是早餐桌上的常見食物之一，不過糖尿病患者要慎吃油條，以免引起血糖波動，損害健康。因為油條是高熱、高脂肪食物，常吃容易導致熱量過剩，增加控制血糖的難度，對穩定糖尿病病情不利。另外，油條屬高溫油炸食物，高溫油中含有一定的有毒物質，並且食物本身的營養元素大部分在高溫加熱時被破壞，常吃油條容易使人營養失衡，對健康不利。

糖尿病患者忌常吃方便麵

方便麵是簡易食品，健康人尚要限制食用量，糖尿病患者更需要控制食用量。方便麵分為油炸的和非油炸的兩類，其中的食材主要包括小麥麵粉、植物油、調味醬和脫水蔬菜。不管是哪種方便麵，其熱量、脂肪的含量都較高，經常吃方便麵的話，一是容易營養失衡，二是對控制血糖不利，糖尿病患者應儘量避免食用。若食用方便麵，最好煮著吃，另外搭配雞蛋、青菜，以增強營養。

糖尿病患者忌吃朱古力

朱古力是屬高熱量、高糖分的食物，進入人體後易被人體吸收、利用，容易引起血糖升高。並且，朱古力中含有的糖分和脂肪易引起脂質代謝紊亂，容易使人肥胖，增加心血管疾病的風險。但這並不意味著糖尿病患者不能吃朱古力，在血糖控制良好的情況下也可以食用朱古力。與白朱古力相比，黑朱古力的「胰島素抵抗」指數較低，所以糖尿病患者宜選擇黑色朱古力。另外，有低血糖的糖尿病患者外出時，最好準備一塊朱古力，以便迅速緩解低血糖症狀。

糖尿病患者忌吃蜜餞

蜜餞以乾鮮果品、瓜蔬等為主要原料，經糖漬蜜製或鹽漬等工藝加工而成，酸酸甜甜的蜜餞備受男女老少的喜愛。但對於糖尿病患者而言，蜜餞被劃入禁區，因為其含糖量較高，容易升高血糖，不利於病情的控制。所以，糖尿病患者儘量不食用蜜餞，以及含糖量較高的果醬、罐頭、餅乾、冰淇淋、糕點等，喜食甜味的患者可以適當選擇木糖醇、山梨醇等醇糖類甜味劑代替，但也要以適量為原則。

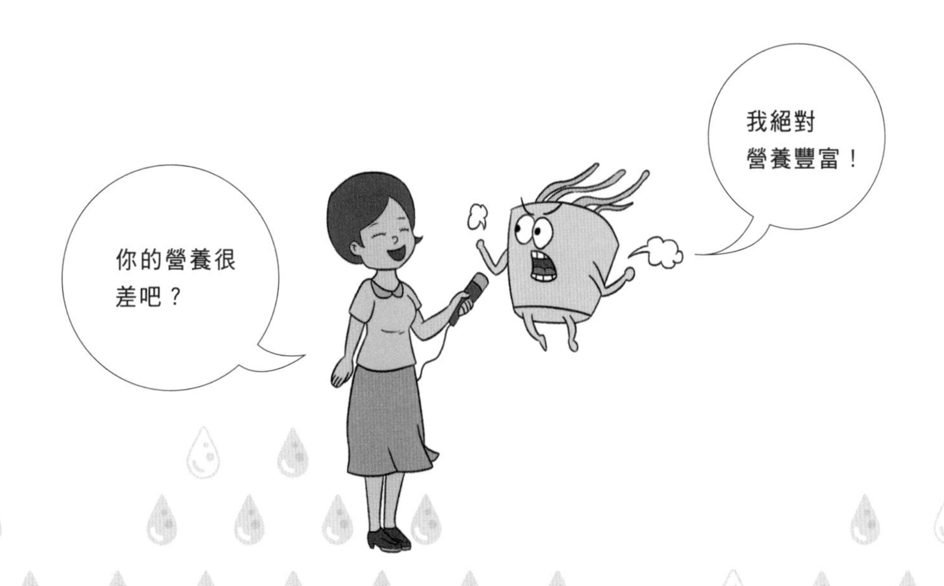

糖尿病患者忌多食蜂蜜

蜂蜜中含有大量的蔗糖和葡萄糖，蔗糖極易消化，葡萄糖可以被直接吸收，這兩種都是升糖作用顯著的糖，因此食用蜂蜜對血糖的影響很大。糖尿病患者若經常食用蜂蜜，則會加劇血糖的波動，使血糖大幅度升高，易加重糖尿病病情。尤其是血糖控制不好的患者，最好避免食用蜂蜜，而血糖比較穩定的患者可以適當食用蜂蜜，但需要減少其他澱粉類食物的攝入量。

糖尿病患者忌多食瓜子、花生

很多糖尿病患者休閒時喜歡吃點花生、嗑個瓜子，並認為花生、瓜子的糖分不多，對血糖影響不大。其實不然，花生和瓜子畢竟是含有豐富脂肪酸的植物種子，且是高熱量、高脂肪的食品，大量食用肯定不利於體重的保持和血脂的控制，還會間接地影響血糖的穩定。所以，糖尿病患者不要過多食用花生、瓜子，每天食用量不宜超過 100 克，否則會影響糖尿病的治療。

糖尿病患者忌多吃蜜瓜

蜜瓜又稱香瓜，可見其香甜味美，正是由於其含有的糖分較高，並且很容易被胃腸道消化吸收，易使血糖升高，所以糖尿病患者不宜食用。另外，含糖量較高的水果還包括紅富士蘋果、柿子、梨、桃、哈密瓜、葡萄、冬棗等，糖尿病患者均不宜過多食用。適宜糖尿病患者食用的水果包括青瓜、西瓜、橙子、柚子、檸檬、桃子、李子、杏、枇杷、菠蘿、士多啤梨、車厘子等。

糖尿病患者忌貪吃荔枝

荔枝是深受大眾喜愛的水果，但由於荔枝的果糖含量較高，不易使人產生飽腹感，很容易不知不覺地食用過量。糖尿病患者一旦食用過量，體內大量的果糖來不及經過肝臟轉化成葡萄糖，反而會刺激胰島素的分泌，使血糖水平驟降，嚴重的還可能出現低血糖昏迷，俗稱「荔枝病」。所以，糖尿病患者不宜多吃荔枝，每日荔枝的食用量最好控制在 300 克以內。

糖尿病患者忌多吃西瓜

西瓜是含糖量較高的水果，糖尿病患者一下子吃太多西瓜，會引起血糖升高，尤其是伴有腎功能不全或重感冒的糖尿病患者，容易因代謝紊亂導致酸中毒，嚴重危害身體健康。糖尿病患者若愛吃西瓜，最好嚴格控制食用量，每次不宜超過 500 克，也不宜吃冷藏的西瓜，並且吃西瓜後，還需要相應地減少主食或其他水果的攝入，以免加重病情。

糖尿病患者忌不攝入乳製品

醫學研究發現，乳製品攝入高的人，患胰島素耐受綜合症的可能性要遠遠低於那些乳製品攝入不多或從不攝入乳製品的同齡人。因此，糖尿病患者可以根據自己的喜好和身體狀況，適當攝入一些乳製品，如原味純牛奶、酸奶都是不錯的選擇。尤其是酸奶，對身體有很多好處，可補充人體所需的維他命 D，調節免疫力，並幫助改善腸道環境，消滅炎症細菌，搭配穀物類食物一起食用的話，營養更豐富，控制血糖的效果也更佳。

糖尿病患者忌常喝含糖飲料

有研究表明，每天喝一罐含糖飲料（汽水、功能性飲料、茶飲料、維他命水等）的人，患糖尿病的風險比不喝飲料者要高 25%。因為含糖飲料會增加熱量與糖分的攝取，使血糖在短時間內飆升，給糖尿病患者帶來健康隱患。糖尿病患者或高危人群要慎喝含糖飲料，日常生活中最好選擇飲用白開水、淡茶水或礦泉水等無糖飲料，以實現平穩血糖的目標。

糖尿病患者忌多喝果汁

鮮榨果汁中富含維他命與礦物質，是備受推崇的健康飲品，但是糖尿病患者要慎喝果汁。因為純鮮果汁的熱量一般較高，以橙汁為例，一杯 100 毫升的橙汁所含的熱量為 60 千卡，相當於 50 克米飯，如果一次性飲用 200~300 毫升，則導致身體攝入的熱量超標，易引起血糖升高。糖尿病患者經常喝果汁，還容易產生肥胖，不僅血糖控制不佳，還增加了患其他併發症的風險。

糖尿病患者 忌 貪酒

糖尿病患者需要嚴格控制飲酒量，因為飲酒會影響肝臟的糖代謝，損傷胰島功能，使胰島素的分泌出現異常，並且酒精本身就是高熱量食物，飲酒過多易導致病情惡化。另外，喝酒會減弱降糖藥物的效果，引起血糖波動，從而加重糖尿病病情。專家提醒，病情不穩定或伴有慢性併發症的糖尿病患者最好忌酒，身體狀況良好、血糖控制平穩、肝功能正常、無嚴重併發症的糖尿病患者可適當飲酒，但要嚴格控制飲酒量，每次飲白酒不宜超過50毫升，飲葡萄酒不宜超過150毫升，飲啤酒不宜超過400毫升。需要提醒的是，糖尿病患者在飲酒前，一定要進食主食，切忌晚餐空腹大量飲酒，飲酒前、後最好監測血糖。

糖尿病患者 忌 吸煙

吸煙對糖尿病患者來說壞處很多：煙草燃燒產生的尼古丁、一氧化碳、焦油等有害物質，會損傷胰腺功能，影響胰島素的分泌，使血糖升高；香煙中的煙鹼會刺激腎上腺素的分泌，導致血糖升高；長期吸煙還會增加血管裡「壞膽固醇」的含量，易引起心血管疾病，增加了糖尿病腎病等併發症的發生概率。因此，糖尿病易發人群和糖尿病患者最好戒煙，以有利於控制血糖。

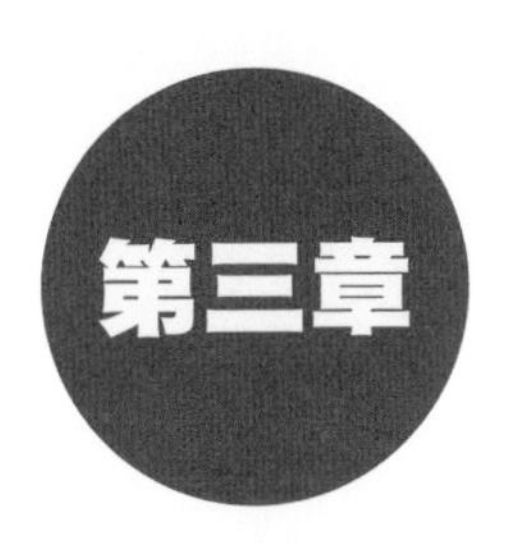

第三章 糖尿病患者運動康復宜忌

運動是生命力的源泉，是保持健康的不二法則。糖尿病患者尤其需要運動，堅持適量、適當的鍛煉，能提高機體免疫力，幫助身體對抗疾病，還能讓居高不下的血糖得到調節，遠離糖尿病併發症。

宜 科學運動促進身體恢復

運動是治療糖尿病的「五駕馬車」之一，堅持運動對糖尿病患者來説益處頗多，但運動也要講究方式、方法與科學性，切忌盲目運動，以免損害健康。一般來説，糖尿病患者如果運動時感覺體力充沛、神清氣爽、全身舒適，並且血糖有不同程度的下降，這就説明運動療法有效；反之，若感到疲乏無力、精神萎靡，並且血糖不降反而升高，則需要暫停運動或重新調整運動方案。

宜 牢記「一三五七九」口訣

糖尿病患者運動時要牢記「一三五七九」口訣，以有效地提高運動效率，更好地控制病情。那麼，什麼是「一三五七九」口訣呢？「一」是指運動宜在餐後1~3小時內進行；「三」是指每次運動不少於30分鐘；「五」是指每週至少運動5次；「七」是指運動脈搏不要超過「170－年齡」的值；「九」是指運動要長久，要堅持。遵從了這個口訣，相信糖尿病患者運動時必將事半功倍。

宜 因人而異制訂運動方案

因為糖尿病患者的病情程度、併發症等都不相同，並且患者的年齡、身體素質、家庭條件、運動環境等也不同，所以制訂的運動方案不能一刀切，每位患者最好能根據自身情況制訂適合自己的運動方案。比如，糖尿病併發心臟病患者運動時應做足準備活動，儘量避免運動量驟增；糖尿病併發高血壓患者宜進行放鬆訓練和有氧訓練；糖尿病併發周圍神經病變者最好避免負重和足部的反復運動。

宜 選擇適宜的運動

糖尿病患者不適宜做高強度的劇烈運動，一般以中等強度、全身性的、有節律的有氧運動為宜。比較適合糖尿病患者的運動方式有：散步、快走、慢跑、游泳、練太極拳、跳舞、做健身操、做廣播體操、騎單車，以及打羽毛球、網球、乒乓球等。另外，較年輕或身體條件較好的患者可以選擇爬樓梯、爬山、長跑、跳繩等中等強度運動。運動的形式不必是單一的，可以根據自身情況自由交換組合。

宜 選擇合適的運動裝備

為了保證運動的安全性與舒適性，糖尿病患者宜選擇合適的運動裝備：在穿戴方面，儘量選擇一些便於活動的專業運動服、運動鞋、遮陽帽等，最好佩戴手錶、計時器、計步器，帶足飲用水，並備一些用於擦汗的毛巾或手帕；在運動裝備上，單車、小啞鈴、乒乓球拍、羽毛球、毽子等都是不錯的選擇；在醫療裝備上，最好備有急救卡、便攜式血糖儀以及葡萄糖塊、急救用藥等。

宜 把握好運動時間

糖尿病患者運動的最佳時間是在餐後 1~2 小時內，這時體內的血糖水平相對穩定，胃裡的食物也消化得差不多了，進行運動不會傷害腸胃。如果餐後立即運動則會影響食物的消化、吸收，有些患者做劇烈運動會出現嘔吐現象。而餐後 2 小時，血糖的吸收量已達到最高峰，此時運動起不到控制血糖過高的作用。尤其是早餐後，是非常適宜運動的時間，早餐後體內的血糖水平是全天中較高的，此時運動既不易發生低血糖反應，又可以有效降低血糖，有助於病情的穩定。

宜 把握好運動頻率

糖尿病患者雖然需要堅持運動，但是運動頻率不宜過高，最好能夠循序漸進，量力而行。對於糖尿病患者來説，一般以每週 3~5 次為宜，可根據每次運動量的大小適當調整：如果每次運動量大，則可相應地減少運動次數；如果每次運動量小且身體允許，則也可以每天堅持運動。需要注意的是，一旦開始運動，最好不要輕易中斷，以免鍛煉效果及蓄積作用減弱。

宜 把握好運動強度

糖尿病患者在運動的時候，要適時、適量，因為運動強度過大會增加身體的負荷，產生負面影響，不利於病情的控制。一般情況下，可以用「交談試驗」的方法來計算運動強度。「交談試驗」是一種直接、簡單的衡量運動強度的方法，即當患者運動後還能與人自然交談，説明他的運動強度是合適的；反之，如果運動中或運動後有交談困難，則可能預示著運動強度過大，需要適當減小運動強度。

宜 保持運動的積極性

運動是輔助治療糖尿病的一個重要方法，但是隨著時間的推移，很多人往往做不到持之以恆，最終放棄運動。那麼，應如何提高運動積極性，堅持長久的運動呢？糖尿病患者可以試試以下方法：每天制訂合理、詳細的運動計劃，並請家人監督執行；與朋友結伴鍛煉，以消除運動的枯燥乏味感，使鍛煉更有趣味性；儘量選擇自己喜歡的運動項目；堅持同一運動容易使人覺得單調，可交替進行自己喜歡的幾項運動。

宜 用零碎時間做運動

很多人認為，跑步、打球等需要專門花時間去做的運動才是運動，其實，只要將生活中的零碎時間合理地利用起來，隨時隨地都可以運動。尤其對糖尿病患者來説，單獨花時間的劇烈運動不利於堅持，而最大限度地利用生活中的零碎時間去運動，可以讓運動變得簡單而有趣。比如，辦公的間隙做做伸展活動，上下班能走路就不騎單車或坐車，多爬樓梯少坐電梯等，都可以達到運動降糖的目的。

冬季 宜 在室內運動

人的交感神經在冬季寒冷的時候容易受到刺激而興奮，從而使腎上腺素分泌增多，胰島素的分泌受到抑制，進而導致血糖代謝減慢，引起血糖升高。因此，糖尿病患者在寒冷的冬天更要堅持運動。但是，冬天室外溫度又太低，若運動過後不小心，很容易著涼感冒，或者傷及足部，引起其他併發症，所以糖尿病患者在冬季最好在家中或其他室內環境裡進行運動。

老年糖尿病患者 宜 警惕跌倒

由於老年糖尿病患者肌肉量減少，神經肌肉協調功能減退，所以運動時容易因平衡能力不佳而跌倒。有調查顯示，65 歲以上的糖尿病患者，每年發生跌倒的概率為30%，一旦跌倒，極易造成髖骨骨折或其他傷害，給原本就孱弱的身體造成沉重的負擔。因此，老年糖尿病患者運動時，最好選擇散步、爬樓梯、慢舞等節奏緩慢的運動方式，避開劇烈的運動，以免發生跌倒。

運動前後 宜 測血糖

運動有增強體質、控制血糖的作用，但糖尿病患者若運動不當，則很容易出現低血糖。運動前的血糖越低，運動時發生低血糖的風險就越高。因此，糖尿病患者在運動前後要注意檢測血糖，如果運動前的血糖低於 5.6 毫摩爾 / 升，最好先加餐補充糖分後再運動。運動過後若血糖沒有馬上下降甚至出現上升的情況，也不必驚慌。因為運動過後血糖不會馬上下降，所以運動後的測試可以在身體放鬆後再檢測。

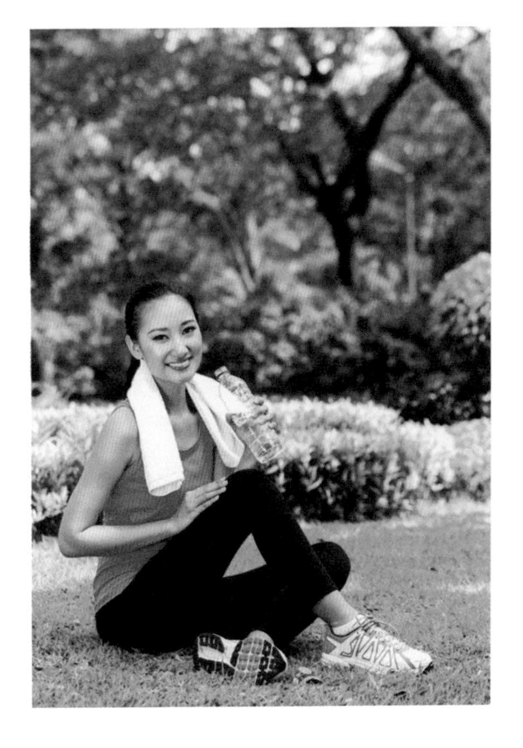

運動前後 宜 合理補充食物

為防止運動期間或運動後血糖降低，糖尿病患者適當補充一些食物是必要的，但具體的數量因人而異。一般來說，如果運動前血糖水平低於 5.6 毫摩爾 / 升，那麼宜補充一定的碳水化合物，如 1 份水果加 1 份麵包。如果是在運動過後比較長的一段時間才出現低血糖反應，則應該在結束活動後的 30 分鐘之內補充 15~30 克的碳水化合物，這樣有助於機體有一段充分的時間把儲存在肌肉中的葡萄糖釋放回血液中，從而使運動後更長時間內不發生低血糖。

運動時 宜 科學補水

運動過程中會大量出汗，身體水分流失較多，若不注意補水，則很容易損害健康。補水宜遵循失多少補多少的原則，糖尿病患者在運動的前、中、後都需要及時補水。運動時若出汗不多，則可適當喝些礦泉水、白開水、茶水、果汁、綠豆湯、牛奶等補充水分；如果出汗比較多，最好補充一些含有一定電解質的運動飲料，以免引起低鈉血症。需要注意的是，補水的時候，宜少量多飲，切不可暴飲。

宜 做有氧運動

有氧運動是指吸入的氧氣量基本滿足體內氧氣的消耗量，能更好地消耗體內的熱量，增強人體的心、肺功能，特別是對糖尿病等慢性疾病患者十分有益。葡萄糖的消耗過程離不開氧氣的參與，所以糖尿病患者進行有氧運動能降低血糖水平。對於 2 型糖尿病患者來說，有氧運動還可以增加胰島素敏感性、改善糖耐量、降低膽固醇和甘油三酯、減少腎素活性和兒茶酚胺的增加。

宜 做力量鍛煉

力量鍛煉能增加肌肉，改善機體對葡萄糖的利用程度，並且能提高人體對胰島素的敏感性，使腹部周圍的脂肪分佈均勻，從而使總體重保持穩定。隨著年齡的增加，人們的臂力和力量都有所下降，所以對老年糖尿病患者來說，更宜適當進行力量鍛煉。研究發現，與單一的運動相比，有氧鍛煉和力量鍛煉相結合能取得更好的降糖效果，因此糖尿病患者運動時宜將這兩種方式結合起來。

宜 做間歇式運動

間歇式運動是指在正常運動過程中增加幾次強度更高的運動，如散步與快走結合、慢跑與快跑結合等。研究發現，間歇式運動有助於降低血糖水平、改善心血管健康。間歇式運動還能避免產生運動枯燥感，利於持之以恆地運動。專家建議，糖尿病患者在剛開始進行間歇式運動時，可在低強度運動過程中插入 15~30 秒的高強度運動，隨著運動程度的加深，可將高強度運動的時間增加到 1~2 分鐘。

宜 做平衡鍛煉

長時間的高血糖狀態，會對人的神經造成慢性損害，所以糖尿病患者的腳部通常會感覺遲鈍，平衡能力會受到很大影響，走路容易摔倒，尤其是糖尿病併發神經病變患者還可能出現走路失態。並且，隨著年齡的增大，人體的平衡能力也會逐步降低；所以糖尿病患者進行平衡能力鍛煉很有必要。「金雞獨立」是鍛煉平衡能力的最佳運動項目，鍛煉時先單腳著地，雙腳輪流鍛煉，再閉著眼鍛煉，鍛煉時最好選擇在桌椅附近進行。

宜 每天堅持散步

散步是非常有益於糖尿病患者的一項運動，特別是飯後散步，不僅可以減少體內脂肪的堆積，還可以幫助鍛煉肌肉，促進糖分的利用與分解。散步最好在空氣較為清新的公園裡進行，有利於呼吸順暢、放鬆身心。老年糖尿病及血糖控制不佳的患者宜選擇自由步或緩步的散步形式，較年輕、體質較好以及血糖波動不大者可以採用疾走或快步的散步形式。散步時，為保護雙腳，糖尿病患者最好選擇圓頭、厚底、透氣、合腳、柔軟，並且是粘扣的布鞋或休閒鞋，不宜選擇露腳趾的鞋、皮鞋或高跟鞋散步。

宜 騎單車降血糖

騎單車是一項能夠鍛煉耐力、提高心肺功能的運動，糖尿病患者可以將騎單車作為日常的鍛煉項目。經常騎單車，不僅能鍛煉肌肉，增強血管壁彈性，還能有效地促進血液循環，促進體內代謝廢物的排出，調節糖代謝。此外，騎單車還能使兩側的大腦功能均衡協調發展，增強神經系統的敏感性，對穩定糖尿病病情，預防糖尿病併發症很有幫助。

宜 練太極拳降低血糖

練太極拳是一種傳統養生術，經常練太極拳可提高機體免疫力，改善糖尿病患者控制血糖的能力。練太極拳可鍛煉人的平衡能力，增強心肺功能，若將練太極拳和藥物治療結合起來，可以有效地促進葡萄糖代謝，穩定血糖。另外，練太極拳需要集中注意力，是一種需要全身配合的運動，堅持練習的話，可降低高血壓及心血管疾病的發生概率，大大降低糖尿病併發症的風險。

宜 游泳改善胰島素抵抗

游泳是一項全身性運動，可以全方位、多角度地幫助預防和改善糖尿病。游泳不僅能促進血液循環，改善胰島素抵抗，還可以幫助糖尿病患者控制體重、舒緩壓力、提高免疫力。需要提醒的是，糖尿病患者應在飯後半小時至一小時之間游泳，不能空腹或者在睡前游泳，同時還要遵循適度、適量的原則，以不感到疲勞為宜。游泳前後最好監測自己的血糖水平，以免發生意外。

宜 練習瑜伽控血糖

瑜伽是歷史悠久的強身術，是糖尿病患者強身健體、放鬆身心的健康法寶。據《糖尿病護理》雜誌報道，舒緩的瑜伽練習可幫助 2 型糖尿病患者減輕體重、穩定血糖。這是因為瑜伽能有效地提高神經系統的功能，保證內臟的健康，從而促進胰島素的正常分泌，調節血糖水平。另外，瑜伽可舒緩糖尿病患者的情緒，讓他們有一個更陽光的心態面對疾病。

宜 進行「騎馬」訓練

《日本經濟新聞》有報道指出，每天進行「騎馬」訓練 30 分鐘以上的糖尿病患者，其體內的肌肉將糖分作為能源吸收的能力比沒有進行相關訓練的患者提高了約 45%。這裡的「騎馬」訓練並不是真正的騎馬，而是利用騎馬機模仿騎馬的動作。這項運動不是太激烈，患者需要在搖動中保持身體平衡，從而有效鍛煉了腰腹部以背部的肌肉，是輔助治療糖尿病、減輕糖尿病症狀的極佳選擇。

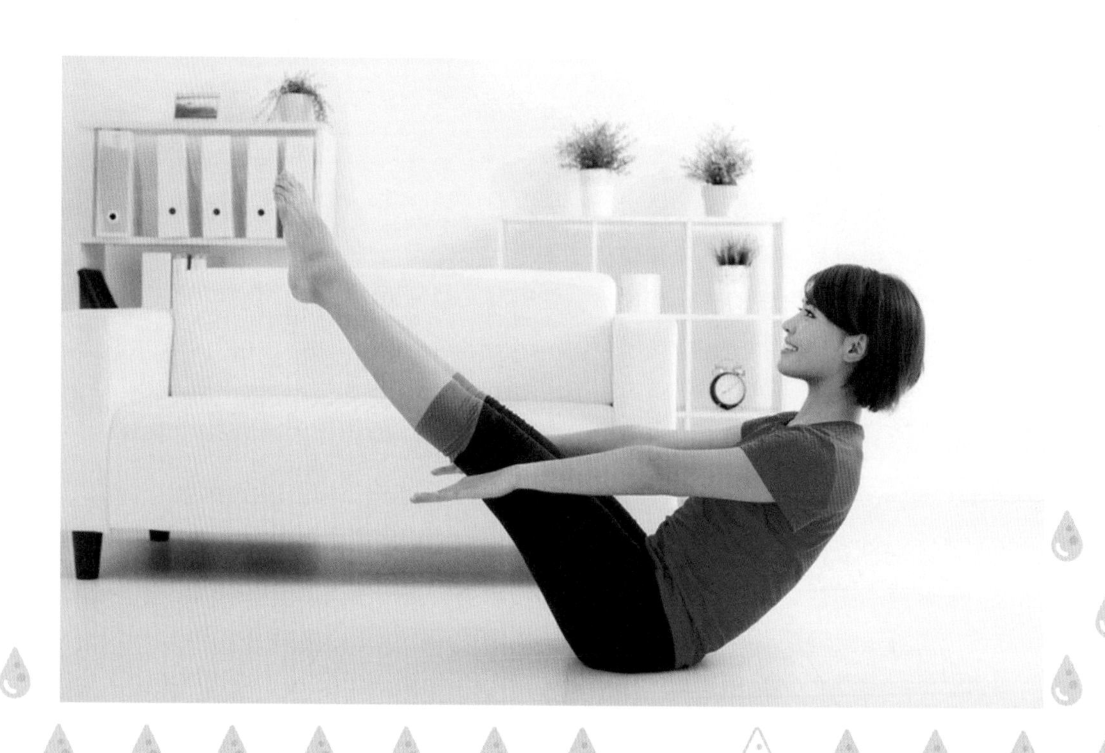

宜 常踢毽子調節血糖

踢毽子是老少皆宜的全身體育運動，尤其適合不宜長時間做大量運動的糖尿病患者。有醫學專家研究指出，每天踢 20~30 分鐘毽子，有明顯的降糖作用。糖尿病患者常踢毽子不僅可以促進血液循環，加速血脂、葡萄糖的代謝，降低血糖水平，還能有效鍛煉腿部，預防糖尿病足。需要注意的是，踢毽子的時候，要循序漸進，掌握一些技巧，以避免造成崴腳、骨折等身體傷害。

宜 練習啞鈴促進糖代謝

啞鈴等抗阻訓練或力量訓練是比較適宜糖尿病患者的有氧運動，練習啞鈴可鍛煉肌肉，增加肌肉熱量儲存，促進熱量的代謝，提高機體消耗葡萄糖的能力，使血糖降低。糖尿病患者宜從小重量負重訓練開始，一開始可以先用小啞鈴或裝有半瓶沙子的礦泉水瓶鍛煉，每週鍛煉 2~3 次，每次 15~20 分鐘。然後根據自身情況，逐漸增加運動強度及啞鈴的重量。

宜 經常站樁穩定血糖

站樁是中國武術的基本功，也是非常適合糖尿病患者的醫療體育運動。簡單的站樁方法是：兩腳分開與肩同寬，兩膝微屈，雙臂平舉，手高於肩，肩高於肘，空胸實腹，氣沉丹田，全身放鬆地站立。糖尿病患者經常站樁能保持氣血暢通，促進糖代謝，輔助降低血糖。需要注意的是，一開始練習站樁時間不宜過長，以每次 10~20 分鐘為宜，然後可根據自身情況逐漸延長時間。

宜 做家務控制血糖

糖尿病患者需要堅持適當的運動來控制血糖水平，但是很多患者可能無法每天堅持運動，對這部分人來說，做家務是一個不錯的選擇。日常生活中，哪怕是洗碗、洗衣服、打掃衛生、庭院除草等這樣簡單的家務活，也有利於穩定糖尿病病情。因為做家務是一項能有效幫助降低血糖的「非運動性身體活動」，有研究指出，經常做家務的糖尿病患者，血液中的胰島素濃度相對較低，血糖水平也比較穩定。

宜 多伸懶腰調血糖

疲乏的時候伸伸懶腰，有神清氣爽、舒筋活血的功效。對糖尿病患者來說，伸懶腰還有間接調節血糖的作用。研究發現，早晨起床前伸個懶腰，有利於保持一天精力充沛，提高免疫力；臨睡前伸個懶腰，有助於提高睡眠質量；長時間工作或久坐後伸個懶腰，可促進氣血流通、調節身心。總的來説，伸懶腰能解乏、去疲勞，使身體各機能都保持良好運行狀態，對穩定血糖不無裨益。

運動 宜 從瘦腰開始

糖尿病患者大多腰腹脂肪較多，肌肉鬆軟，體能低下。研究發現，健康人如果腰圍過大，則表明內臟脂肪過多，更易發生代謝綜合症，如肥胖、糖尿病、血脂紊亂、高血壓等。專家指出，腰腹脂肪的減少會導致胰島素敏感性上升、血壓下降、血脂下降等綜合效果。所以，對於糖尿病患者而言，運動降糖要從瘦腰開始，能更有效地控制血糖。

宜 多做足部運動

糖尿病患者在日常生活中要注意預防糖尿病足，做好足部護理。足部護理的主要方法有：乾洗腿，即從患者的大腿根部自上而下按摩至腳踝，然後再從腳踝往回按摩至大腿根部；甩腿，即一手扶牆，保持腿部伸直、腳尖向上抬起，然後腳面繃直，兩腿輪換前後甩動；扳腳趾，即雙腿伸直端坐，身體略前傾，用雙手扳腳趾 20~30 次。

宜 多做耳部運動

糖尿病患者可用雙手輕輕握住雙耳郭，由前向後搓揉雙耳，然而由後向前搓揉雙耳，以耳郭皮膚略微發紅、耳部有烘熱感為度，然後可用拇指和食指輕巧、有節奏地捏壓耳垂正中 1 分鐘，可每日早晚各操作 1 次。這種方法可有效改善末梢血管的微循環狀態、提高糖尿病患者機體對氣候變化的適應能力、改善末梢小血管。

宜 多做眼部運動

糖尿病患者平時也需要多做些眼部運動，每天可閉目養神 3~5 分鐘，將雙手相互摩擦至發熱，輕輕按住雙眼，再用雙手的手掌分別沿著順時針、逆時針的方向各旋轉揉按眼部5圈，反復揉按3~4次。這種方法能改善眼部的血液循環，有保護眼部小血管、防治白內障等眼疾的作用。需要注意的是，有眼底出血症狀的糖尿病患者禁用此法。

宜 做半蹲運動降糖

半蹲運動可以鍛煉腿部肌肉，消耗腿部脂肪，能促進體內葡萄糖的消耗。具體做法是：雙腳分開與肩同寬，屈膝下蹲，大腿與地面平行，膝蓋不超過腳尖，像是正在坐到一張椅子上，堅持5秒鐘，然後恢復直立，反復練習20次以上。練習半蹲時，可以靠著牆，還可以在後背與牆之間放一個球。

宜 做仰臥推胸降糖

仰臥推胸能鍛煉胸部肌肉，提高對血糖的利用率，從而達到降低血糖的目的。具體做法是：仰臥，雙膝屈起，雙腳平放在地上，雙手各握一隻啞鈴，與胸部平行，兩隻啞鈴向胸部上方推出，直至雙臂伸直，保持上舉1秒鐘，然後緩緩彎曲雙臂，將啞鈴降至胸部位置。休息片刻後，重複練習20次。

宜 做單腿下蹲降糖

單腿下蹲能鍛煉腿部肌肉，緊實臀部，促進肌肉對血糖的吸收。具體做法是：雙腳分開與肩同寬，雙臂向前伸直，右腿後退一步，屈膝，將重心放在右腳上，使左側大腿與地面近乎平行，左腳跟用力，右腿下屈，身體向下坐。重複下蹲8~12次，然後換腿重複上述練習。

宜 做小燕起飛降糖

小燕起飛是模仿燕子飛行的姿勢，可鍛煉腰背部肌肉和韌帶，強壯骨骼，減輕胰島素抵抗，調節血糖。具體做法是：俯臥在床上，雙臂向兩側伸直，雙腿併攏、伸直，然後頭部、胸部和四肢同時盡力向上抬起，到達極限處保持5~10秒，重複抬起20次。

宜 做腹部減脂操

腰腹部脂肪堆積過多，會降低胰島素敏感性，使血脂、血糖上升。因此，糖尿病患者要重視腹部的鍛煉，最好多練習下面這套腹部減脂操，以消除腰腹多餘脂肪，穩定血糖。

- **動作 1：拍打腹部**
  自然站立，兩腳分開與肩同寬，挺胸、抬頭、收腹，雙手握成空拳，輕輕拍打腹部。
- **動作 2：畫圈揉腹**
  自然站立，兩腳分開與肩同寬，雙掌交疊擺放在腹部上，大拇指交叉，掌心對準肚臍，右手在下，稍稍吸氣後，收緊小腹，雙手按順時針方向揉動。
- **動作 3：上下推腹**
  自然站立，兩腳分開與肩同寬，雙掌放於腹部，配合呼吸，做雙手上下推腹動作。
- 溫馨提示：做這套運動時，力度要適中，如果能一邊散步一邊練習上述動作，則降血糖的效果更佳。

宜 做旱地划船操

這套操能夠幫助鍛煉肩、臀、指關節，是非常適合糖尿病患者的有氧訓練。經常練習，不僅可以緩解頸椎、脊柱以及肩部的不適感，還能促進血液循環，增強機體免疫力與調節血糖的能力。

- 動作 1：雙腳分開與肩同寬，腳尖向前自然站立，上身略前傾，塌腰挺胸，抬頭向前，雙手如抓船槳般向前舉。
- 動作 2：雙手從前向後拉伸，拉伸至最大幅度為止，同時加緊背部肌肉，保持幾秒後再慢慢恢復起始動作，重複做 30~50 次。
- 溫馨提示：做這套動作時要始終保持背部肌肉的緊張狀態，雙手由前向後拉伸時，動作宜緩慢進行，不要過猛過快。

宜 做挺胸碰肘降糖操

這套碰肘操是比較適合糖尿病患者的有氧運動，經常練習能有效促進血液循環，鍛煉胸部肌肉，穩定血糖水平。

- 動作 1：兩腳分開與肩同寬站立，挺胸、抬頭、收腹，雙手握拳，大臂與肩保持在一條水平線上，小臂與大臂垂直。
- 動作 2：雙手慢慢向胸部收攏，讓兩肘相碰。重複整套動作 15~20 次。

溫馨提示：做這套操時最好配合深呼吸，在兩肘相碰的過程中吸氣，在分開的過程中呼氣。

宜 做蹲馬步式降糖操

這組動作巧用椅子幫助蹲馬步，糖尿病患者堅持練習能有效鍛煉腰部、腿部肌肉，減少腹部脂肪的堆積，促進葡萄糖的消耗，從而調節血糖水平。

- 動作 1：兩腿向兩側分開坐在椅子上；下頜微收，挺胸、抬頭、立腰；雙手掌心向下，上下重疊抬至胸前。
- 動作 2：吸氣，腳保持不動，上身挺直，抬起臀部，離開椅子 10 厘米，保持均勻呼吸 10~30 秒。
- 動作 3：吸氣，提腰，雙腿逐漸上伸直，站立。動作順序相反，慢慢回到坐姿，重複上述動作。
- 溫馨提示：動作呈馬步式時儘量保持較長時間，以促進腰腿部肌肉完全收縮。

宜 做風吹樹式降糖操

做這套操的時候，身體模仿一棵被風吹的樹，經常練習可鍛煉腰部、手臂的肌肉，有利於血糖的吸收與利用，控制血糖水平。

- 動作 1：雙腳併攏站立。吸氣，雙手掌心合十，向頭頂上方抬直。呼氣，上身儘量向左側彎曲，保持呼吸正常。
- 動作 2：吸氣，上體緩緩復原，脊柱挺直。調勻氣息後，再向相反方向彎曲。
- 溫馨提示：在手臂上抬的時候，儘量拉伸、伸直，不過力度與幅度不要太大，以免拉傷。

宜 按湧泉穴降糖養腎

湧泉穴位於足底，靠近腳趾端，位置在第 2、3 蹠趾縫與足跟連線的前 1/3 處，一般只要用力彎曲腳趾，很容易找到一個腳底凹陷的地方，即湧泉穴。糖尿病患者經常按摩此穴，可促進血液循環，降低血糖，排毒養腎，有效預防糖尿病併發腎病。按摩此穴的時候，宜用手掌搓擦，直至腳心發熱即可。

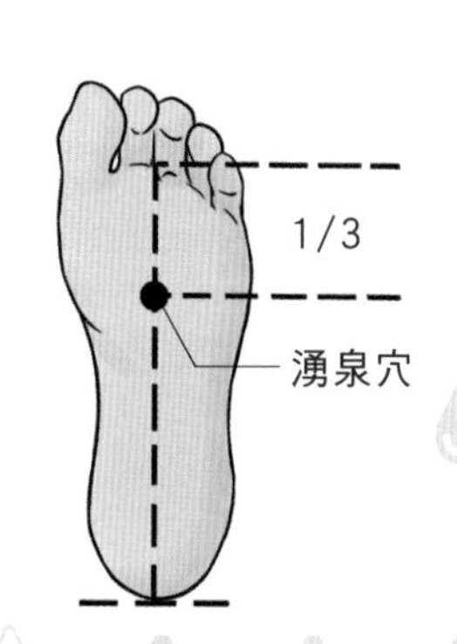

宜 按腎俞穴穩定血糖

腎俞穴位於腰部第二腰椎棘突下、左右兩指寬處。糖尿病患者經常按摩此穴，可增強機體免疫力，改善腎臟、胰臟器官的功能，能幫助穩定血糖，減少糖尿病併發症的發生。按摩此穴位的時候，宜用拇指左右按揉，直至感覺酸脹為止。

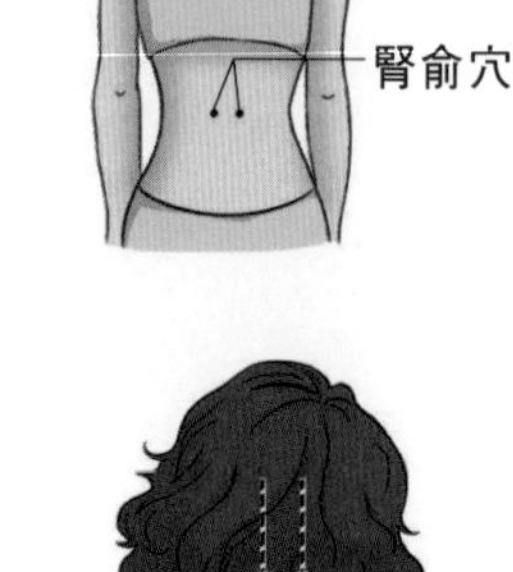

宜 按風池穴緩解疲勞

風池穴位於頸部，當枕骨之下，與風府穴相平，胸鎖乳突肌與斜方肌上端之間的凹陷處。糖尿病患者經常按摩此穴，可保持氣血暢通，促進糖的吸收和利用，並能緩解疲勞，提高抵抗力。按摩此穴的時候，宜用大拇指指尖按壓，其他四指自由擺動用力，每次連續按壓200~300次。

宜 按氣海穴調節血糖

氣海穴位於下腹部前正中線上，約在臍中往下1.5寸處。糖尿病患者經常按摩此穴，能有效促進腹部血液循環，保持胰腺健康，有助於調節血糖。按摩此穴時，宜用中指指面或指節向下按壓，並做圈狀按摩約3分鐘。

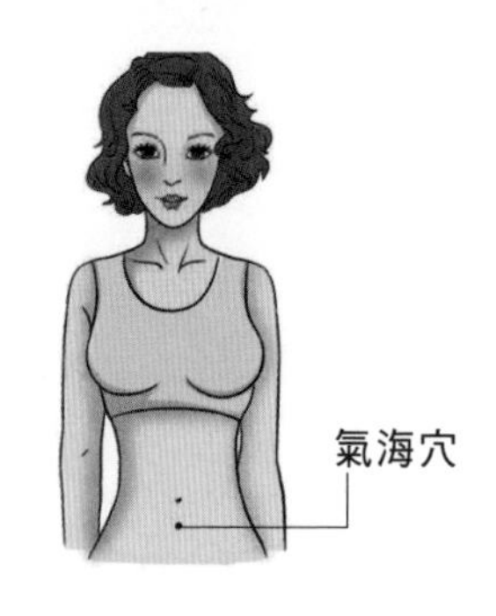

宜 按太溪穴降低血糖

太溪穴位於足內側、內踝後方與腳跟骨筋腱之間的凹陷處。糖尿病患者經常按摩此穴，有利於降低血糖，穩定糖尿病病情，並且可以防治糖尿病併發腎病。按摩此穴時，宜用拇指分別按揉，直至感覺酸脹為止。

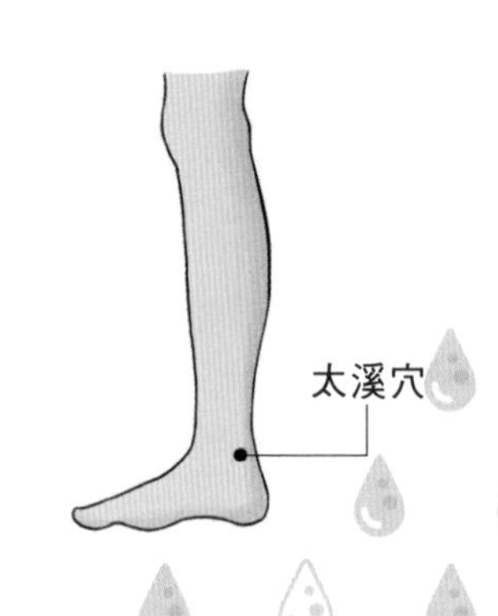

宜 按血海穴活血化瘀

血海穴位於股前區，髕底內側端上2寸，股內側肌隆起處。

糖尿病患者經常按摩此穴，可幫助活血化瘀，促進血液循環，加速糖代謝。按摩此穴的時候，宜用大拇指按壓，直到感覺疼痛為止，每分鐘按壓 30 次左右。

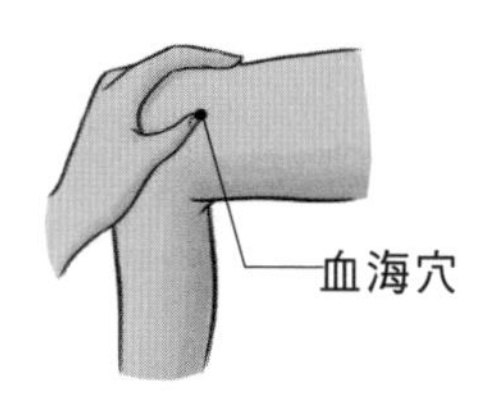

糖尿病患者/忌 劇烈運動

適當運動對控制血糖、改善病情有很大幫助，但過度或劇烈運動對於糖尿病患者來説並不利於病情控制。劇烈運動可能會加重糖尿病併發症，也有可能會造成應激狀態，反而使血糖升高。另外，中老年糖尿病患者或併發症較嚴重者如果進行過於激烈的運動，可能會誘發心腦血管疾病或眼部出血等意外，給患者的健康帶來威脅。因此，糖尿病患者要講究科學鍛煉，才能達到降糖、保健的目的。

糖尿病患者/忌 運動過量

糖尿病患者堅持運動能幫助控制血糖，但並不是運動量越大越好。一般來説，想要消耗 90 千卡的熱量，如果進行散步、做家務、打太極等最低強度運動，則需持續 30 分鐘左右；如果進行騎車、跳舞等低強度運動，則需持續 20 分鐘；如果進行打羽毛球、慢跑等中強度運動，需進行 10 分鐘左右；如果進行游泳、跳繩等高強度運動，則需持續 5 分鐘。糖尿病患者可根據上述原則靈活把握自己的運動量。

/忌 血糖控制不良時運動

適當的運動對控制血糖、穩定糖尿病病情有益，但如果在血糖控制不佳時運動，則容易引起低血糖，造成意外。一旦運動時發生低血糖昏迷，則對身體是一個極大的打擊。因此，糖尿病患者運動的時候，最好避開降糖藥物作用高峰期，若病情較重、併發症較多，最好停止運動。另外，也應儘量避免胰島素注射部位的運動，不要勉強進行超負荷運動。

/忌 併發眼部疾病時運動

眼部疾病是糖尿病的一個高發併發症，患者一旦發現自己併發眼部疾病，最好暫時停止運動。因為有眼部疾病的患者的視網膜新生血管壁較薄，且很脆弱，容易在各種因素作用下發生破裂、出血。當患者頭部振動過大或時間過長時，往往會導致眼壓增高，使玻璃體、視網膜出現異常，易引起視力下降或者失明。因此，糖尿病併發眼病患者最好不要運動，尤其要避免進行跑步、舉重物、蹲馬步等運動。

忌 不自知不適宜運動

運動雖然能幫助糖尿病患者降低血糖，但並非所有的糖尿病患者都適合進行運動。如果在身體條件不允許的情況下自行運動，還可能給身體帶來新的威脅。例如 1 型糖尿病、胰島素嚴重缺乏的患者在運動後，其肝糖原和肌糖原加速分解，會導致血糖升高，脂肪分解增加，嚴重時可能導致糖尿病酮症酸中毒；糖尿病視網膜病變、有眼底出血傾向的患者運動後，易發生或加重眼底出血。另外，糖尿病患者急性併發症期間、糖尿病併發腎病或心、肺功能不全的患者均不宜進行運動，以免發生危險。

糖尿病患者 忌 運動不規律

有些糖尿病患者運動不規律，想起來就動一動，甚至僅在週末進行突擊性鍛煉。這樣的運動方式只能控制運動前一餐的餐後血糖，不能起到全面降糖的作用。而規律運動能增加胰島素敏感性，改善胰島素抵抗，有助於降低血糖。並且，規律運動可改善心肺功能，防止糖尿病併發心血管疾病的發生。因此，糖尿病患者最好保持每天 30 分鐘的運動，以達到理想的降糖效果，如果時間不允許，也應保證每週至少運動 5 天。

忌 做家務代替運動

有些糖尿病患者認為平時做家務，具有一定的活動量，就能代替運動。做家務雖然能消耗熱量，但運動強度較低，且運動時間不足，不能滿足降糖治療所需要的運動量。另外，家務勞動簡單重複，固定的姿勢還會使某些器官或組織負荷較大，易產生疲憊感，不能代替運動給人們帶來舒緩身心的效果。因此，糖尿病患者除了做家務外，還要適當地增加運動。

忌 認為只要運動就能降糖

很多糖尿病患者認為只要做運動就可以降血糖，其實這種看法是非常片面的。如果達不到相應的運動強度，則達不到良好的降糖效果，也不利於血糖的穩定。若不瞭解自己的病情，對有嚴重併發症者，盲目運動還可能加重病情。因此，糖尿病患者應在醫師指導下，有針對性地進行運動。

忌 忽視運動過程中低血糖

糖尿病患者要小心在運動過程中或運動後發生低血糖。低血糖會使患者產生饑餓、手抖、出汗、心慌、面色蒼白、虛弱、頭痛、視物模糊等症狀，若不及時糾正，還能發生暈倒、狂躁不安、癲癇或痙攣，甚至昏迷，嚴重時可危及生命。糖尿病患者在運動時宜遵循循序漸進的原則，避免血糖下降過快；應隨身攜帶糖果或餅乾，以便出現低血糖時能及時補糖。另外，運動時最好有人陪同，以便發生低血糖時，及時告知他人。

忌 認為服用降糖藥不需要運動

有些糖尿病患者認為降糖藥物和胰島素就是用來降低血糖的，不需要再進行運動。其實，運動鍛煉能消耗熱量、降低血糖、減輕體重，本身就是一種降糖療法，尤其是餐後的運動更能避免餐後血糖升高，運動能協助降糖藥物更好地發揮療效，並減少對降糖藥物的依賴。如果僅僅通過藥物來控制血糖，不僅起不到良好的降糖效果，還易使身體發胖，加重胰島素抵抗，增加胰島負擔，加速 β 細胞功能衰竭。因此，對於糖尿病患者來説，適度的運動必不可少。

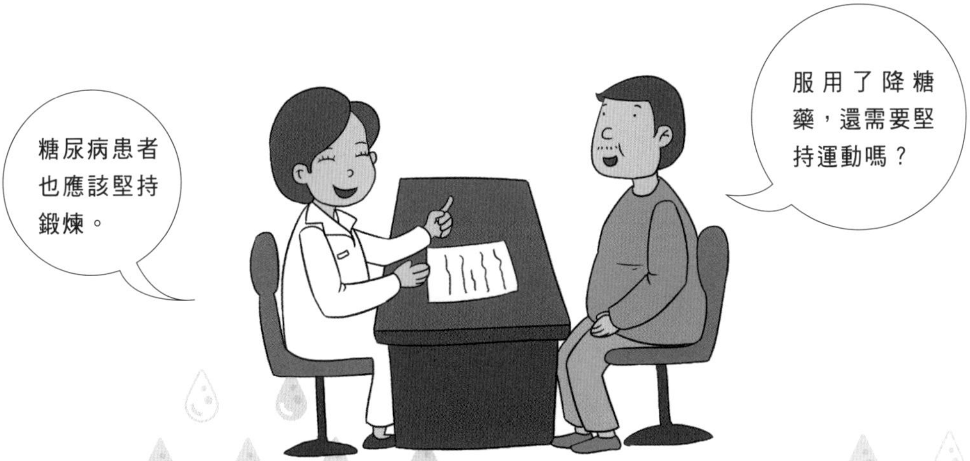

忌 認為疲憊時不需要運動

有些糖尿病患者每天都感覺很疲憊，感覺沒有體力再進行運動，認為「再運動就受不了了」。其實，這只是缺乏對糖尿病正確的認識，如果處於糖尿病早期或沒有併發嚴重的併發症，每天都感覺很累，這恰恰説明其血糖可能控制不佳，更需要加強運動。只有將血糖控制好，這種「疲憊感」才會減輕，所以這類患者更應做好運動計劃，每天堅持適量運動。

忌 運動前服用降糖藥

運動能起到降低血糖的作用，如果在進行胰島素治療或降糖藥治療後立即運動，則容易使兩者的降糖作用疊加，易發生低血糖。尤其是在藥物作用高峰時運動，對糖尿病患者來説，是一件比較危險的事情。另外，對於注射胰島素的患者，注射後馬上運動，還會加快胰島素的吸收量，更易發生低血糖。因此，糖尿病患者的運動要根據服藥時間而定，建議在使用降糖藥物 1 個小時後再進行運動。

忌 霧霾天外出鍛煉

霧霾天氣時，空氣中的污染物嚴重超標，這些污染物會影響血液中的葡萄糖水平，從而誘發糖尿病或加重糖尿病病情。此外，在霧霾天氣時運動還會增加糖尿病患者併發心血管病的概率，也大大增加了呼吸道感染的風險，不利於血糖的控制。所以，當遭遇霧霾天氣時，糖尿病患者應儘量避免外出運動，可改成在家裡做家務或做些簡單的室內運動。

忌 早上空腹運動

很多人都有晨練的習慣，一般是空腹出去運動，回來再吃早飯。這對健康人來説可能不會產生多大的影響，但是對糖尿病患者來説，卻是一個嚴重威脅健康的習慣。因為空腹鍛煉，容易使糖尿病患者發生低血糖，出現心跳加速、心慌、全身冒汗等症狀，嚴重的話，甚至會產生低血糖昏迷。因此，糖尿病患者早上運動前不管餓不餓，都要先吃早飯，注射胰島素的患者，可以先打針再吃飯，至少過半小時後再出門運動。

糖尿病患者 忌 晨練過早

糖尿病患者不可晨練太早，有些糖尿病患者淩晨四五點就起來晨練了，這其實並不利於控制血糖。早晨一般是人的血液最黏稠、流動性最差的時間段，此時鍛煉易形成血栓，誘發心血管疾病的發生。另外，早晨氣溫較低，血糖容易在寒冷的刺激下升高，所以可能會加重糖尿病患者的病情。因此，糖尿病患者最好不要過早進行晨練，清晨天氣寒冷時，外出運動宜注意保暖。

忌 日出前到樹林裡鍛煉

樹木經過一晚上的呼吸作用，呼出大量的二氧化碳，所以清晨樹林裡的氧氣含量較低，二氧化碳含量則很高。糖尿病患者若日出前去樹林裡鍛煉，則會吸入大量的二氧化碳，易造成身體缺氧，不利於病情的穩定和恢復，嚴重者還會出現胸悶、頭暈，甚至暈倒。而日出後，樹木開始光合作用，樹林的氧氣含量會慢慢增多，空氣質量會越來越好，此時到森林中鍛煉對人體更為有益。

忌 吃飽後立即運動

糖尿病患者空腹運動易發生危險，若吃飽後立即運動，對身體也是有害無益的。因為吃飽後，人體的大量血液都流向了消化系統，確保腸胃在工作時所需的氧氣和養料的供應，此時進行運動，大量的血液就會流向四肢，會影響到食物的消化和吸收，易引起身體代謝障礙，也不利於控制血糖。如果經常吃飽後進行運動，不僅會影響腸胃健康，還會引起呼吸系統和心血管系統等疾病。所以，糖尿病患者至少要在進餐半個小時後再進行運動。

運動前 忌 忽視熱身運動

糖尿病患者在運動前需要提前做做熱身活動，以免突然開始劇烈的運動造成運動損傷或刺激神經——內分泌調節系統，使血糖快速升高，這樣就不利於血糖的控制和糖尿病病情的穩定。熱身運動即在運動前短時間內做些低強度的動作，如拉伸、踏步、轉腰、快走等，能使全身的肌肉群得到鍛煉，促進血液循環，能使心血管系統、呼吸系統、神經肌肉系統和骨骼關節等逐漸適應即將到來的鍛煉。

忌 運動時一心多用

很多糖尿病患者在鍛煉時會一心多用，如在鍛煉的同時聽廣播或音樂，邊鍛煉邊與人閒聊等。這種漫不經心的鍛煉方式是不可取的，它可能會影響中樞神經系統的功能，造成情緒波動，從而導致機體內分泌系統的調節出現紊亂，使鍛煉的效果大打折扣，也不利於血糖的控制和病情的穩定。另外，運動時不專心，容易出現意外損傷，對身體造成傷害，糖尿病患者應儘量避免。

運動後 忌 不做恢復運動

糖尿病患者在運動結束時，不要馬上停止，因為運動時，肌肉組織中聚積著大量的血液，如果立即停止運動，血液不能及時地回流到心臟，容易引起暫時性腦缺血，出現頭暈、噁心、虛脱等不適。而在運動結束前繼續做 10 分鐘左右的恢復活動，可使心率逐漸降低，讓身體緩慢過渡到靜止狀態，有利於血糖的穩定。比如慢跑快結束時，可逐漸改成快走、慢走，然後做些伸腰、壓腿的活動後再休息。

運動後 忌 馬上蹲坐休息

運動後若立即蹲坐下來休息，會使下肢血液回流受阻，血液循環因此受到影響，容易導致身體疲勞，嚴重的話會產生休克，會影響糖尿病患者的血糖控制，誘發心血管等糖尿病併發疾病。因此，運動結束後，最好先調整自己的呼吸節奏，做一些步行、甩臂等簡單的放鬆活動，待體能恢復、疲勞感有所消除後再坐下來休息。

運動後 忌 驟降體溫

運動時，機體血管擴張、毛孔舒張，會排出較多的汗液。運動一結束若馬上就進入冷氣機房或在風口納涼休憩，或貪圖一時的涼快用冷水洗臉或沖頭，很容易使毛孔閉塞，體溫驟降。免疫力較差的糖尿病患者，很有可能會因此出現感冒、腹瀉、哮喘等症狀，導致機體出現內分泌紊亂，從而引起血糖波動，不利於控制糖尿病病情。因此，糖尿病患者運動後忌驟降體溫。

忌 運動後立即洗澡

運動後，肌肉或皮膚等部位血液較多，糖尿病患者若在運動後立即洗熱水澡，皮膚內的血液流量會不斷增加，從而導致心臟、大腦的供血不足，容易出現心慌、胸悶、頭昏等不適，會對健康產生不利影響。另外，運動後體能消耗較多，血糖水平相對較低，而洗澡也是一項消耗熱量的體力活，運動完立即洗澡，會進一步降低血糖水平，易引發低血糖，嚴重的還會因熱量消耗過多產生低血糖昏迷。因此，糖尿病患者在運動後一定要經過充足的休息，並補充足夠的能量後再洗澡，以免發生意外。

忌 運動後大量飲水

運動過程中，人體大量出汗，容易脱水，產生口渴，加上糖尿病患者本身就易口渴，若為了解渴，一次性飲水過多，還會危害身體健康。因為大量飲水，導致體內血液被突然稀釋，血容量驟然增加，不僅增加了心臟的負擔，還容易使血壓升高，增加糖尿病患者併發心臟病、高血壓等疾病的可能性。並且過多的水分在身體裡，容易導致水和電解質的不平衡，有誘發糖尿病非酮症高滲性昏迷的危險。

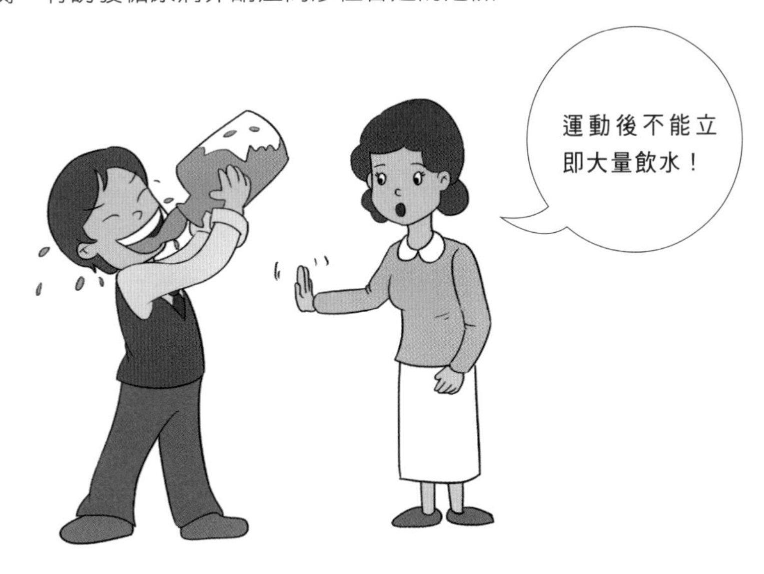

忌 運動後立即進餐

有的糖尿病患者運動後會產生饑餓感，或擔心自己發生低血糖而立即進餐。若為防止低血糖的發生，可適量補充餅乾、糖果等食物。但如果運動後大量進餐，則不僅會導致血糖升高，起不到運動降糖的效果，而且運動後消化器官的活動需要一段時間才恢復至正常，進餐後易加重腸胃和心臟的負擔。所以，糖尿病患者若運動後到了進餐時間，應至少休息 30~40 分鐘後再進餐。

忌 做無氧運動

無氧運動是指肌肉缺氧狀態下的高速運動，機體內的糖分來不及分解，以酵解的形式代謝，於是造成乳酸堆積，易使人感覺疲勞。無氧運動還會使兒茶酚胺分泌增多，抑制胰島素分泌，又會促進肝糖原及肌糖原分解，抑制葡萄糖的利用，不利於降低血糖。進行無氧運動時，交感神經興奮，會促進腎上腺素和去甲腎上腺素的分泌，使肝糖輸出增加，還容易導致血糖升高。因此，糖尿病患者應避免做無氧運動，如短跑、舉重、跳遠等。

糖尿病患者忌跳廣場舞

有的糖尿病患者對散步、太極拳、站樁等運動方式不太感興趣，堅持起來也覺得有些困難，於是就選擇每天晚飯後去跳跳廣場舞來降低血糖。雖然跳舞能消耗熱量、降低血糖，但是跳廣場舞並不適合糖尿病患者。因為跳廣場舞往往需要用音量大的音樂來伴奏，並且人多聒噪，節奏較快，在這種高噪聲的環境中，人的血脂、血糖水平都有可能增高，也容易造成關節損傷，所以糖尿病患者最好不要通過跳廣場舞來控制血糖。

糖尿病患者忌練踢踏舞

踢踏舞是一種以雙腳律動為主的舞蹈，雖然有提升儀態、增強體質的健身功效，但是由於它節奏快、強度高，並不適合糖尿病患者練習。另外，踢踏舞對練習者腿部關節的要求較高，而糖尿病患者由於體內血糖水平高的關係，往往會併發骨關節疾病，症狀輕的會出現四肢疲軟無力，嚴重的可能會發展成糖尿病足。所以，糖尿病患者最好不要練習踢踏舞。

糖尿病患者 忌 快跑

快跑能夠增強心肺功能，促進體內脂肪的燃燒和分解，有利於控制肥胖，但是糖尿病患者最好不要選擇快跑的鍛煉方式。因為快跑時，交感神經系統處於興奮狀態，會促進腎上腺素的分泌與肝糖原的分解，很容易使血糖猛然升高，不利於糖尿病患者控制血糖和穩定病情。此外，糖尿病患者如果經常快跑，血糖控制一直不佳，還會增加心、腦、腎等器官併發症的概率。

糖尿病患者 忌 久坐不動

《美國預防醫學雜誌》有報道指出，經常久坐不動的人，其體內的胰島素水平更高，且更易發生胰島素抵抗，容易誘發糖尿病或加重糖尿病病情。因此，糖尿病患者應儘量避免久坐，最好經常起身活動一下筋骨，可以在家裡打掃打掃衛生或去樓下散散步，在辦公室裡也應每隔半小時或一小時就站起來走動一下，或做一些簡單的運動，以幫助降低血糖，保持身體健康。

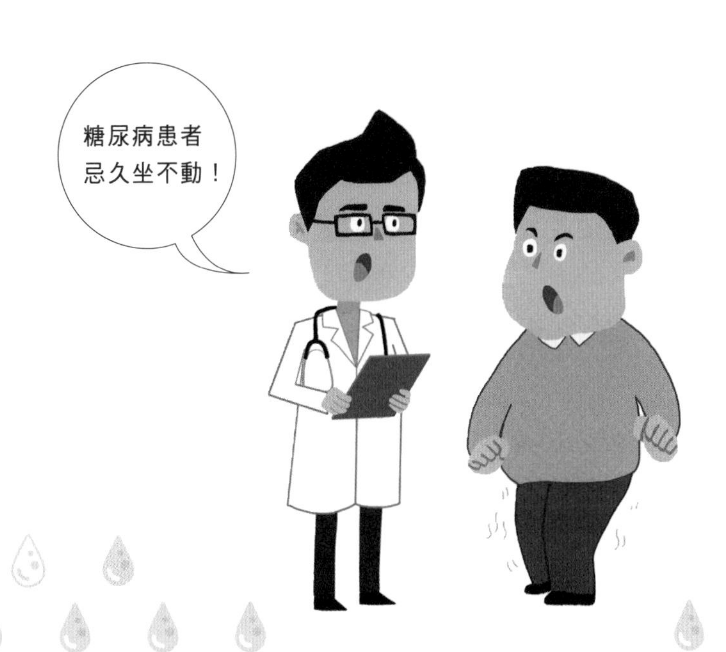

糖尿病患者忌 按摩太用力

對於糖尿病患者來說，適度的按摩能改善血液循環，改善機體的代謝機能。不過需要注意的是，對糖尿病患者按摩時不能過猛、過劇烈。這是因為糖尿病患者容易併發心血管、神經相關的疾病，按摩的力道過重，容易出現損傷或意外。尤其血管較為脆弱的老年糖尿病患者，按摩的手法更需要輕柔些。另外，糖尿病患者自己做足療的時候，手勁也不能太大，以免引起足部紅腫或潰瘍等足部病變。

糖尿病患者忌 踏石子路

有些人喜歡在鋪著鵝卵石的路面上散步，以此來達到按摩腳底、健身的目的。踏石子路對健康人來說的確是一項比較好的健身活動，但並不適合糖尿病患者。如果患者病情較輕，則可以穿上軟底的鞋子適當走走石子路，但是一旦覺得腳底扎得很疼，就要立即停止。如果病情較重或伴有糖尿病足，應儘量避免去踏石子路，以免造成足部損傷，導致傷口出現感染、潰爛，釀成嚴重後果。

忌 潛水時間超過 30 分鐘

潛水是一項能提高人體心、肺功能的運動，在一些歐美國家，潛水被作為一種輔助治療癌症的手段。對糖尿病患者來說，只要病情較穩定，就不需要進行胰島素治療，且在沒有眼部、耳朵相關的疾病時，可以嘗試潛水。不過，潛水是比較耗費體力的運動，因此糖尿病患者潛水前後要注意能量的補充，潛水時間不能過長，一般不超過 30 分鐘，以免引起低血糖反應。

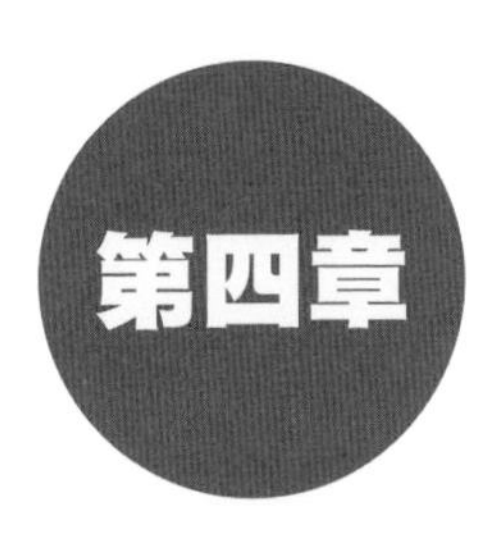

第四章

糖尿病患者生活起居宜/忌

糖尿病是一種慢性病，需要長期控制血糖並及時監測。而平時不良的生活習慣、起居方式等都可能對糖尿病患者產生影響，易引起血糖波動，進而影響病情。在日常生活中養成良好的習慣，有助於糖尿病患者控制血糖。

宜 選擇良好的生活環境

糖尿病患者宜在陽光充足、空氣清新、整潔安靜的環境中生活，這樣會使患者感受到溫暖、舒適、方便和安全，有利於血糖的控制。並且由於糖尿病患者通常免疫力較低，容易遭到各種病毒、細菌的侵襲，因此生活環境要適當通風，家中應經常清掃，保持環境清潔、衛生。

宜 養成良好的生活規律

糖尿病患者合理、規律地生活，對於控制血糖及防治併發症有著重要意義。例如：每天要定時定量進食、鍛煉；每天工作和學習要注意勞逸結合，不要過度勞累；宜保證充足的睡眠，每天的作息時間應大體相同；每天服藥或打胰島素的時間及應該用的劑量，都要有一定的規律。若遇到特殊情況，難以做到生活規律時，應對飲食、運動做靈活調整。

宜 創造良好的睡眠環境

研究發現，僅僅一個晚上的失眠就能影響體內胰島素處理血糖的能力。可見，良好的睡眠對糖尿病患者極其重要。良好的睡眠環境有助於糖尿病患者快速入睡，從而改善並提高睡眠質量。例如：睡眠時要保證臥室的乾淨和通風；睡前把燈光調暗；床上不要放太多雜物，尤其不要把臥室和床作為工作的地方；保持被褥的清潔、舒適；選用高度適中的枕頭等，這些都是保證良好睡眠的條件。

宜 遵循科學的睡眠時間

對糖尿病患者來説，睡眠不好或不規律都會影響血糖的控制，加重病情。因此，糖尿病患者要遵循科學的睡眠時間，一般晚上睡覺的時間不要太遲，最好在 10 點之前，而早晨也不要起得太早或太晚，最好在 6~8 點。需要注意的是，糖尿病患者一定要按時起床，如果前一天晚上因有事導致睡得晚了，第二天早上也最好在 8 點前起床，否則可能會因延誤用藥時間，而引起血糖波動。

宜 選擇最佳的睡眠姿勢

良好的睡眠姿勢有利於提高睡眠質量，而睡眠姿勢不對經常會引起一些疾病或增加某些疾病的發病率。科學研究表明，仰臥是最適合糖尿病患者的睡眠姿勢，因為仰臥有利於降低腦血栓的發病率。患有糖尿病的老年人，尤其是在冬季更宜採取仰臥姿勢。此外，仰臥時，軀體自然放鬆，在保持枕骨、頸部不離開枕頭的情況下，都容易向左或向右轉動，隨時可以調整睡姿，有助於提高睡眠質量。

糖尿病患者 宜 科學午睡

眾所周知，午睡有益於身體健康，但午睡也有很多講究，尤其是糖尿病患者更要科學午睡。餐後 1 小時左右是糖尿病患者體內血糖最高峰的時候，糖尿病患者如果飯後立即午睡，容易導致血糖過高，並且會影響食物的消化，最好在飯後活動片刻後再睡。午睡的最佳入睡時間是下午 1 點鐘左右，午睡時間不宜太長，以 15~30 分鐘為宜，最長不要超過 1 小時。睡醒之後可以喝杯溫開水，以補充血容量，稀釋血液黏稠度。

糖尿病患者如廁 宜 謹慎

糖尿病患者上廁所時要謹慎，尤其是併發高血壓的患者，如廁時不宜過於用力，否則容易引發心肌梗塞，導致猝死。此外，蹲便過久突然起立也可能會導致腦血管發生意外，造成猝死。因此，糖尿病患者上廁所時要注意幾點：蹲便時間不宜過長，站起時要緩慢，切忌過猛；排便時不要過於用力；最好在廁所裡安裝安全設施，如電燈、扶手等。

糖尿病患者 宜 防便秘

糖尿病患者容易出現胃腸功能紊亂，尤其是老年患者，多有消化功能減退，腸蠕動減弱的症狀，易誘發便秘。而便秘又會使胰島素分泌高峰延遲，降糖藥物吸收率降低，不利於血糖的控制，從而加重病情。因此，糖尿病患者應養成良好的排便習慣，防止便秘的發生，如每天定時大便，形成規律；排便時不要用力過猛；不要一邊大便一邊看書或吸煙；注意肛門清潔、乾燥；平時還應多吃富含纖維的食物、多飲水。

糖尿病患者宜 控制體重

肥胖是引起糖尿病的主要因素，因此糖尿病患者宜控制體重。對於 2 型糖尿病患者來説，體重增加的危害是多方面的。研究數據顯示，糖尿病患者體重每增加 1 千克，心血管疾病的風險就會升高 3%~6%。並且，體重增加引起的肥胖會進一步加重患者的胰島素抵抗，影響血糖控制的效果，降低降糖藥物的療效，進而導致胰島素用量增加，形成惡性循環。所以，控制體重對於 2 型糖尿病患者來説尤為重要。

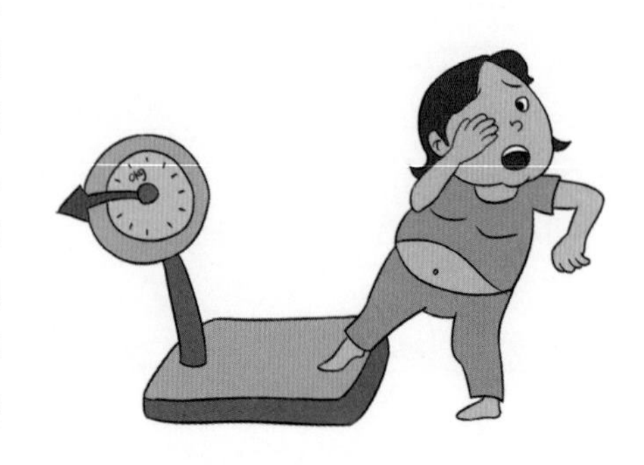

糖尿病患者宜 注意衛生

糖尿病患者由於體內代謝紊亂，體質弱，抵抗力差，極易發生各種急性和慢性感染。如果不小心感染了，不僅很難治癒，而且還會影響血糖的控制，導致病情惡化。所以，糖尿病患者平時應注意個人衛生，勤洗澡，勤換衣，保持皮膚清潔，以防皮膚感染症的發生；便後及性生活後要清洗局部，預防尿道感染；還要重視口腔和足部的衛生。總之，糖尿病患者注意個人衛生，對預防感染、控制病情，預防併發症均有益處。

糖尿病患者宜 防皮膚瘙癢

許多糖尿病患者會出現皮膚瘙癢的症狀，有的是全身瘙癢，有的是局部瘙癢，令患者煩惱不已。皮膚瘙癢主要是由於長期的高血糖使血管和神經發生病變，糖尿病患者預防皮膚瘙癢除了要降低血糖外，還要做好皮膚護理。糖尿病患者選擇貼身衣服時宜選擇純棉製品，洗澡不要過勤，宜選用中性的浴液或香皂；浴後可擦一些潤膚霜，緩解皮膚乾燥；避免搔抓、摩擦皮膚，以免抓傷皮膚引起潰破和感染；戒煙戒酒，忌吃辛辣食物。

糖尿病患者宜 多梳頭

現代研究表明，梳頭不僅可以烏髮、健髮，而且還能治療疾病、強身健體。頭部穴位豐富，梳齒經常按壓、刺激頭部穴位，能平肝、開竅守神、止痛明目等，達到強身健體的目的。此外，梳頭還能疏通頭部經脈，讓血液流通順暢，有助於糖尿病患者預防心腦血管疾病。糖尿病患者平時不妨多梳梳頭，梳頭時最好要梳整個頭部，不管是頭部的中間還是兩側都應從額頭的髮際一直梳到頸後的髮根處，宜選擇用牛角梳、玉梳、木梳等梳子或者用手指梳。

糖尿病患者宜注意護眼

眼病是危害很大的糖尿病併發症之一，其中最常見的是糖尿病併發視網膜病變及白內障，對於血糖長期控制不好、不重視眼睛保護的患者，隨著病程的延長，幾乎 100% 都會出現視網膜病變。糖尿病併發眼病早期對患者的視力影響不大，很多患者容易忽視對眼部的檢查和保護，從而使眼睛視力下降，甚至是失明。因此，糖尿病患者平時應注意保護好眼睛，改掉不良的用眼習慣。

糖尿病患者宜注意口腔衛生

糖尿病往往會引起口腔疾病，而口腔疾病如果控制不好又會使糖尿病進一步加重。糖尿病患者注意口腔衛生，做好口腔護理，對控制血糖具有一定的益處。患者最好早晚各刷一次牙，還要經常漱口，尤其是吃完酸味或甜味的食物後，最好用清水或低濃度的小梳打水漱口。患者還要定期檢查口腔，看牙齒上是否有齲洞，牙齦是否有出血，口腔黏膜上是否有紅斑、潰瘍等，發現問題後應及早就醫。

糖尿病患者宜防口臭

糖尿病患者由於胰島素分泌不足，碳水化合物的分解受到影響，體內容易產生一種叫丙酮的物質，它通過口鼻排出，就會引起口臭；由於體內血糖水平過高會導致口腔組織供氧不足，使厭氧細菌大量繁殖，從而引起口臭。另外，糖尿病併發的口腔疾病，比如牙齦炎、牙周炎、口腔潰瘍等，也是引起口臭的原因之一。口臭嚴重的糖尿病患者，要高度重視口腔管理，必要的話，要去醫院做詳細的診斷與治療。

糖尿病患者宜常清洗義齒

牙齒鬆動是糖尿病患者常見的併發症之一，嚴重者可引起牙齒脫落，所以有不少糖尿病患者安裝了義齒。因糖尿病患者的口腔細菌種類與正常人不同，常又因戴用的義齒清潔不當易造成真菌感染，引起假齒性口腔炎；所以糖尿病患者宜經常清洗義齒，每日餐後要摘下義齒，漱口，並沖洗義齒；晚上入睡前宜摘下義齒，並刷洗乾淨，第二天再佩戴。

糖尿病患者宜常檢查雙腳

有不少糖尿病患者併發足病後需要截肢，根源往往卻是對最初的一個小傷口不在意，最後演變成「壞疽」。因此，糖尿病患者宜每天檢查雙腳，這樣有助於及時發現問題，及早治療。檢查重點包括：雙腳是否有腳癬，是否有擦傷、水皰；皮膚是否乾燥、皸裂；皮膚溫度、顏色、趾甲是否異常、腫脹等。檢查時宜在良好的光線下，對看不清楚的部位可以找人幫忙仔細查看。如果發現異常，尤其是皮膚變色或出現破損，一定要及早就醫。

糖尿病患者宜護理好足部

足部病變是嚴重的血管併發症之一，年齡較大、病程較長的患者，更容易發生足部病變，所以平時要注意足部的護理。糖尿病患者每晚宜用溫水泡泡腳，特別要注意清洗足趾縫間。但是，泡腳時間不宜過長，尤其是足部皮膚有裂口時，更不可長時間浸泡，以免細菌由裂口侵入組織內。泡完腳後，宜用柔軟的毛巾輕輕擦拭，尤其是一定要擦乾腳趾縫。擦乾後可以塗抹一些潤膚膏，保持足部皮膚柔軟，防止乾裂。

宜選擇適合的鞋子

糖尿病患者的腳部容易因血管病變而造成供血不足，所以糖尿病患者選擇一雙舒適的鞋子是十分重要的。糖尿病患者在選擇鞋子時要特別注意以下幾點：鞋尖要寬大，且夠長，腳趾能完全伸直並可活動；鞋口鬆緊要適度；透氣性較好，例如優質皮鞋或帆布鞋；宜挑選平底鞋，不要穿高跟鞋。另外，新買的鞋子要試穿，每天穿半小時，在無不適感後可逐步增長穿鞋時間；還要經常檢查鞋子，如果發現粗邊、裂痕，應及時修補。

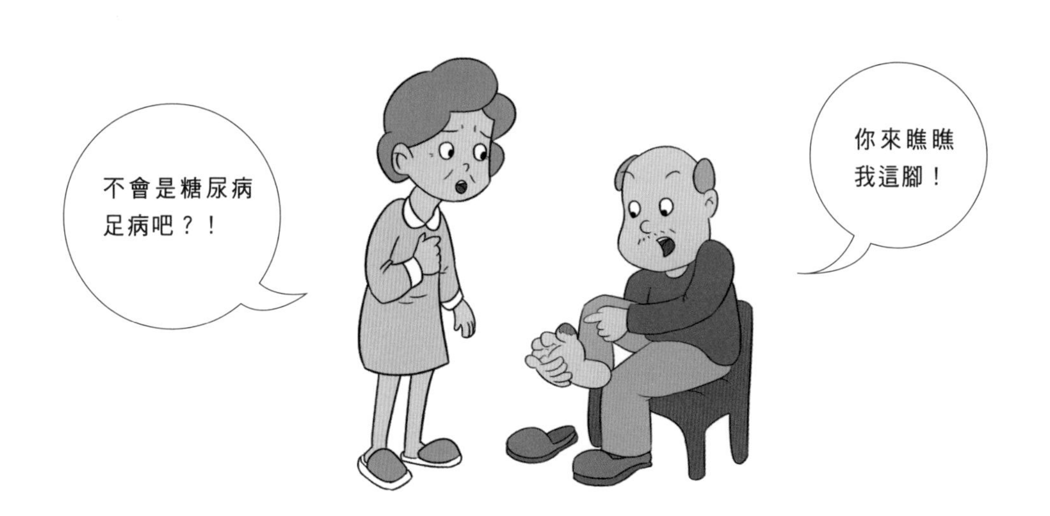

糖尿病患者宜外出旅遊

每逢節假日，很多糖尿病患者都喜歡待在家裡，擔心外出旅遊會引起血糖波動，加重病情。其實，對於糖尿病患者來說，外出旅遊是有利於身心健康的。一方面遊山玩水可以調節情緒，使人心情舒暢，培養起對生活的信心；另一方面能增強體質，改善糖代謝，對病情的控制非常有益。糖尿病患者外出旅遊時，最好有家人陪伴，並做好充足的準備。

外出時宜做好充分準備

糖尿病患者外出時，宜做好充分的準備，主要包括以下幾點：根據外出的天數準備好降糖藥物，並隨身攜帶；準備好血糖測量儀和測尿糖的試紙；要隨身攜帶一些果汁、糖塊等，以防低血糖的發生；準備一些餅乾、牛奶、三文治、水果等食物，以便及時加餐；準備一雙舒適輕便的鞋子，供長時間步行時穿著。

開車前宜先測血糖

糖尿病患者如果病情控制比較穩定，是可以開車的，但開車前宜先測血糖，即使路程很短也不能忽視測血糖。一般來說，不能讓血糖降到 5.6 毫摩爾 / 升以下，以免發生低血糖。如果血糖偏低，可以先喝點湯或補充一些堅果、餅乾，過 15 分鐘後再測量血糖，血糖正常後再開車；如果血糖偏高，最好不要開車。糖尿病患者如果需要開長途車，開車時間超過 1 小時後，應停車測量血糖，休息一會兒；並且應隨身攜帶一些零食，一旦出現肚子饑餓、心跳加速、手抖和視力模糊等，就要立即停車，及時補充糖分。

宜 注意四季天氣變化

大量臨床觀察發現，天氣變化也是影響糖尿病病情控制的一個因素。比如，天氣炎熱可能通過影響糖尿病患者的飲食和睡眠，從而影響血糖的控制；狂風暴雨、陰雨連綿等容易影響患者的情緒，使人焦慮煩躁，導致血糖升高；寒冷氣候可刺激腎上腺素分泌，減少糖分的吸收，最終導致血糖升高。因此，在日常生活中，糖尿病患者要關注天氣變化，增減衣物，做好血糖監測，並根據具體情況調整治療方案。

糖尿病患者春季 宜 預防感冒

春季是細菌、病毒等微生物開始繁殖、易於傳播的季節，也是流行性感冒多發季節。糖尿病患者本身的免疫力較低，很容易感冒。而感冒會刺激體內的應激激素升高，從而引起血糖的升高，加重病情。因此，糖尿病患者宜注意預防感冒，平時要保持居室內空氣流通；在感冒流行期間，不去人多擁擠的公共場所；外出時要戴上口罩；並根據氣候變化增減衣服。

糖尿病患者春季 宜 防傳染病

春天也是一些傳染病高發的季節，細菌、病毒易於繁殖，常致一些傳染病流行。糖尿病患者由於其特有的高血糖環境，以及自身免疫功能較低，更容易併發傳染病，例如併發肺結核、流行性腮腺炎、風疹等。所以，糖尿病患者春季宜防傳染病，平時要控制好血糖，增強機體抗病能力，保持好個人衛生，並且最好不要接觸患傳染病的人群。糖尿病患者一旦發現自身感染症狀，應及時就醫。

糖尿病患者 宜 適當「春捂」

民間有「春捂秋凍」的説法，其實有一定的科學道理，春天氣候多變，乍暖還寒，如果馬上減少衣服，天氣變冷容易受寒。對於糖尿病患者來說，突然的寒冷刺激，會使腎上腺激素水平升高，從而導致血糖升高。並且，糖尿病患者因末梢神經的病變，有時並不能精確地感覺到溫度的變化。所以，糖尿病患者在春季先不要急著脫掉棉衣，要注意手腳的保暖，以免受寒影響病情。

夏季 宜/ 當心濕熱天氣

中醫認為，糖尿病以陰虛燥熱為本，許多患者表現為手心、腳心發熱，胸中煩躁等症狀。尤其是在夏天的濕熱天氣裡，患者更會覺得周身燥熱，心中煩躁，以至於血糖上升，病情加重，甚至引發其他併發症。因此，糖尿病患者在夏天要當心濕熱天氣，宜選擇吸汗性強、透氣性好的衣服，注意散熱，居處要陰涼通風，可經常用溫水沖澡，避免曬太陽，並且要適當增加飲水量。

夏季 宜/ 防蚊蟲叮咬

夏季蚊蟲比較多，稍有不慎就會被叮咬，對於常人來說，這不會對身體造成很大的影響，而糖尿病患者由於神經病變及高血糖等原因，受到蚊蟲叮咬後極易引發皮膚感染，發生糖尿病併發皮膚病。因此，患者在夏季要保護好自己的皮膚，避免蚊蟲叮咬。如果被蚊蟲叮咬，則不可抓撓，可以塗少量花露水或清涼油止癢，以免因抓撓損傷皮膚引起皮膚潰瘍，甚至導致皮膚感染或壞死。另外，如果因天氣炎熱，皮膚上長了痱子，也不可抓撓和擠按，可使用少量酒精或痱子粉來處理。

夏季 宜/ 科學使用電風扇

電風扇是夏季必不可少的電器，糖尿病患者在使用電扇時也有講究，如果使用不當，也會引起血糖波動。那麼糖尿病患者使用電風扇時需要注意哪些方面呢？糖尿病患者如果剛勞動或運動完畢，在大汗淋漓的時候不要馬上吹電風扇；吹電風扇時宜用中、低速擋的不定向風，儘量避免近距離、高速擋風直吹，且不要長時間地吹電風扇；睡眠時吹電風扇最好開啟電風扇的定時裝置。

夏季宜 注意補充水分

夏季氣溫高，人體出汗較多，體內水分流失增加，糖尿病患者如果不及時補水，則容易導致血糖升高，甚至誘發糖尿病急性併發症。糖尿病患者每天的飲水量應超過尿量及出汗量，一般為1000~2500毫升。當出汗量特別大時，患者還應適當增加飲水量。需要注意的是，糖尿病患者不要等到口渴時才飲水；因為這時身體已經脱水，要做到不渴也要飲水，飲水應少量多次，以白開水、礦泉水為佳。

秋季宜 注意滋陰潤燥

秋季氣候乾燥，氣溫逐漸降低，濕度逐漸減小，如果調養不當，人體會出現一系列秋燥症狀。而糖尿病患者多為陰虛燥熱之症，對「燥」更為敏感，因此秋季宜適當養陰防燥。首先，患者要及時補充水分，以維持水代謝平衡；其次，平時飲食以清淡為主，多吃一些滋陰潤肺的水果、蔬菜，如菠菜、蘿蔔、蓮藕、雪梨、蘋果等，少吃辛辣油膩的食物，以免加重秋燥症狀。

秋季宜 早睡早起

《黃帝內經・素問》中説：「秋三月，天氣以急，地氣以明。早臥早起，與雞俱興。」也就是説，秋天陽氣逐漸收斂，陰氣逐漸增長，「早睡早起」是人們順應秋季養生之道的起居方式。對於糖尿病患者來説更宜如此，因為早睡早起可以保證良好的睡眠，提高身體的免疫力，保持機體正常的代謝功能，從而有效地控制血糖，減少併發症的發生。

冬季宜 防血糖升高

在冬季，寒冷會刺激交感神經興奮，使體內兒茶酚胺類物質分泌增加，容易使血糖升高。尤其是在天氣驟然變冷時，血糖、血壓升高更明顯，易發生心梗、腦梗塞和腦出血。另外，冬季吃的食物多油膩、厚重，加上室外寒冷運動減少，都會導致血糖升高。所以，糖尿病患者在冬季更宜防血糖升高，堅持控制飲食，最好減少外出活動時間，宜多在室內做運動。

冬季 宜 注意防寒保暖

冬天寒冷，氣溫下降，會使腎上腺素分泌增多，而腎上腺素又能促使肝內儲藏的糖分釋放，還會使肌肉等組織對糖分的吸收和利用減少，再加上冬季外出活動減少，血糖代謝減慢，容易造成血糖上升。所以，糖尿病患者在冬季宜注意防寒保暖，要隨時注意天氣變化，及時添加衣服，注意保暖，並且最好在日出後、溫度升高後外出。另外，患者平時要積極鍛煉，提高機體抗寒和抗病能力，以避免血糖波動過大。

冬季 宜 多曬曬太陽

糖尿病患者在冬季宜多曬曬太陽，一方面，曬太陽是最好的紅外線理療方式，對改善血液循環、降低血糖很有幫助。另一方面，骨質疏鬆症是糖尿病主要併發症之一，曬太陽可使人體內的維他命 D 生成增多，促進骨質的鈣化和生長，從而預防骨質疏鬆。此外，曬太陽還可以增強糖尿病患者的免疫力和抗病能力。但在冬季曬太陽也有講究，曬太陽的最佳時間是上午 10~12 點和下午 2~4 點，每天堅持曬太陽 30~60 分鐘，對糖尿病患者十分有益。

糖尿病 忌 忽視失眠

研究發現，失眠會導致血糖升高，如果每天睡不夠 6 個小時，患糖尿病的風險會增加 2 倍。失眠會影響胰島素的分泌和血糖的控制，如果連續 3 天失眠，降血糖效率會下降 25%。因此，糖尿病患者忌忽視失眠，失眠的患者平時要養成良好的作息習慣，按時入睡，午睡時間不宜過長；睡眠前避免喝咖啡和茶，水也少喝，可適當喝點兒牛奶；睡前宜保持心情舒暢，放鬆自己；還要注意營造安靜、舒適的睡眠環境。

糖尿病患者 忌 熬夜

熬夜對人體的傷害很大，尤其是一些長期熬夜的人，其身體免疫力會逐漸下降。對於糖尿病患者來說，熬夜不僅會干擾人體正常的代謝活動，使身體承受不住負荷，引發許多併發症，還會使血糖波動加大，加重病情。此外，熬夜還會導致肝臟的血液供應相對不足，從而影響肝臟細胞的營養，誘發肝臟併發症。所以，患者要想有效地控制病情，避免各種併發症的發生，就應堅決不熬夜。

糖尿病患者 忌 睡懶覺

偶爾睡個懶覺，對身體健康的人來説沒有什麼大的影響，但對糖尿病患者來説，也許會造成不可逆轉的危害。睡懶覺會影響血糖的波動，加重病情，誘發各種併發症。因為早晨 4 點到上午 10 點是血糖最容易升高的時段，睡懶覺會使患者不能像平常一樣按時用藥和吃飯，這勢必會打亂一天的血糖規律，易導致血糖的波動，甚至加重糖尿病病情。所以，糖尿病患者最好不睡懶覺，應每天按時起床、吃飯和用藥。

忌 餐後立即睡覺

糖尿病患者忌餐後立即睡覺，因為餐後立即睡覺，血液大多集中在胃部，加上血壓降低，易出現大腦供血不足的狀況，很容易引起中風。餐後立即睡覺，飯菜滯留在腸胃中，不能很好地消化，時間長了，還容易誘發腸道的併發症。另外，飯後立即睡覺會導致消化不良，易使人發胖，對控制病情十分不利。所以，糖尿病患者一定不要在飯後立即睡覺，專家建議，飯後宜適當活動，至少在飯後 20 分鐘以後再睡覺。

糖尿病患者 忌 開燈睡覺

生活中，不少人喜歡開燈睡覺，甚至有人認為開燈睡覺更有安全感。據英國最新研究指出，睡覺時，如果室內光線太強，就會影響人體內分泌，尤其是可抑制褪黑素分泌，同時縮短體內褪黑素在夜間的持續作用，而褪黑素可以影響人體的睡眠、體溫調節、血壓和血糖的穩定。因此，糖尿病患者睡覺時忌開燈睡覺，若有起夜習慣，可將小夜燈放在遠離床頭的位置。

糖尿病患者 忌 蒙頭睡覺

有些患者喜歡蒙頭睡覺，這是非常不好的習慣，因為蒙頭睡覺會使氧氣吸入量減少，二氧化碳在體內蓄積，從而產生憋悶、透不過氣的感覺，導致引起一些皮層區域的興奮活動，睡眠中就易做噩夢，影響睡眠質量。對於糖尿病患者來説，蒙頭睡覺十分危險。專家指出，夜間低血糖一般發作在凌晨 1~3 點，而蒙頭睡覺會加重人體的缺氧缺血，從而加重低血糖，誘發中風、心肌梗塞等情況的發生，所以糖尿病患者千萬不要蒙頭睡覺。

糖尿病患者/忌 被子過重

天氣寒冷時，很多人怕睡覺著涼，喜歡蓋又厚又重的被子來保暖；但對於糖尿病患者來說，這樣的被子反而會影響健康。因為睡覺時又厚又重的棉被蓋在身上，一方面會使人產生壓迫感，不能放鬆全身，影響睡眠的質量；另一方面會使全身血液循環受阻，血流速度和血流量減少，導致大腦供血障礙和缺氧，嚴重時可引起顱內壓增高，導致併發中風。

糖尿病患者/忌 枕頭過高

糖尿病患者睡覺的時候，不宜選擇過高的枕頭，否則血液流向頭部的速度減慢，血流量減少，大腦可能就會缺氧。尤其是伴有血脂高的糖尿病患者，血液會比較黏稠，血液的流速和流量比正常人差，睡眠時就更差了。所以，糖尿病患者忌選擇過高的枕頭，而過低的枕頭也不利於糖尿病患者健康。枕頭過低時，不利於腦靜脈血液回流到心臟，易使血液中脂質沉澱，其垢物粘阻在血管內壁，使腦部靜脈血淤積，從而引起大腦缺氧。一般來說，枕高宜為 10~15 厘米，枕頭的寬度最好寬於肩膀。

/忌 忽視「黎明現象」

「黎明現象」指的是糖尿病患者血糖會在凌晨 3 點左右開始升高，並且一直持續到上午 8~9 點鐘。如果確診為「黎明現象」，糖尿病患者也不必驚慌，首先需要調整好心理狀態，消除緊張情緒，改善睡眠質量，合理調節飲食，配合適當運動，同時在醫生指導下進行降糖藥物的調整。有「黎明現象」的糖尿病患者可以在白天口服降糖藥物的基礎上，睡前皮下注射中效胰島素，使「黎明現象」得到控制。

糖尿病患者/忌 排便用力

糖尿病患者由於身體代謝紊亂及糖尿病腸胃自主神經病變，容易發生便秘。當發生便秘時，糖尿病患者切忌排便用力，因為排便時用力會使腹壓升高、交感神經興奮，容易導致血壓升高。加上糖尿病本身會對血管造成損傷，突然的血壓升高容易導致血管破裂、出血。另外，排便用力還會使心臟排血阻力增加，心肌耗氧量隨之增加，易引起心臟和大腦供血不足，出現頭暈頭痛、暈厥跌倒、胸部疼痛等，甚至可誘發心肌梗塞和中風。

忌 上廁所起身太快

糖尿病患者蹲廁時間過久，血流大多流向四肢和腹部，會導致大腦和心臟相對缺血，如果排便結束後起身太快還容易導致體位性低血壓，誘發短暫性腦缺血，出現頭暈、眼花、摔倒，嚴重時還會發生腦血管意外，並且年齡越大的人，危險性越高。尤其是糖尿病併發高血壓的患者，晨起血壓往往較高，更易發生危險。所以糖尿病患者如廁後，宜緩慢起身，旁邊最好放一個儲物櫃，可以扶著櫃子緩慢起身。

糖尿病患者 忌 性生活過度

糖尿病患者只要血糖控制得當，並且具有性生活的能力，適度的性生活對身體健康還是有益的。但糖尿病患者切忌性生活過度，因為從中醫的角度講，糖尿病屬陰虛之症，任何損陰的行為都對病情不利，而性行為正是耗陰之首。再者，在性生活的過程中，血糖會隨體力的消耗而下降，性生活過度容易導致低血糖的發生。並且，性生活過度導致身體過於疲憊時，還會引起應激性高血糖。

糖尿病患者 忌 戴隱形眼鏡

糖尿病患者忌戴隱形眼鏡，因為眼睛的每一次眨動，都會使隱形眼鏡與眼球表面產生一定的摩擦，容易引發角膜潰瘍、結膜炎等症狀。而糖尿病患者由於長期血糖升高，體內代謝紊亂，抵抗力低，其眼角膜感染概率要比正常人高。並且糖尿病還會引起眼底視網膜病變，常戴隱形眼鏡無疑會加重病情。所以，糖尿病患者平時最好不戴隱形眼鏡。

糖尿病患者 忌 鞋襪過緊

腳踝是腳部血液循環的重要關口，專家認為，老年人和糖尿病患者最好不要穿過緊的鞋襪。因為襪口過緊會阻礙下肢靜脈血回流障礙，導致下肢水腫。而糖尿病患者的下肢和足部原本就存在不同程度的血液循環障礙，若鞋襪過緊則會壓迫血管，不利於下肢和足部的供血，易造成局部缺血缺氧，導致下肢或足部疼痛、潰瘍，甚至繼發感染引發壞疽。

女患者忌穿高跟鞋

高跟鞋是愛美女性必備的時尚裝備之一，但對於患有糖尿病的女性來説，高跟鞋卻會帶來健康隱患。因為穿高跟鞋會造成足部受力不均，很容易磨破腳趾或局部足部皮膚，而糖尿病患者的傷口與普通人不同，一旦受傷則很難正常癒合，且容易感染，引起糖尿病足病。所以，女性糖尿病患者忌穿高跟鞋，在必須穿時，應儘量選擇柔軟、通透性好的鞋面，鞋跟不宜過高。

糖尿病患者忌染髮

染髮是一種時尚與潮流，能給人帶來美好的感覺。不過對於糖尿病患者來説，最好不要染髮。因為染髮劑中含有對人體有害的化學物質，而糖尿病患者在高血糖的影響下，身體抵抗有毒物質的能力較低，染髮過敏後容易引起感染，且感染後不易控制，易引起血糖進一步升高。需要注意的是，除了染髮外，對於美瞳、眼線液、睫毛膏之類的化妝產品，女性糖尿病患者也要儘量少用。

糖尿病患者忌隨便拔牙

糖尿病患者忌隨便拔牙，這是因為糖尿病患者大多存在凝血功能低下、抗感染力差的情況，並且又常伴有許多慢性併發症。一旦不顧病情，輕易拔牙則可能導致出血不止，感染加重或擴散，使併發症加重，導致病情惡化。糖尿病患者也不要隨便洗牙，因為洗牙時一旦操作不當則很容易併發感染。糖尿病患者要想拔牙或洗牙，最好在血糖得到良好控制的情況下再進行。

糖尿病患者忌洗澡過勤

糖尿病患者由於血糖較高，易導致血管病變，逐漸引起血管狹窄或閉塞、造成組織營養障礙。所以，糖尿病患者的皮膚十分脆弱。如果洗澡次數太多或過多使用沐浴產品，則容易導致皮膚乾燥、瘙癢。一般，糖尿病患者每週洗一次即可，夏季可適當增加次數。糖尿病患者還要注意在洗澡過程中，不可搓得太用力，或者使用搓澡巾，以免搓傷皮膚導致局部感染。同時，洗澡也是一件消耗體力的事情，糖尿病患者洗澡時間不宜過長，最好控制在 25 分鐘以內，以免引起低血糖。

糖尿病患者忌空腹洗澡

糖尿病患者由於內部代謝混亂，機體免疫力較差，最好不要空腹洗澡或飽餐後洗澡。空腹洗澡時，活動量增加，而血液中葡萄糖水平偏低，不能滿足能量需求，易出現低血糖，引起頭昏眼花，甚至昏迷、休克。而飽餐後洗澡會使大量血液由內臟流向體表，使消化器官的供血量減少，影響食物的消化和吸收。專家建議，糖尿病患者最好在餐後 1 小時洗澡。

糖尿病患者忌洗澡水過熱

糖尿病患者忌用過熱的水洗澡。首先，糖尿病患者因自主神經紊亂，皮膚汗液分泌減少，皮膚多乾燥易引起瘙癢，若洗澡水過熱，則使得皮膚表面的油分更少，導致皮膚的乾燥和粗糙，加重瘙癢症狀。其次，血糖升高還會引起周圍神經感覺障礙，使痛的感知減退，若水溫過高，則易導致燙傷。醫生建議，糖尿病患者在洗澡時，水溫最好不要超過 40℃，時間不能超過 20 分鐘。

糖尿病患者忌洗澡忽視防滑

糖尿病患者都在不同程度上存在糖尿病併發神經病變，甚至糖尿病足，不僅對痛覺、溫覺等感覺變遲鈍，而且平衡能力也降低；除此之外，糖尿病患者易患骨質疏鬆，其骨折風險大大增加，且骨折後痊癒較慢。糖尿病患者在洗澡時，尤其要注意避免滑倒，最好在浴室內墊上防滑墊，穿上防滑拖鞋。並且，糖尿病患者洗澡時，最好有他人陪伴，以免不慎跌倒後能及時求助。

糖尿病患者忌久泡溫泉

溫泉中富含多種有益於人體健康的微量元素，泡溫泉對身體健康有很大的好處，但糖尿病患者不宜長時間泡溫泉。因為溫泉的溫度較高，泡溫泉時血管舒張，容易出汗而造成脫水，引起血糖升高，出現頭暈乃至暈厥等情況。此外，糖尿病患者的皮膚比較敏感，長時間泡在溫泉裡，會加重皮膚的乾燥瘙癢，甚至會引起皮膚潰瘍。專家建議，糖尿病患者在血糖穩定的情況下，可短時間泡泡溫泉，並且溫度不宜超過 40℃。

糖尿病患者忌蒸桑拿

蒸桑拿具有活血通絡的作用，有益於身體健康，但是對於糖尿病患者來説則不然，桑拿房裡的溫度較高，會使血管舒張，血液流動加快；注射了胰島素的患者如果蒸桑拿，會使胰島素吸收加快，出現低血糖反應。另外，桑拿房的通風不好，二氧化碳濃度比一般居室高很多。在這種環境中，一般人不會受到太大傷害，但糖尿病患者卻容易出現一些不適反應，如浴後頭痛、噁心、心慌等，這都會影響血糖的穩定。因此，糖尿病患者忌蒸桑拿。

糖尿病患者忌盲目開車

在日常生活中，人們都已經認識到了酒後駕車的危險性，殊不知糖尿病患者開車也有一定的危險性。因為開車時需要精神高度緊張，會導致血糖波動，同時服用的降糖藥物有導致低血糖的可能，出現注意力不集中、意識模糊等情況。另外，糖尿病患者往往併發有視網膜病變，會影響視力。所以，糖尿病患者開車時切忌高速行駛和疲勞駕駛，一旦出現糖尿病併發神經病變、糖尿病眼部病變或血管病變，則不宜開車。

糖尿病患者忌盲目減肥

大多數糖尿病患者的體重都超標，減去多餘的體重有助於控制病情。研究發現，體重減輕 3 千克，血糖就會明顯下降。所以，糖尿病患者應維持體重在標準範圍內，肥胖病人應在醫生指導下進行減重，切不可自己盲目減肥。如果不顧身體情況，過度節食，盲目減肥，會打破脂肪分佈的平衡，帶來一些不良的生理反應，如營養失調、失眠、乏力、饑餓等，還會使機體免疫能力及抗感染能力下降，這些都不利於病情的控制。

夏季忌直接睡涼蓆

一到夏天，涼蓆成了人們的「新寵」，但是糖尿病患者不適合赤膊光背睡涼蓆；因為涼蓆非常容易擦破皮膚，引起皮膚感染，感染後，血糖會應激性升高，加重糖尿病的病情。所以，糖尿病患者用涼蓆時，要格外注意，最好在涼蓆上鋪上一層純棉的床單，避免皮膚直接接觸涼蓆，還要常用濕布擦洗涼蓆，預防細菌滋生。將涼蓆擦洗乾淨後，最好在陽光下曬一兩個小時後再用。

夏季忌直接睡竹枕

竹子天然清涼，很多人在夏季睡覺時喜歡用竹枕。但對於糖尿病患者來說，最好不要用竹枕。首先，竹枕易擦破皮膚造成感染，影響病情。其次，夏季，人體出汗較多，血液黏稠度相對增高，輸向大腦的血流變緩，人在睡眠時，血流會變得更為緩慢。如果糖尿病患者躺在竹枕上，則腦部容易受涼，從而引起頭頸部血管相對收縮，血流量進一步減少，容易導致腦梗塞發作。所以，糖尿病患者在夏季忌用竹枕。

夏季忌隨意吹冷氣機

夏季天氣炎熱，冷氣機成了家家戶戶必不可少的電器，但這並不適合糖尿病患者。一方面，糖尿病患者吹冷氣機久了，寒冷的刺激會使血糖升高。另一方面，糖尿病患者本來抵抗力就差，室內開冷氣機，空氣不易流通，易誘發感冒，尤其開著冷氣機睡覺更易著涼，致使血糖波動加重病情，甚至誘發酮症酸中毒，危及生命。所以，糖尿病患者最好採取自然方式降溫，比如扇扇子、沖沖澡，儘量遠離冷氣機。

糖尿病患者忌喝冷飲

夏天天氣炎熱，出汗較多，人體水分流失增加，於是各種冷飲受到人們的青睞。對於常人來說，喝喝冷飲，解解暑不會給身體帶來大的傷害；但對糖尿病患者來說，冷飲不能隨意喝。因為大多數飲料中都含有一定量的糖分，飲用含糖飲料，會使血糖升高，引起排尿增加，使體內丟失更多的水分，形成惡性循環，甚至可以誘發高滲性昏迷。糖尿病患者宜選擇礦泉水、清茶、純淨水等天然飲品，既補充水分又清涼解暑。

糖尿病患者忌「秋凍」

所謂「秋凍」，是指秋涼時不要馬上增添衣服，以鍛煉自己的禦寒能力，增強身體的抵抗力。但是，對於糖尿病患者來說，最好不要「秋凍」，要依據天氣變化，隨時增減衣服。因為糖尿病患者體內多種代謝紊亂，機體防禦機能降低，免疫系統功能低下，很容易感染風寒。此外，寒冷可引起血管痙攣，使血流緩慢，容易誘發心腦血管併發症。所以，糖尿病患者忌「秋凍」。

糖尿病患者忌「貼秋膘」

「貼秋膘」是我國民間的一個傳統，是指入秋後應該多吃肉類，增加營養，儲備脂肪，以抵禦冬天的嚴寒。「貼秋膘」是在原來物質條件匱乏的情況下，提倡人們在秋季適當進補，而現在人們生活水平提高了，日常攝入的脂肪、蛋白質含量並不低，可以説沒有必要額外「貼秋膘」了。對於糖尿病患者來説，長肥肉是避之不及的，所以更要避免「貼秋膘」，不要像普通人一樣大量進補，需對攝入總熱量進行控制。

冬季忌盲目用熱水袋

糖尿病患者常會出現周圍神經病變、周圍動脈病變，導致下肢神經營養障礙，下肢血液供血不足，從而使足部感覺減退，比正常人更容易感到腳麻、腳涼。因此，很多糖尿病患者會用熱水袋來暖腳。然而，由於足部皮膚感覺障礙，喪失疼溫感，很容易被燙傷，造成糖尿病足病或足壞疽。因此，糖尿病患者用熱水袋時要謹慎，不要將沸水直接注入熱水袋，水溫以 80℃左右為宜；注入熱水後，在熱水袋外面套一個布套，以免燙傷。

冬季忌盲目用電熱毯

在冬季，很多糖尿病患者喜歡用電熱毯來取暖，尤其是在南方。但需要注意的是，糖尿病患者體質虛弱，使用電熱毯時若沒有充分補充水分，容易引起脱水和皮炎。所以，患者使用電熱毯時應注意：可以在電熱毯上面鋪一層被單和毛毯；睡前通電加熱，在快入睡時關掉電源；使用電熱毯時適當增加飲水量；如果出現唇乾、口燥、脱水等現象，可先飲溫開水觀察，若情況未見好轉，應及早到醫院就診。

女患者忌忽視經期護理

調查發現，女性糖尿病患者在月經期間，由於體內激素水平變化，心情易煩躁、易怒，進而會影響血糖穩定，尤其是發生痛經時，會引起腎上腺素分泌增多，導致血糖升高。這就要求患者要做好經期護理，以幫助穩定血糖。需要注意的是，注射胰島素的患者在經期可適當增加劑量，待經期結束後病情穩定，可恢復行經前的劑量。如果不想改變胰島素的用量，則通過少吃多餐，也可以較好地控制血糖。

女患者忌忽視月經不調

女性的月經情況直接反映了身體的健康狀況，月經失調會給女性的生理和心理都帶來沉重的負擔。患糖尿病的女性，比一般的女性更容易出現月經不調，這是因為垂體需要依賴胰島素才能發揮正常的功能，而糖尿病患者一般胰島素分泌不足，會影響垂體蛋白質的合成，促使性腺激素分泌減少，卵巢功能出現障礙，導致月經失調。經常月經不調或閉經的糖尿病患者，檢測血糖要更勤一些。

女患者忌忽視婦科炎症

女性生殖器較潮濕，有利於細菌的繁殖，而患糖尿病的女性，由於尿液中含糖分，細菌的滋生更加肆虐，容易出現陰道瘙癢、陰道乾澀、尿道感染等婦科問題。患了陰道炎症等婦科疾病後，容易久治不癒，反復發作。女性糖尿病患者若出現陰道炎反復不癒的情況，則應對自己的血糖水平保持高度警惕，在接受陰道炎治療的同時，密切檢測血糖，血糖控制要達標，如果不達標，應及時調整降糖方案。

糖尿病患者忌服避孕藥

有些女性糖尿病患者為了避孕而長期服用避孕藥，這種做法對血糖的控制十分不利。因為避孕藥中超生理量的黃體酮和雌激素成分會直接影響糖尿病的治療，提高糖尿病患者對降糖藥物的需要量，同時還會增加血液的黏稠度，使發生心腦血管併發症的概率增大。所以，女性糖尿病患者忌服用避孕藥，最好採用其他的避孕方法。如果女性糖尿病患者決定不再生育，則採取絕育手術才是長久之計。

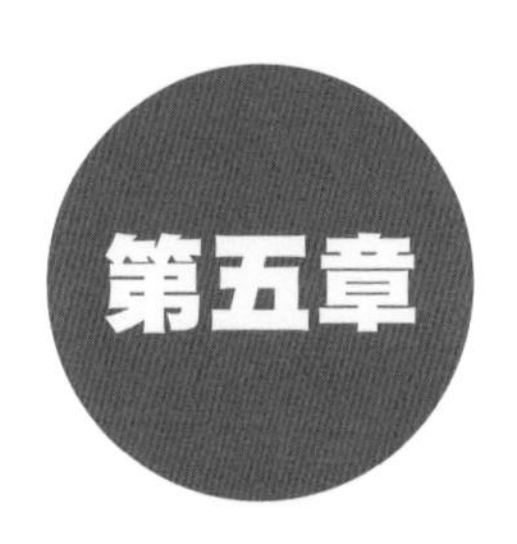

第五章

糖尿病患者日常工作宜/忌

現代生活的工作節奏快、壓力大，尤其是糖尿病患者，需要注意平衡好工作與日常保健這兩者之間的關係。在緊張、忙碌的職場生活中，糖尿病患者要時刻關注自己的身體，一旦感覺疲勞或有其他異常，宜及時做出調整，控制好血糖，這樣才能讓工作更有效率。

適宜糖尿病患者的工作

因糖尿病患者的體質特殊，故儘量不要從事強度大、負荷重、需要經常加班加點的工作，比如司機、危險高空作業等。其實，適合糖尿病患者選擇的工作還是很多的，患者只要注意休息，加強鍛煉，一般的工作都能勝任。不過，為了能更好地控制病情，那些工作時間彈性較大、工作任務不重、隨時加餐比較方便的工作，更適宜糖尿病患者優先考慮。

上班族糖尿病患者宜勞逸結合

糖尿病患者在工作的時候要注意勞逸結合，儘量找時間放鬆身心，以消除疲乏。工作之餘，糖尿病患者可以做做面部、肩頸以及眼部的保健操，放鬆一下緊繃的神經，比如按壓頭部的太陽穴、百會穴，揉捏耳部以及肩頸的肌肉等。此外，對著電腦工作一段時間以後，眺望遠處，或者發會兒呆放空大腦，都是不錯的減壓的方式。並且，人的注意力不可能長時間保持高度集中，每隔1小時適當休息一下，還有助於精力恢復，提高工作效率。

宜與同事聊天舒緩壓力

糖尿病患者一般處在亞健康狀態，若工作壓力過大，則不利於血糖的控制和病情的穩定。因此，在日常工作中，糖尿病患者要學會自我調節，鬆弛有度。午休的時間，可以多和同事們聊聊天，交流一下生活和養生的心得，也可以傾訴一下內心的憂鬱，這樣既能增加與同事之間的感情，又可以疏導自己的不良情緒，緩解壓力。午飯後站著聊天，還有助於促進食物的消化，防止腹部脂肪的堆積，是一種簡單的養生方法。

宜做點有趣的腦力遊戲

現在的上班族一般工作節奏快、壓力大，上班族糖尿病患者尤其要注意給自己減壓，以免機體調節糖代謝功能出現異常，導致血糖波動。在辦公室自我減壓的方式有很多，糖尿病患者若沒有午休的習慣，可以做些趣味性的腦力遊戲來增強大腦活力，比如橋牌、圍棋、有趣的小手工等，都是不錯的健腦遊戲。偶爾做做這類遊戲既能娛樂自己，又可以使大腦放鬆，幫助保持精力，為健康加分。

上班族糖尿病患者 宜/ 整理辦公桌

一個整潔、舒適的辦公環境，可以讓人身心愉悦，上班族糖尿病患者可以利用午休的時間整理一下辦公桌，一方面能舒緩壓力，另一方面還能簡單地鍛煉身體，幫助穩定血糖，恢復健康。比如順手給桌上的小花澆水，給綠葉植物洗洗葉片，給電腦主機除塵，擦拭螢幕和鍵盤等，都可以讓自己得到放鬆。

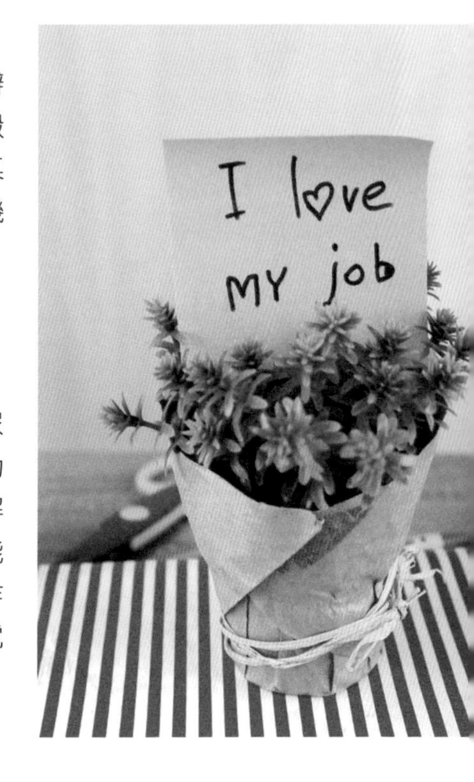

桌上 宜/ 擺放綠色盆栽

為了營造一個舒適、健康的辦公環境，上班族糖尿病患者可以在辦公桌上擺放一些綠色盆栽，以幫助淨化空氣，緩解眼疲勞、減輕輻射。蘆薈可以分解電腦排出的有害氣體，比如苯、甲醛等；富貴竹能釋放大量氧氣，有增加空氣濕潤度、緩解乾燥的作用；仙人掌或仙人球是吸輻射之王，能大大減少電磁輻射。總之，這些綠色植物可以讓人心情愉悦，利於血糖穩定和身體健康。

糖尿病患者 宜/ 當心「快餐綜合症」

快餐品種單一、營養不全，且是高熱量、高脂肪、高蛋白的食物，食用後不僅會增加腸胃功能負擔，還會導致攝入的熱量超標，引起血糖升高。糖尿病患者經常吃快餐不利於血糖的穩定和控制，易進一步加重病情，還可能出現咽痛、口臭、口腔潰瘍、牙痛、便秘、尿黃及煩躁多夢等「快餐綜合症」的一系列症狀。所以，糖尿病患者應遠離快餐，宜選擇清淡可口、搭配科學的健康工作餐。

宜/ 小心「垃圾食品」

垃圾食品往往「色、香、味」俱全，誘惑人的胃口，被稱為垃圾食品，主要是其具有高糖、高鹽、高脂肪、低維他命與低纖維素的特點，對人體的營養價值極低，甚至攝入後會成為體內的垃圾。糖尿病患者如果常吃垃圾食品，不僅易引起血糖升高，還容易導致動脈粥樣硬化，管壁狹窄，外周阻力增加，誘發高血壓、心腦及周圍血管疾病。所以，糖尿病患者一定要遠離垃圾食品。

工作餐宜保證主食的量

有很多上班族吃工作餐時，喜歡選高蛋白、高脂肪食物，如海鮮、牛排等，或食用涮菜，而主食攝入卻很少，甚至不吃。這樣的飲食習慣對人體健康的危害極大，因為飲食中蛋白質、脂肪、碳水化合物等營養素在代謝過程中是相互影響、作用的，如果缺少主食就容易消化不良、食慾缺乏、代謝紊亂，甚至營養不良。尤其是糖尿病患者，主食攝入不足會使體內蛋白質和脂肪分解過多，酮體產生多，對人體健康的危害極大。所以，糖尿病患者在控制主食時，宜保證主食佔到每餐總能量的 60% 以上。

糖尿病患者工作餐宜定時

有些上班族一忙起來，常常忘記吃午餐的時間，或者餓了用零食湊合一下，有的人甚至乾脆不吃。這種做法對於高血糖患者來説，是非常危險的，饑餓後沒有補充食物，容易引起低血糖，影響正常的工作。而過於饑餓又會導致一次性進食過多，易使血糖大幅度升高，增加併發症的風險。每天中午的 11~13 點是進食午餐時間，糖尿病患者即使工作再忙，要定時、定量地進餐，以利於血糖控制。

工作期間宜巧加餐

上班族糖尿病患者往往因為工作、應酬、交通等原因，在飲食上不是很規律，可能沒法做到定時定量進餐，從而容易引起血糖的波動或低血糖反應。因此，上班族糖尿病患者最好學會適時加餐。一般來説，如果早餐和午餐間隔時間較短，則不需要加餐，而午飯和晚飯的間隔時間較長，最好在下午 4 點左右加餐一次。加餐的食物以食用方便、營養豐富的為宜，比如香蕉、青瓜、牛奶、雞蛋等都是非常好的加餐選擇。

辦公室宜喝茶護眼

長時間盯著電腦辦公，體內會產生較多的疲勞毒素，導致視力下降，雙眼模糊。糖尿病患者平時在辦公室不妨多喝些有護眼、提神作用的茶飲，以緩解視疲勞。上午的時候，宜喝綠茶，因為綠茶中含抗氧化劑以及維他命 C，能幫助清除體內的自由基，舒緩眼部壓力；下午宜喝菊花茶，菊花有明目清肝的功效，如果再配上枸杞子或蜂蜜一起泡茶喝，能有效降火，保護視力，有助於「電腦辦公族」解決眼睛酸澀、疲勞的問題。

糖尿病患者宜走路上班

如果上班族糖尿病患者的家距離單位不遠，5 千米以內，儘量選擇走路上班。因為走路是一種很好的健身方式，尤其適合糖尿病患者。為了增強鍛煉效果，糖尿病患者在走路上班的時候，不可過於隨意，最好挺胸、收腹，夾緊臀部，以鍛煉腰腹部的肌肉。另外，可稍稍加大走路的步幅，或者利用隨身的拎包來鍛煉手臂的力量。堅持一段時間後，糖尿病患者的血糖會更穩定，各種併發症的發生率也會大大降低。

宜在等電梯時活動健身

如今，大都市的寫字樓越來越高，等電梯往往需要數分鐘的時間。上班族糖尿病患者平時較難抽出時間專門運動，可以好好利用等電梯的這幾分鐘時間來鍛煉身體。俯身手臂屈伸的動作就很適合在這時候練習。具體做法是：一隻手的手臂向前伸直支撐到牆壁上，另一隻手持公文包自然下垂，同時抬頭挺腰，保持上半身與地面平行；利用肱三頭肌的力量將公文包向後方拉起至手臂伸直為止，停頓約 1~2 秒後重複練習。

宜在上下班乘車途中瘦腰

糖尿病患者每天在乘坐巴士或地鐵上下班時，可以巧用公文包來訓練腰腹部的力量，增強機體調節血糖的能力。具體做法是：兩手用力緊壓公文包，並盡力向內收縮腹部，直到腹肌緊繃為止，同時背部挺直，用力壓向椅背。這套動作簡單易做，每天養成做這個動作的習慣，可幫助糖尿病患者消除腹部堆積的脂肪，緩解腰背酸痛的症狀，穩定血糖水平。

在上下班途中宜少看手機

智能手機的普及讓很多人成為了「低頭族」，大多數人在乘坐巴士和地鐵上下班的時候玩手機。糖尿病患者最好降低在上下班途中玩手機的頻率；因為糖尿病本身會引發眼部的併發症，如果在上下班路途中長時間盯著晃動的螢幕，會進一步加重眼睛的負擔，很容易使患者的視力受損，嚴重的話會導致眼底出血、視網膜脱落等。

宜 在工作間隙做頭部運動

運動療法是輔助治療糖尿病的一個手段，但是上班的糖尿病患者可能沒有很多時間去專門運動；那麼，在辦公間隙做個簡單的頭部運動也是不錯的選擇。適合辦公族的頭部運動主要有：頭俯仰，即頭用力垂向胸部，然後儘量向後仰伸，停留數秒，直至頸部略發酸為止；頭側屈，即頭用力向一側伸屈，直到感覺到頸部酸痛時再向另一側伸屈；頭繞圈，即頭部沿順時針或逆時針緩慢旋轉繞圈，以鍛煉頸部肌肉。

宜 在工作間隙做聳肩運動

常坐辦公室容易得頸椎病，而頸椎病可能會壓迫神經，使血糖升高，糖尿病患者要注意防範。工作間隙宜活動肩膀，可以做聳肩運動，預防肩頸疾病。聳肩運動有三種：一是不斷重複一肩高聳，另一肩下降的動作；二是兩肩同時向上聳動；三是兩肩一上一下向前後環繞頸旋轉。這套動作簡單易做，經常練習能有效地預防肩周炎、頸椎病，輔助控制血糖。

宜 在辦公室做腹式呼吸

工作累了的時候，糖尿病患者可以做做這套腹式呼吸操，以促進血液的流通，調節血糖水平。腹式呼吸操的具體做法是：深吸一口氣，挺直腰背坐在辦公椅上，用兩手中指按壓肚臍 3~4 次，然後將兩手中指置於肚臍上，並逐漸向前彎腰至 45° ；兩手中指繼續按壓肚臍，其餘手指垂直頂住腹部，再次向前彎腰 45° 直到貼近地板為止，同時慢慢呼氣；放鬆手指和身體，慢慢恢復到起始姿勢，迅速呼氣後結束動作。

宜 在工作間隙多捶捶背

捶背是非常適合糖尿病患者的辦公室健身活動，捶背能緩解背部壓力，刺激背部皮膚、皮下組織及穴位，促進血液的循環，從而增強神經系統調節功能，保證內分泌系統的正常運作，提高機體抵抗力，降低血糖。捶背方法一般有拍法和擊法兩種：拍法是用虛掌拍打，擊法則是用虛拳擊打。用拍法或擊法捶背以每分鐘 60~80 下，每次 10~15 分鐘為宜。

宜 多練習防駝背動作

糖尿病容易導致骨質疏鬆，尤其是久坐辦公室的糖尿病患者，若不注意坐姿則很容易出現駝背畸形。平時在辦公室，糖尿病患者可以在工作間隙做一些動作來舒展背部，預防駝背。方法是：坐在椅子上或靠在牆上，挺直身體，挺胸收腹，肘部彎曲、雙手握拳前後放於胸前，以斜對角的方向，左右來回出拳，這個動作不僅能拉伸背部肌肉，消耗血糖，拳擊的動作還可以增加個人自信心。這個動作有時間就可以進行，每次宜持續進行 10 次。

宜 在工作間隙做腿部運動

糖尿病患者久坐辦公室易出現腳麻等不適情況，最好在工作間隙做做腿部運動。比如，坐椅子上「左右搖動雙腿」的動作，可以促進下肢血液的流通與循環，緩解腿部的僵硬；或者站著向前伸直腿，同時用力使腳尖向上內蹺，直至整隻腳背經絡感覺酸痛為止，從而改善腳部的血液循環；另外，還可以挺直坐在椅子上，利用腿部力量進行單腿踮腳的動作，可左右腿交替進行，儘量拉伸腿部肌肉，以腿部感到酸脹為宜。

宜 在工作間隙敲打腿部

長期久坐的糖尿病患者，要抓住每一個休息的機會鍛煉自己的身體。空閒或疲累時坐在椅子上敲打腿部的膽經，可提神醒腦，調節肝膽等內臟功能。膽經位於大腿外側，經常沿大腿外側正中的褲縫線輕輕敲打至膝蓋側面，可促進氣血上升，滋養肝、膽、肺等臟器，能有效清肝祛火，改善口苦眼乾等症狀。需要注意的是，敲打膽經的時候，力度要適中，不可用猛力，以免造成下肢腫脹、瘀血等症狀。

宜 在工作間隙做下蹲運動

下蹲是一種簡單、有效的養生運動，可促進全身的血液循環，輔助降低血糖，糖尿病患者在辦公間隙不妨試試。具體做法是：雙腳分開自然站立，然後雙手伸直、掌心向下，慢慢下蹲，至大腿與地面平行，停留 10 秒，再緩緩起身，宜重複 10~15 次。需要注意的是，做的過程中要避免猛蹲猛起，老年糖尿病患者以及伴有高血壓的糖尿病患者不宜做這個運動。

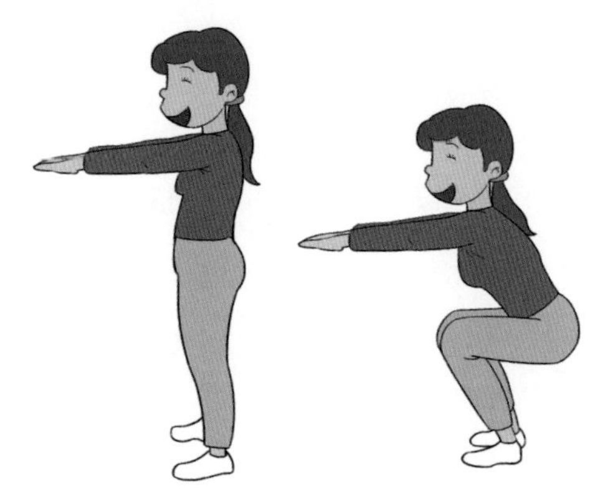

宜 在工作間隙乾刷身體

久坐辦公室的糖尿病患者可在工作間隙通過「乾刷身體」的方式來提神醒腦，排毒減脂。每天乾刷身體一次，能促進淋巴的排毒，幫助清除身體表面的壞死細胞和污物，並且能大量消耗熱量，幫助糖尿病患者控制肥胖，穩定病情。「乾刷身體」的具體做法是：用手從離心臟較遠的肢體末端（右腿底板）開始從下往上、由外至內摩擦乾刷，脖子、腹部改成由上至下刷，肚臍周圍宜順時針輕刷。

宜 進行弓步走減脂

經常採取坐姿的上班族糖尿病患者，較易形成腹部脂肪堆積，若不加注意則很容易患脂肪肝。因此，糖尿病患者平常在辦公室最好做做弓步走的鍛煉，促進腹部脂肪的燃燒。練習弓步走的時候，要保持膝蓋與腳尖的垂直，前行時，膝蓋逐漸貼近地面，然後緩慢抬高膝蓋，逐漸在前行的時候恢復直立姿勢。初學者每天可練習 40 步左右，然後可根據自身情況逐漸增加難度。

宜 多做手部伸展運動

上班族糖尿病患者經常使用電腦，容易出現手部酸麻的問題。每工作一段時間後，最好做做手部伸展運動。並且，手指還是我們肢體的末端部分，通過活動手指，牽動手臂和大腦，對調節神經和改善血液循環十分有益。手部伸展的動作主要有：兩隻手模仿彈奏鋼琴，每個手指分別向下點擊 5~10 下；全身放鬆，抬起雙手，用兩手的 10 個手指尖敲打桌子 60 下；手臂自然下垂，兩手指交叉，掌心向下，用力向下按壓，每次按壓 15 下。這套手指操隨時可以做，不會消耗糖尿病患者過多的體力，非常適合糖尿病患者練習。

宜 巧用椅子做健身操

一張辦公椅，若被巧妙利用則是一個很好的健身道具。糖尿病患者可以每天利用它來鍛煉幾分鐘，以促進全身的血液循環，增強抗病能力，穩定血糖水平。具體做法是：挺直腰背坐在椅子上，盡力收緊腹部，雙手支撐住椅面，然後利用臀大肌的力量將臀部抬離椅面 10 厘米左右，堅持 4~6 秒後放鬆身體，恢復起始坐姿，重複 4~8 次。

宜 常做電腦減肥操

上班族糖尿病患者要抓住任何一個可以鍛煉的機會來提高身體素質，試試在辦公室做電腦減肥操來消除多餘脂肪，控制病情。電腦減肥操包括：1. 頸部運動，即雙手十指交叉相握放在電腦後，然後利用手部的力量將頭往下壓，伸直脖子，左右搖頭並吸氣；2. 托舉運動，即坐在椅子上，手握筆記本電腦或鍵盤，向上做托舉運動；3. 伸展運動，即自然站立，手拿數據線，雙手拉直。

宜 做辦公室寫字操

糖尿病患者坐著或站立的時候，用提起的腳尖寫字，能有效增強踝關節靈活性，促進足部血液循環，預防糖尿病足；手扶牆，抬起大腿用膝蓋寫字，能有效鍛煉髖關節和膝關節；將左手臂彎曲搭在右肩上，用右肘尖在空中寫字，有助於糖尿病患者活動上肢以及肩肘關節，對防治肩周炎有很好的效果。

宜 咬牙切齒清醒大腦

長時間伏案工作，會使糖尿病患者出現頭昏腦脹、眼睛酸澀等症狀，這可能是由久坐缺乏運動、血液流通不暢造成的，若不及時緩解，會使身體狀況越來越差。糖尿病患者在辦公室可以忙裡偷閒使用咬牙切齒健身法。咬牙切齒能拉伸面部和頭部的肌肉，促進頭部血液循環，增加大腦供血，提升記憶力，並有效降低糖尿病併發腦血管的發生率。

宜 按後溪穴防治頸、腰椎病

糖尿病患者在工作間隙可以按摩後溪穴來防治頸椎、腰椎疾病以及頭昏腦脹、咽喉腫痛等不適。後溪穴位於手微握拳後的小指尺側，在第 5 掌骨小頭後方。每天坐在辦公桌前，可以把雙手後溪穴的這個部位放在桌沿上，雙手來回輕輕滾動，堅持 3~5 分鐘，直到感覺輕微的酸痛為止，堅持練習一段時間，能很好地養護脊椎，防治頸、腰椎病。

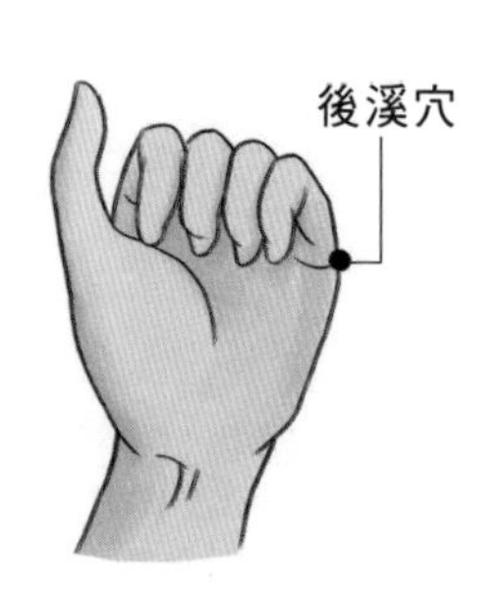

宜 按腰眼穴保護腎臟

糖尿病患者要謹防腎臟併發症。若長期久坐不運動，則會增加腎臟的壓力，最好每工作一段時間後就起來活動一下，或按摩揉腰眼穴促進腎臟血液循環，增強腎臟活力。腰眼穴位於第 4 腰椎棘突下旁開 3.5 寸處，按摩時宜兩手握拳，用指掌指關節突起部按揉兩側腰眼穴，每次沿順時針或逆時針方向各壓揉 9 次，每天堅持按摩幾分鐘，有很好的保健功效。

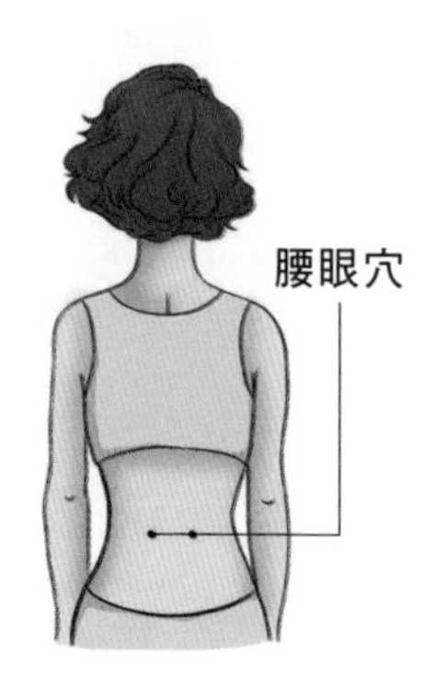

宜 在辦公室裡靜坐

糖尿病患者在上班的時候若沒有時間和機會專門去做運動，那不妨試試靜坐來修身養性，放鬆身心，調節血糖。具體做法是：雙手放鬆，自然放在大腿上，雙眼微閉，舌頭抵住上齶，調整呼吸，凝神靜氣，待口中蓄滿津液時緩緩下嚥，每次靜坐宜堅持 15 分鐘左右，然後慢慢睜開雙眼，再輕輕用手按揉眼部 5~7 分鐘。

宜 安裝合適的螢幕

經常對著電腦辦公的人群，需要長時間盯著螢幕看，時間長了難免肌肉酸痛；而安裝一部可以調節的螢幕，可幫助糖尿病患者緩解頭部及肩頸部的壓力，有利於穩定病情。一般來説，螢幕的高度和曲度宜根據個人的身體情況靈活調整，必須正中線擺放，不能安裝得過高或過低。如果螢幕安裝得不恰當，會引起肩頸部疼痛或眼睛的不適，既影響辦公效率，又帶來了健康的隱患，上班族糖尿病患者應加以重視。

宜 安裝筆記本電腦架

如今，筆記本電腦在辦公室的普及度越來越高，成為白領們的辦公新寵。不過，對上班族糖尿病患者來説，筆記本有著不少的健康隱患。因為筆記本一般是直接放在桌上的，往往需要人不停地低頭去看螢幕，時間一久，容易對頸椎、脊椎、肩膀造成傷害，從而間接導致血糖波動，影響病情的恢復。因此，經常使用筆記本的糖尿病患者可以在辦公桌上安一個筆記本電腦架，以幫助改善坐姿，保持健康。

宜 定時清潔鼠標鍵盤

上班族日常使用的鼠標鍵盤是容易藏污納垢的地方。有調查顯示，電腦鍵盤若長時間不清洗，則每平方厘米的微生物數量多達 510 個。鼠標和鍵盤比較容易受到汗液、灰塵等的污染，易滋生和散佈細菌。而糖尿病患者由於體質較弱，若不注意清潔鍵盤或鼠標，則容易受到病菌的感染，引起眼病、腸胃不適等症狀。清理鍵盤最簡單的辦法是，每天下班前將鍵盤反過來輕輕拍打，去除灰塵，還可以用專用的清潔劑擦洗鍵盤和鼠標。

上班族糖尿病患者 宜 防範鼠標手

經常使用電腦的糖尿病患者需要注意：如果工作中經常採用按低手掌並將手腕支撐在桌子上的姿勢，就要小心鼠標手找上門。糖尿病患者本身就比較容易發生血管及周圍神經的病變，一旦得了鼠標手，則比較難痊癒，因此平時注意防範很關鍵。糖尿病患者在工作的時候，儘量不要將所有的力量都壓在手腕上，鍵盤和鼠標擺放的位置不要太高，最好與手臂自然下垂時肘關節的高度保持一致。此外，最好每隔半小時左右就活動一下腕部，做做手指操。

糖尿病患者宜採取正確的坐姿

在辦公室中，每天坐的時間比較長，糖尿病患者若不注意坐姿，下肢血液循環變差，可能會導致雙腿水腫，有誘發糖尿病足的風險。比如，若經常蹺腿坐，則會影響腿部的供血，導致關節刺痛。正確的坐姿是雙腿平放在地面上，使大腿、小腿、上臂和前臂相交成 90° 角，並儘量向椅背靠，保持背部挺直。同時，坐姿不宜一成不變，過一段時間最好變換一下姿勢或起身活動一下。

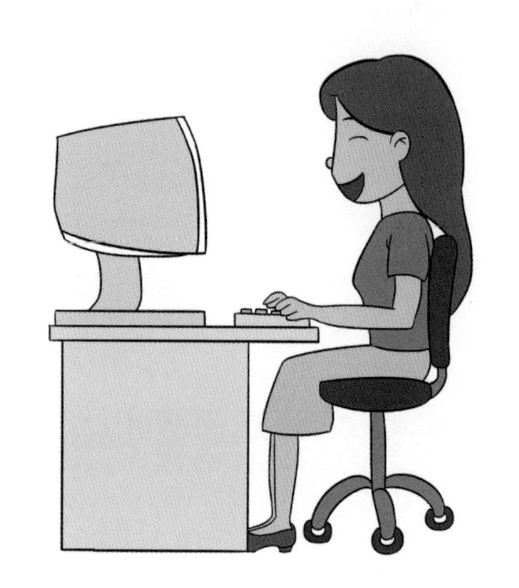

宜挑選合適的辦公椅子

一張舒適的辦公椅子，可以幫助糖尿病患者預防糖尿病足，緩解疲勞。那麼，如何挑選適合自己的辦公椅子呢？一看輪子，金屬輪的椅子是首選，它堅固、結實、靈活，坐起來比較穩當；二看彈力，彈性好、氣壓泵質量佳的椅子調節高度的功能較好，適合坐班的糖尿病患者；三看坐板，太平或太硬的椅子會使脊柱受傷，而太軟、海綿太厚的椅子會影響腿部的血液循環，符合人體臀部和大腿的曲線的椅子才是最佳選擇。

辦公室宜經常開窗換氣

研究發現，空氣污染可能會誘發糖尿病或加重糖尿病病情，因此糖尿病患者在辦公室的時候，最好經常開窗，以保持室內空氣的流通與清新。清晨或雨後是開窗的最佳時間，因為此時空氣中的含氧量高，塵埃和污染物較少。夏季開窗通風的時間宜長些，高溫的時候可向地上灑水以增加空氣濕潤度；春秋季開窗換氣的時間不要過長；冬季開窗換氣的時候，要避開霧霾時間段，且要注意保暖。

宜 防辦公室光源綜合症

辦公室內的燈光往往很亮，會影響褪黑色素的分泌，而褪黑色素有調節脂代謝和血糖的作用，分泌不足的話會影響血糖穩定。糖尿病患者若經常接觸光亮刺激，容易造成機體生物節律失調，易使血糖升高。此外，長期在強烈的燈光下工作，對眼睛的刺激性較強，可能會誘發眼病。因此，糖尿病患者上班的時候，宜將強烈的燈光調暗或少開幾個燈，以防範光源綜合症。

辦公室裡 宜 正確午睡

糖尿病患者不宜勞累過度，以免身體負荷太大，引起血糖波動。中午的時候，巧妙、合理地睡個午覺，既能提神減壓，提高工作效率，又能有效幫助控制血糖、穩定病情。午睡的時候，要儘量讓身體完全放鬆，避免飯後立即趴在辦公桌上睡，以免壓迫臟器或眼球。糖尿病患者可以準備一個舒適的充氣枕，套在脖子上午睡，同時還要注意保暖，最好蓋一條小毛毯。此外，午睡醒後宜給自己一個緩衝的時間，不要立即投入緊張的工作狀態。

宜 應對假日綜合症

平時，上班族的工作壓力比較大；長假的時候，作息規律被打亂，身心都突然得到了徹底的放鬆；假期結束回歸工作崗位時，難免精神萎靡，出現抵觸和不適應等不良情緒，這就是假日綜合症。糖尿病患者要學會應對重新投入工作後的這種不良情緒，不要硬逼自己馬上去適應緊張的工作節奏，以免使自己過於緊張，進而引起血糖的波動。正確的做法是給自己一個緩衝和適應期，逐步調整假期中懶散、放鬆的心態。

忌 患了糖尿病就拒絕工作

有些糖尿病患者自從被檢查出糖尿病後，認為自己需要終身治療和調養、身體虛弱，就不再外出工作。其實，這是一種錯誤的認識和做法。如果得病後就不去工作，不僅會增加家庭成員的經濟負擔，而且長期在家，容易與社會脫節，交際和活動的圈子會越來越窄，時間一長容易產生焦躁、鬱悶的情緒，心理壓力會越來越大，這都不利於血糖的控制和病情的恢復。

忌 因應酬多忽視控血糖

上班族免不了應酬，應酬時的食物大多是高脂肪、高糖、高鹽的食物，食用後往往會使身體營養過剩，容易產生肥胖，加重胰島的負擔，引起血糖波動。經常應酬的人，通常血糖控制不佳，各種併發症的發生率也較高。並且，應酬時，吸煙、飲酒也會直接影響血糖的控制。所以，糖尿病患者最好能減少應酬的次數，不得不應酬時，應儘量清淡飲食，少吸煙、飲酒。

忌 工作忙很少去做檢查

醫學專家指出，一旦確診為糖尿病，患者除了要定期服藥外，還要定期去醫院做全面、正規的檢查，以監測自己的病情。如果檢查結果出現異常，可以及時對用藥和生活習慣做出調整，從而預防高血壓、脂代謝紊亂等併發症的發生。上班族本身工作壓力大，血糖易發生波動，若不定期檢查，血糖波動或病情加重時沒有被及時發現，容易對身體產生更大的傷害。因此，上班族糖尿病患者切不可因為工作忙碌而忽視了定期檢查。

忌 夜生活過於豐富

有不少的都市白領在結束一天緊張、繁重的工作後，可能會選擇去酒吧放鬆一下，或者參加各種聚會，又或者在家玩遊戲到深夜等，認為此類方式能緩解壓力。其實，這樣的生活方式並不健康，尤其是糖尿病患者更不宜採取這種生活方式。上班族糖尿病患者本來白天工作了一天，身體已經進入了疲乏狀態，下班後若繼續玩樂，則會透支身體的健康，嚴重的話還可能發生意外。因此，上班族糖尿病患者應改掉白天少動、夜晚好動的壞習慣，夜生活切不可過於豐富。

上班族糖尿病患者 忌 把工作帶回家

有些糖尿病患者習慣把未完成的工作帶回家處理，看似敬業樂業的做法，但其實不僅不利於提高工作質量，而且還會影響健康。將工作帶回家做雖然能減輕白天的工作負擔，但同時也降低了工作效率；回家後加班加點的工作還容易使糖尿病患者更加疲憊，不利於血糖的穩定。另外，在將工作帶回家的同時，也很有可能將職場上的壓力與焦慮一併帶回家，不僅不利於家庭的溫馨與和睦，而且長此以往，易使人產生神經性焦慮，引起血糖的波動。聰明的上班族糖尿病患者，要在工作與休息之間找到平衡，儘量提高工作效率，不要把工作帶回家。

上班族糖尿病患者/忌 熬夜加班

有很多上班族糖尿病患者工作不規律，忙的時候，熬夜加班是家常便飯。其實，熬夜加班是糖尿病患者應該儘量避免的。有醫學專家研究指出，經常熬夜加班或上夜班的人，患糖尿病的風險比一般人要高很多，並且併發高血壓、心臟病、腎病等的概率也很高。因此，患有糖尿病的上班族要注意合理規劃、安排好自己的工作，提高上班時間內的工作效率，儘量做到按時下班，作息規律。

上班族糖尿病患者/忌 過度勞累

人如果一直處於疲勞的狀態下，身體的抵抗力自然就會降低，容易生病。而糖尿病患者的體質本來就比一般人差，免疫力和抵抗力都有不同程度的下降；如果平時工作太勞累，會刺激交感神經，促進腎上腺素分泌，而使血糖升高，病情加重。所以，糖尿病患者要避免過度勞累，最好能在工作間隙學會放鬆自己，保證充足的休息。

/忌 在上下班乘車途中打瞌睡

雖然糖尿病患者工作很辛苦，但不要在上下班乘坐的巴士裡打瞌睡。乘坐巴士時打瞌睡，會增加頭部及肩頸的負擔，易引起頸椎病；同時，人在睡覺的時候，頸部肌肉比較鬆弛，在搖晃的車廂中一旦遇到急剎車，人從瞌睡中會突然驚醒，易引起血糖波動，並且還容易發生小關節錯位。防止坐車打瞌睡的最佳辦法是保證充足的睡眠，另外，活動一下手指或腳趾也能避免瞌睡。

/忌 在上下班乘車途中看書

糖尿病患者在上下班乘坐的巴士或地鐵途中，要避免不健康的用眼行為，比如在搖晃的車廂裡看書。在擁擠、晃動頻繁的車廂裡閱讀或背單詞，對眼睛的損傷極大，時間一長，很容易導致眼疲勞、頭昏腦脹。此外，在車廂裡看書累的時候，用手揉眼睛會增加眼部受感染的概率，可以刮眼眶或搓熱雙手捂眼幾分鐘，以促進血液循環，來舒緩眼部壓力。

忌 在上下班乘車途中戴耳機

在地鐵或巴士上，常常能看到戴著耳機聽音樂的人，有的音量還很大，至少超過了80分貝，連站在旁邊的人都聽得到。其實，過高分貝的音樂相當於噪聲。糖尿病患者若每天戴著耳機聽著高分貝的音樂上下班，時間一長，會刺激內耳毛細胞，使聲音的感受能力下降，從而導致耳鳴或神經性耳聾。此外，經常接觸高分貝的音樂可能會刺激機體，產生應激性高血糖，因此糖尿病患者每天戴耳機的時間最好控制在30分鐘以內。

上班族糖尿病患者 忌 常吃飯盒

很多上班族糖尿病患者可能因為生活節奏較快、工作忙碌而沒有太多的時間去享受吃飯的樂趣，很多人的中、晚餐都以飯盒為主。我們知道，糖尿病患者在飲食上是有諸多講究的，而飯盒一般都是高油、高鹽，口味較重，很容易引起血糖的波動，營養不均衡，易使糖尿病患者營養失衡；並且飯盒一般都不夠衛生，會給糖尿病患者帶來健康隱患。糖尿病患者最好告別飯盒，自己準備營養豐富的上班便當。

忌 對著電腦吃午餐

有醫學專家調查指出，經常在辦公室對著電腦吃飯的糖尿病患者更容易情緒低落，並且血糖水平也明顯升高。這是因為一邊對著電腦瀏覽網頁、一邊吃飯的方式容易導致攝入的食物量和熱量超標，長期下來容易導致肥胖，對血糖的控制不利。另外，在辦公桌前吃午餐會影響人的食慾，會增加下午吃零食的概率，這也不利於血糖的穩定。上班族糖尿病患者要想保持健康，最好還是離開電腦，專心享用午餐。

上班族糖尿病患者 忌 過量喝咖啡

白領一族的壓力過大，適當喝點兒咖啡能提神醒腦。但是上班族糖尿病患者要避免在辦公室長期、大量地喝咖啡。因為咖啡中含有大量的咖啡因，進入人體後會影響胰島素的降血糖功能，阻礙肌肉對血糖的吸收和利用，使血糖升高，不利於糖尿病患者控制病情。另外，咖啡熱量較高，若經常喝，則會加劇血糖的波動。愛喝咖啡的糖尿病患者，喝咖啡時最好不要加糖，每天喝咖啡最多不超過兩杯。

忌 工作時憋尿

辦公一族可能會在工作繁忙、長時間會議等情況下憋尿，偶爾憋尿不會對身體造成什麼影響，但是糖尿病患者若經常憋尿，則很容易增加腎臟的負荷，損害腎臟功能，影響腎臟正常的生理代謝，增加糖尿病併發腎病的發生率。不過，糖尿病患者也不能為了減少排尿就控制飲水量，機體缺水反而易導致血糖升高，引起血糖波動。因此，糖尿病患者當產生尿意時，就要及時排尿，切不能憋尿。

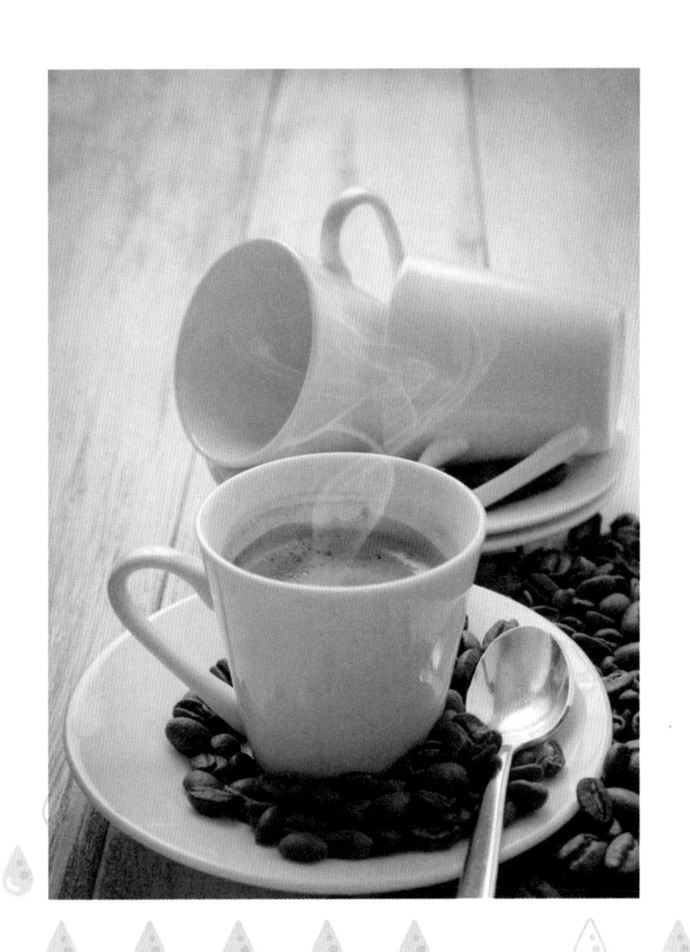

忌 工作姿勢一成不變

每天坐在辦公室，身體消耗的熱量較少，不利於糖尿病患者控制肥胖，穩定血糖。因此，上班族糖尿病患者忌在辦公桌前久坐不動，最好每隔一段時間，就變換一下工作姿勢，比如坐久了可以站著看會兒電腦，或將椅墊放在地上，跪著用電腦打字，還可以起來活動一下，做一些小運動，如聳肩、下蹲、伸展運動等。可別小看這些小動作，若能夠每天堅持，則可多消耗很多熱量，能有效預防腹部或腿部脂肪的堆積，有利於血糖的控制。

忌 蹺起二郎腿歪向扶手

在辦公室坐的時間過長，很有可能無意識地就蹺起了二郎腿，或歪向一邊的椅子扶手。上班族糖尿病患者應儘量避免這種坐姿，因為上半身的重量都集中在一條腿上，會阻礙腿部的血液流動與循環，時間久了會造成脊柱變形，背部僵硬，導致腰椎間盤突出。正確坐姿是，雙腳平放在地面上，使大腿與地面平行，並使背部緊靠椅背，保持傾斜 120° 左右。對久坐的糖尿病患者來說，可手動調整的高背椅是不錯的選擇。

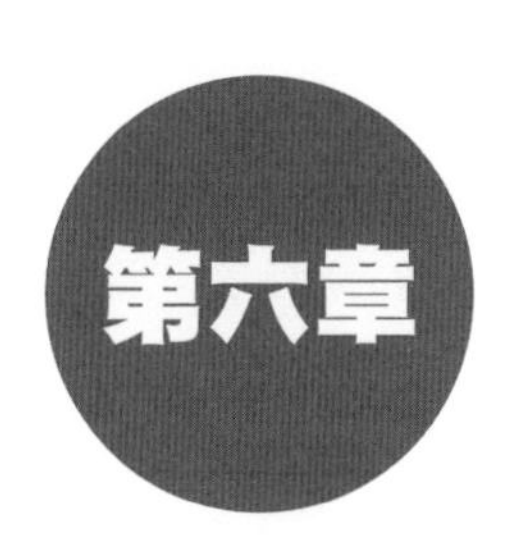

糖尿病患者心理調養

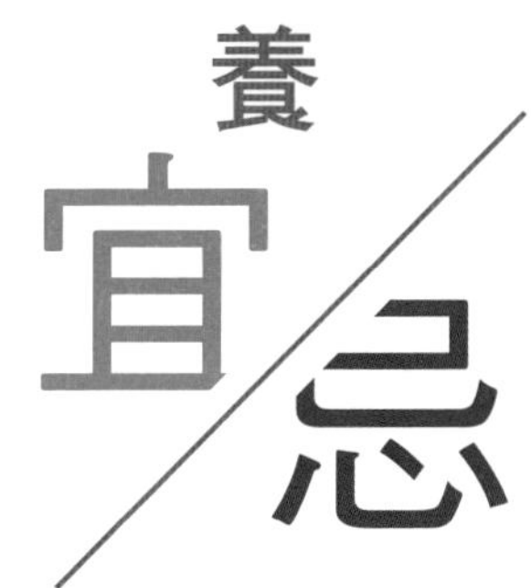

無論何種疾病，一旦患者的心理壓力過大，負面情緒過多，都不利於病情的控制和穩定。對於糖尿病患者來說，好心態是降糖的「好幫手」，它可以刺激胰島素分泌，從而保證血糖穩定，身體健康。因此，糖尿病患者在積極配合治療的同時，還要調節好自己的心理狀態。

被確診為患有糖尿病後 宜 勇敢面對

一個人被確診為患有糖尿病後，這無疑會給他的心理帶來很大的壓力，同時也會給他的生活、工作帶來很多不便。糖尿病雖然是一種終身性疾病，但它並不是死刑判決，糖尿病及其併發症都是可以控制的。因此，如果被確診為患有糖尿病，患者應該調整好自己的心態，勇敢地面對疾病，與醫生積極配合，嚴格從飲食、運動、服藥、監測等各方面管理好自己，這樣才能控制好病情，保證良好的生活質量。

宜 坦然接受患病事實

很多患者在得知自己患有糖尿病時，都不願意接受這個事實，或者否認病情的嚴重程度，拒絕吃藥，不接受治療，甚至對糖尿病的相關事情產生敵對和反感的心理。這種負面的心理如果不能及時得到疏導，勢必會影響患者進入就醫角色，不利於血糖控制，導致病情加重。因此，糖尿病患者要坦然接受自己患病的事實，科學地認識和正確對待疾病。

宜 建立抗病的信心和決心

治療糖尿病，在很大程度上取決於患者自身的態度。在疾病治療的過程中，無論遇到什麼挫折、困難，糖尿病患者都要有信心，對醫院、醫生有信心，更要對自己的治療

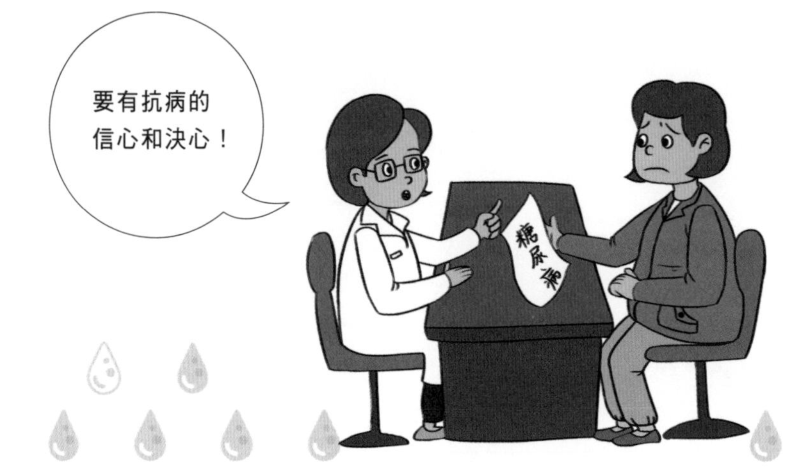

方案有信心。只有這樣，應對疾病才能更加游刃有餘。另外，還要有決心，對於再困難的事情，一旦下定決心去做，往往就會變得簡單起來，糖尿病的治療也不例外。只有下定了決心，才能勇敢地面對疾病，戰勝病魔。

宜 建立應對疾病的恆心

有些糖尿病患者在治療後，取得了較好的效果，血糖得到了控制，於是就認為可以放鬆了，不再堅持每天吃藥，飲食上也不再重視，起居上也隨意了；結果導致血糖再次升高了，病情惡化。有些患者經過長期的治療，發現病情只得到了較小的緩解，便認為再繼續治療下去也不會有好的效果，於是就放棄了。要知道，治療糖尿病是一場長久戰役，患者應該建立長期應對疾病的恆心，腳踏實地、堅持不懈地治療，並依據血糖及時調整治療方案，這樣才能穩定病情，最大限度地減少糖尿病對身體的傷害。

宜 經常與醫護人員交流

糖尿病是一種慢性疾病，日常生活的調理、併發症的防治及治療觀念的更新都需要患者不斷去學習。為了更好地瞭解病情，使病情得到合理的控制，糖尿病患者應經常與專科醫護人員交流。這樣不僅可以不斷獲得控制糖尿病病情的新方法和新知識，還能將自己的病情及時反饋給醫護人員，以便對治療方案的實施情況做出正確評價，並及時、恰當地調整治療方案。

宜 和其他患者交流心得

在生活中，很多糖尿病患者覺得自己得了這個病很沒面子，於是就羞於啟齒，迴避談論自己的病情，甚至不承認自己患了糖尿病，其實這樣的心理對糖尿病的控制是很不利的。患者應該毫無顧忌地敞開心扉，多和身邊的其他糖尿病患者交流心得，比如在飲食、鍛煉等方面的好經驗、方法等，還可以互相關心和慰問，互相監督血糖控制情況，以積極的心態共同抵抗糖尿病。

宜 開展家庭心理治療

糖尿病的發生、發展與預後均與患者的精神因素密切相關，尤其是患病之後，患者的心理狀態會相應地發生變化，並存在著不同程度的恐懼、焦慮、不安，甚至絕望的心理。所以，在這種情況下，單靠藥物治療往往效果不理想，必須開展家庭心理治療；即家人或親朋好友對患者進行開導、勸慰、說服和鼓勵，通過語言及其他的形式來影響患者的情緒，使其能增強戰勝疾病的信心，積極地配合治療，使病情得以改善。

宜 培養良好的心境

糖尿病是慢性內分泌代謝性疾病。科學研究發現，心境、精神刺激、思想負擔等心理活動，可以影響人體生理機能，尤其對內分泌、新陳代謝的影響很大。良好的心境則有益於調節腦細胞的興奮和血液循環，進而保證胰島素的正常分泌，有利於糖尿病的治療和康復。因此，糖尿病患者宜培養良好的心境。

糖尿病患者 宜 知足常樂

當今社會，有些人被各種各樣的慾望充斥著，心浮氣躁，有些人受慾望的誘惑不惜以自己的健康為代價。對於糖尿病患者來說，不管什麼時候都應該把自己的健康放在第一位，不要為了滿足多吃幾口美食，而不顧病情，損壞了自己身體健康，這是得不償失的。糖尿病患者要學會知足常樂，滿足於現有的，然後力所能及地去追求更好的生活。

糖尿病患者 宜 避免憤怒

血糖的調節不僅與內分泌有關，還直接與精神因素有關。特別是當人生氣、發怒時，交感神經會促使腎上腺素分泌增加，間接抑制胰島素分泌，使血糖直線上升。健康的人在憤怒過後，其胰島素的分泌能迅速恢復正常，使上升的血糖降下來；但糖尿病患者一般很難在短時間內分泌出足量的胰島素，因此血糖就會維持在較高的水平，甚至常規降糖藥也無法使其降至正常，容易加重病情。另外，憤怒的情緒還令機體的免疫功能下降，會降低糖尿病患者的免疫力，易誘發其他病情。

糖尿病患者 宜 避免生悶氣

生活中，有的人愛生悶氣，尤其是性格內向的人，遇到困難或者不順心的事，常常鬱積於心，苦惱歎息，不肯向人吐露，於是就陷於焦慮、苦悶之中而不能自拔。生悶氣對於身心健康很不利，對糖尿病來説簡直就是天敵，即使在病情穩定時期，患者突然生悶氣也很有可能導致糖尿病病情的加重。因此，糖尿病患者要避免生悶氣，生氣時可以選擇適當的途徑發洩出去。

糖尿病患者宜避免情緒浮躁

情緒不穩定的患者，其血液中的腎上腺素含量較高，易引起血糖升高，同時也會使血小板功能亢進，造成小血管栓塞，從而誘發各種併發症。同時，情緒波動還會引起交感神經興奮，促使肝臟中的糖原釋放並進入血液，從而使血糖水平升高，導致糖尿病患者病情加重或降低治療效果。因此，糖尿病患者必須學會控制情緒，注意保持情緒穩定。

糖尿病患者宜避免精神緊張

科學研究表明，精神緊張會導致體內拮抗胰島素作用的激素分泌增加，使血糖升高，而血糖的升高會使糖尿病失控，病情加重。即便只是短暫的、輕度的精神緊張，對糖尿病患者來説，其產生的影響也遠比正常人要嚴重得多。因此，糖尿病患者宜避免精神緊張，在心情緊張或工作勞累時，不妨放鬆一下自己，可以關門獨處片刻，什麼也不做，還可欣賞一曲美妙的樂曲，讓自己的心情跟著優美的旋律翩翩起舞。

消除恐慌宜用心理暗示

恐病症的原因往往是因得知糖尿病不能根治、會帶來許多併發症、吃東西不能隨心所欲等，而背上了沉重的心理包袱。恐病症是一種心理性疾患，是消極自我暗示的結果。所以患者首先正確地看待疾病、認識疾病，解除精神枷鎖和心理上的羈絆，然後保持樂觀的情緒、加強體育鍛煉、增強體質，給自己積極的自我暗示，相信自己只要積極治療，就能很好地控制病情，慢慢從恐病症的陰影中解脱出來。

糖尿病患者宜多學習少焦慮

一般來講，糖尿病的知識缺乏或治療不當，都會引起糖尿病患者的焦慮，從而影響病情。因此，糖尿病患者平時應更多地瞭解糖尿病知識，讓自己少一些焦慮，保持一份好心態，與病魔作鬥爭。糖尿病患者可以通過聽講座和專家諮詢、訂報刊、瀏覽專業網站等多渠道學習，掌握必要的糖尿病知識；可以多閱讀一些關於糖尿病的醫療保健類書籍，通過閱讀並結合自己的實際情況進行分析，掌握有關知識，如飲食、運動和藥物治療等。

糖尿病患者宜預防抑鬱

糖尿病併發抑鬱症是十分有害的，可引起人體交感神經活動增強，兒茶酚胺過量分泌，以及脂類代謝紊亂等，從而使血糖升高，加速併發症的發生。反過來，如果血糖控制不佳，病情加重，又會導致患者精神痛苦，同樣又會加重患者的抑鬱狀況。因此，糖尿病患者要特別注意預防抑鬱症，在生活中要學會以樂觀、積極的態度對待生活；平時多參加一些社交活動；瞭解糖尿病及併發症的基本常識及應對措施；多參加一些體育運動，等等。

糖尿病患者宜學會轉移注意力

有些糖尿病患者在知道自己得病之後，精神特別緊張，每天總想著自己的病，害怕病情加重，擔心治不好怎麼辦，或者稍有不適，就懷疑自己患了嚴重的併發症。總之，整日胡思亂想，陷入苦惱和憂愁之中。這不僅嚴重影響正常的工作、學習，而且也不利於疾病的控制，還容易使病情加重。其實，這類糖尿病患者應該多轉移一下自己對疾病的注意力，多做一些自己感興趣的事情，讓自己的心情好起來，才更有利於疾病的控制。

宜培養廣泛的興趣愛好

研究發現，豐富多彩的生活對穩定糖尿病病情、預防併發症、理想地控制血糖非常有好處。所以，在日常生活中，糖尿病患者應努力培養一些有益的興趣愛好，比如攝影、彈琴、下棋、聽音樂、書法、繪畫、養花、刺繡等。這些興趣愛好能使患者更加熱愛生活，消除其對疾病的緊張與恐懼，使患者精神愉快、心情舒暢，從而調整好患糖尿病後的心理狀態，以便更好地控制病情。

糖尿病患者宜多聽音樂

音樂作為一門歷史悠久的藝術，能夠給人帶來美妙的享受。研究還發現，音樂可以使人體分泌一種生理活性物質，調節血液循環和神經功能，讓人富有活力，精神煥發。音樂還能促進消化道活動，影響心臟血管系統，使血脈暢通，加速排除體內廢物，有助於疾病的恢復。對於糖尿病患者來説，音樂還可以有效地表達情感，鼓舞意志，使患者樹立起與病魔作鬥爭的信心。因此，在日常生活中，糖尿病患者不妨多聽聽優美的音樂。

糖尿病患者宜笑口常開

俗話説：「笑一笑，十年少；愁一愁，白了頭。」最新科學研究發現，愉快的心情對血糖有很好的調節作用。因此，糖尿病患者日常不妨多笑笑，開懷的笑能帶來的肌肉運動和神經內分泌水平的改變，能防止血糖水平升高。糖尿病患者可以通過看喜劇或笑話來釋放自己的笑聲，也可以每天對著鏡子練習一下微笑。這樣，患者心情也會慢慢變好。

宜經常和朋友聊聊天

有的患者在得了糖尿病後，覺得只有自己才能真正體驗患病的感受，而別人沒法真正理解自己；於是，各種痛苦都自己默默承受，心裡的苦悶、煩惱從來不和別人講。其實，這樣很容易導致心理疾病，對控制血糖是十分不利的。糖尿病患者宜經常和朋友聊聊天，向樂觀的朋友或親人説説自己的苦衷、煩惱，從朋友的開導、勸告、安慰中得到力量和支持，從而消除不良情緒，穩定病情。

宜多參加娛樂活動

有些患者自從知道自己患病後，認為自己就是一個病人了，擔心別人對自己另眼相看，於是就不願意讓周圍的人知道自己得病的事實，也就不願意與人交往。其實，糖尿病患者應該多與人交流，多參加有益的活動。比如約朋友打打球，參加一些有益的比賽，或者和朋友一起外出爬爬山等，這都有利於患者解除對疾病的緊張與煩惱，有利於血糖的控制。

宜 常從事園藝活動

園藝活動，就是對蔬菜、花卉、樹木等植物進行栽培管理。國外曾有人就園藝勞作對降糖的作用進行過研究，發現經常進行園藝適度勞作的糖尿病患者的血糖水平與其他糖尿病患者相比更易得到控制。因為充足的陽光和清新的空氣會讓人感到生氣勃勃、精神煥發，綠色和花香也會給人帶來愉悦的心情，可以陶冶性情，從而促進患者增強信心，使疾病好轉。

糖尿病患者 宜 練書畫

有人將經常練習書畫者與初學書畫者進行對照觀察，結果兩組血糖均有不同程度的下降，但經常練習書畫者的降糖程度明顯優於初學書畫者。經常練習書畫具有降糖作用，主要是因為練習書畫可以調節情緒、疏肝理氣、平肝潛陽。當患者揮毫之時或潛心欣賞書畫時，雜念逐漸被排除，因而可以使鬱結的肝氣得以疏解，上升的血糖得以降低。需要注意的是，每次練習書畫時間不宜過長，以 30~60 分鐘為宜。

宜 美容化妝打扮自己

有些糖尿病患者在得知自己患上糖尿病後容易恐懼焦慮、悲觀沮喪、喪失對生活的熱情和信心，於是無心去關注自己的容顏，也懶得打理自己的穿著。如果患者能樹立戰勝疾病的信心，適當對自己進行一下修飾和打扮，則可以緩解壓力，調節心情。因為恰到好處地化妝打扮自己，會使中老年人覺得自己還年輕，青年人會覺得自己更青春、更漂亮。這種自我陶醉的心理體驗可產生良好的情緒，使患者忘了自己是個「病人」，對糖尿病病情的控制十分有益。

宜 建立和諧的人際關係

科學研究表明，加強人際往來，多交朋友，與人保持融洽的關係，互敬互助，對糖尿病患者的心理保健十分有益。在生活中，患者最好避免與他人發生矛盾衝突，當與人意見不一致時，應該心平氣和，擺事實，講道理，客觀地分析和協商以求得一致，不可因意見不一致而造成人際關係的衝突。對於不能統一意見的問題，宜求同存異，相互理解，這樣才能構建和諧的人際關係。

糖尿病患者宜學會自我安慰

糖尿病是一種長期性疾病，患者難免會感到煩惱、心情沮喪，對生活喪失信心，這對病情的控制是非常不利的。這時，糖尿病患者宜懂得自我安慰，比如想一想其他長期患病、生活不能自理的人，或者身患重病，甚至身患絕症的人，與他們相比，只要調整好生活方式，遵醫囑服藥，就可以控制糖尿病病情。患者還可以這樣想：幸好病情發現得早，沒有對身體產生大的傷害。患者還可以換多個角度考慮問題，安慰自己，那麼心理上的壓力就會減輕許多。

夏季宜防情緒中暑

在炎熱的夏季，特別是在長時間高溫氣候下，不少人變得急躁易怒、心煩意亂，這就是情緒中暑。情緒中暑容易造成心肌缺血、心律失常、血壓升高，嚴重時甚至發生猝死。所以，糖尿病患者在夏季宜防情緒中暑，注意靜心養生，越是天熱，越要心靜。遇事戒躁戒怒、心平氣和；根據天氣炎熱和晝長夜短的特點，及時調整和安排好自己的生活；注意起居有常。這些做法都有利於患者調整心態，防止情緒中暑。

秋季宜注意精神調治

秋季，風吹落葉，萬物開始蕭條，常使人觸景生情，尤其是老年人易引起垂暮之感。如再遇上不順心的事，極易誘發患者的消沉心緒，從而影響血糖的穩定。臨床發現，秋冬季節也是抑鬱症和精神分裂症等心理疾病的高發季節。為此，糖尿病患者在秋季應該注意調節精神，培養樂觀情緒，平時多參加有益的娛樂活動，或者參加一些有益而力所能及的社會活動，振奮精神，走出淒涼低落的心境。

宜克服麻痹思想

有些糖尿病患者在剛知道自己有糖尿病後，非常小心謹慎，能按照醫生的要求，做到控制飲食，按時服藥，定期監測。但時間長了，就逐漸對自己的病麻痹大意了，飲食上想吃什麼就吃什麼，服藥、監測也不按要求做了，一切都放鬆了。其實，這樣做不但會使控制好的血糖回升，還會加快併發症的發生。因此，糖尿病患者一定要克服對慢性病的麻痹思想，永遠保持對疾病的重視態度。

宜 克服「怕麻煩」心理

有的患者患病時間長了，覺得每天都要注意定時定量地吃飯，加強運動，按時服藥，還要監測尿糖、血糖，真是太麻煩了；於是就不堅持去做了，結果導致血糖的波動或升高。有這類心理的患者不妨想一想，如果怕麻煩不堅持做，血糖就可能會升高，進而出現併發症，嚴重危害身體健康。與這些後果比起來，那些「麻煩事」又算得了什麼呢？其實，只要堅持下去慢慢養成習慣，也就不會覺得麻煩了，血糖也會比較穩定。

宜 克服用胰島素的心理障礙

有些糖尿病患者拒絕使用胰島素治療，尤其年輕的上班族患者，會覺得在別人面前注射胰島素很難為情，也害怕引起別人誤解。事實上，我們每個人都需要胰島素，只不過糖尿病患者體內胰島素分泌不足，需要外源性補充。作為患者，首先要瞭解胰島素治療的益處，並積極配合治療，讓自己能從心理上克服胰島素的使用障礙，這樣就不會在意別人的想法，注射胰島素時也就不會緊張了。

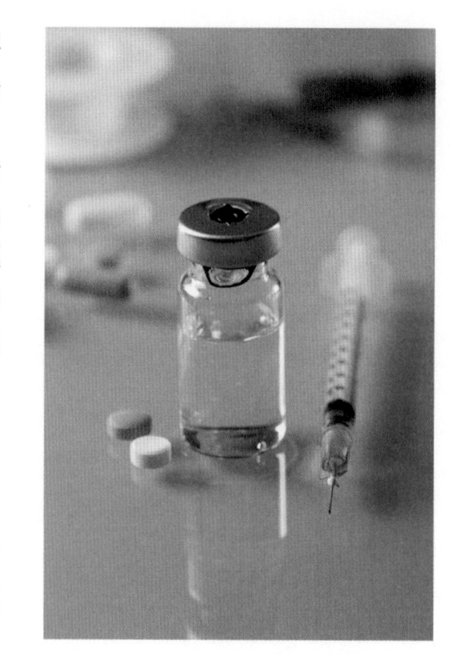

糖尿病患者 宜 豁達寬容

對於糖尿病患者來説，保持良好的心態是非常重要的。雖然糖尿病患者是病人，有時需要別人照顧，但絕不能成為別人遷就自己的理由。糖尿病患者更應該擁有廣闊的胸襟，更加豁達寬容、大度些，在日常生活中，凡事不要斤斤計較，不要為一得一失而情緒激動，力求忌怒、戒憤、避憂，從而使自己擁有平穩的心態和健康的情緒，以便更好地控制血糖，穩定病情。

忌 把自己當特殊病人

有些糖尿病患者習慣於把自己看成一個與眾不同的病人，於是處處體現出自己是一個「病人」，很樂於看病住院，以便使自己得到多方面的專業照顧，家人也會給予加倍關懷。有些人慢慢習慣於這種模式，於是表現得比平常更脆弱，總希望得到別人的關注、同情和理解，以自我為中心，容易因為醫生或家人的一句話而產生情緒波動。這種把自己當成特殊病人的心理，容易使患者的心理和生理機能更加脆弱，不利於控制血糖。所以，患者要正確認識病情，正確看待自己。

糖尿病患者 忌 忽視心理問題

有些患者因為覺得自己得的是糖尿病，而不是精神病；所以就排斥心理治療，認為只要把血糖控制好了即可，心理問題無所謂。但是，如果不能及時、適當地調整、疏導心理問題，就可能會發展為心理障礙，從而嚴重影響糖尿病患者的病情和生活質量。血糖控制得好壞會直接影響疾病的情況以及併發症的發生，所以不管是身體治療還是心理問題，都應該引起重視。

糖尿病患者 忌 隱瞞病情

有些患者在得知自己患了糖尿病後，不願意讓朋友、同事或者老闆知道自己是個病人，擔心他們知道後會影響日後的發展，因此就刻意隱瞞病情。結果，由於心理壓力、休息不夠，反而會加重病情。因此，糖尿病患者最好不要隱瞞病情，而應讓周圍的人知道自己患有糖尿病，這樣在生活上會得到更多的關懷、幫助，在工作上得到適當的安排和必要的照顧。另外，當發生低血糖或其他意外時，也能得到及時的救治。

糖尿病患者 忌 病急亂投醫

有些患者在被確診為患有糖尿病後，因擔心自己病情嚴重，於是就治病心切，胡亂投醫，不加選擇地嘗試各種治療方法，尤其是一些過分宣傳的方法。結果，不但蒙受了經濟損失，還延誤了正確的治療，使病情加重。因此，糖尿病患者切忌病急亂投醫，尤其是不能盲目服藥，更不要輕信一些小廣告中的信息，最好在專業醫生的指導下選擇正規的治療方法。

糖尿病患者忌 盲目樂觀

在現實生活中，很多糖尿病患者對自己的疾病缺少正確的認識，過於樂觀。他們覺得糖尿病不痛不癢，血糖雖高，但不影響正常的生活和工作，認為其對健康的危害並不大。因此，飯照多吃、酒照喝、煙照抽。殊不知，血糖水平保持在一定範圍內，才能保證各臟器功能正常運行，長期高血糖會導致心、腦、腎等器官的嚴重併發症，甚至危及生命。因此，糖尿病患者對待疾病不可過於樂觀，思想上要重視起來，積極調整生活方式，進行藥物治療。

糖尿病患者忌 滿不在乎

有些輕度的糖尿病患者被查出患有糖尿病後，因症狀較輕或無症狀，常常不以為然，不認為糖尿病會對自己的身體和生活造成影響。有的患者還認為自己沒有必要服藥，血糖升高也不會有什麼大礙，可事實並非如此。如果在患了糖尿病後不採取相應的治療措施，糖尿病的危險升級不僅對身體的危害大，而且治療起來也更加困難。因此，糖尿病患者一定要對疾病重視起來，積極地配合治療，才有利於控制病情。

糖尿病患者忌 否認事實

有些糖尿病患者在被確診為患有糖尿病後，不相信或不願意承認自己患病，產生了否認的情緒。但這種自我欺騙產生的抵觸心理，會影響正常的治療，不利於控制血糖，容易延誤或加重病情，對身體造成更大的傷害。因此，糖尿病患者應正視自己患病的事實，積極地接受治療，這樣才更有利於血糖的控制。

糖尿病患者忌 過分擔心遺傳

糖尿病是一種遺傳性疾病，因此不少患者在患病後會擔心遺傳給下一代子女，於是整日惶恐不安。雖然糖尿病患者的直系親屬患糖尿病的概率比普通人高，但並不意味著子女就會患上糖尿病。其實，糖尿病遺傳概率並不大，如果父母都有糖尿病，其下一代患病的概率僅為 6% 以下；如果父母中只有一人患有糖尿病，其子女患糖尿病的概率會更小。所以，糖尿病患者不必過於恐慌，而應幫助下一代養成良好的生活習慣，並定期監測血糖，以預防子女患上糖尿病。

糖尿病患者忌自責自罪

糖尿病是一種慢性疾病，需要終生治療。很多患者在患病後，覺得自己以後不僅不能照顧家庭，反而需要家人多方面地照顧自己，並且長年治療又需要大量金錢，可能會給家庭帶來經濟上的負擔；因此就產生了自責內疚的心理，不願連累家裡人。其實，糖尿病患者應該樹立科學的觀念：糖尿病雖不能根治，但通過控制飲食，堅持運動，規律用藥，保持良好的心理狀態，就可以很好地控制病情，患者也能像健康人一樣工作、學習和生活。

糖尿病患者忌壓抑情緒

有些糖尿病患者總是刻意壓抑自己的情緒，認為能克制情緒、不隨便發脾氣就是調節好心理的體現。其實，強力壓抑自己的情緒，不將負面的情緒宣洩出來，也容易產生心理問題，影響身體的康復。並且壓抑自己的情緒，還會刺激血管緊張素分泌，易引起血壓升高，增加心血管疾病的風險。所以，糖尿病患者不要刻意壓抑自己的情緒，宜在不傷害他人的前提下，學會用積極的方式釋放心中的怒火，同時在生活中還要學會避免讓自己經常生氣。

糖尿病患者忌抑制哭泣

人們通常認為哭是脆弱的表現，尤其是男兒有淚不輕彈。其實，哭是一種正常的生理現象，是一種情感的表達，對身心健康是有益的。因為哭不僅可以把體內產生的毒素通過淚水排出去，哭還可以把心中的不良情緒儘快地發洩出去，從而儘快恢復心理平衡。這對糖尿病患者保持血糖穩定極為有益，並能防止許多併發症的發生。所以，糖尿病患者如果心裡不痛快，不必壓抑自己的情緒，大哭一場對其健康更有益。

糖尿病患者忌情緒沮喪

得了糖尿病後，不僅不能隨便吃喝，而且天天得服藥打針上醫院，還時常擔憂病情是否會加重。於是，有些糖尿病人在患病後會很沮喪，覺得別人都比自己強，看不到生活的希望，因此不積極地配合醫生治療。其實，沮喪對身體是沒有益處的，嚴重時會患上憂鬱症。因此，糖尿病患者要避免沮喪的心理，首先從心理上戰勝疾病，正確面對，積極治療就會發現糖尿病其實並不可怕。

糖尿病患者 忌 消極應對

在得知患了糖尿病後，過分擔憂和毫不在乎都是不對的。現實生活中，有的患者在得知自己患病後，往往採取一種漠不關心、不檢查、聽之任之的消極態度，認為自己的病也就這樣了，反正也治不好了。無論是什麼原因，只要患者對糖尿病產生了消極的看法，不去積極配合醫生接受治療，就勢必會使病情越來越嚴重。因此，糖尿病患者應積極接受治療，千萬不可諱疾忌醫。

糖尿病患者 忌 焦慮不安

有些患者對糖尿病這種慢性病缺乏正確的認識，對其治療也缺乏耐心，總是想方設法地尋找「神醫」，尋找治病的捷徑，希望吃一些「神丹妙藥」就能藥到病除，很快把糖尿病治癒。但經治療一段時間後，若藥效不理想，或病情有反復，或出現併發症，則心煩不安、夜不能寐，甚至焦慮煩亂，這更加不利於疾病的治療。

糖尿病患者 忌 悲觀厭世

有些糖尿病患者的病程比較長，併發症也比較多，雖然治療了很長時間，花了不少錢，但病情卻沒有得到很好的控制，於是就產生了悲觀厭世的心理，認為自己無藥可醫，所以經常唉聲歎氣、愁容滿面、自暴自棄，不願配合治療，甚至還會出現自殺的傾向。這種心理不利於病情的穩定，還會誘發一些併發症。因此，糖尿病患者要克服悲觀厭世的心理，樹立正確的人生觀，增強戰勝病魔的信心。

糖尿病患者 忌 怨天尤人

有些糖尿病患者在經歷了長時間的治療後，就沒有耐心了，開始怨天尤人，尤其是在瞭解到自己的糖尿病與遺傳相關時，便抱怨父母怎麼偏偏把病「傳」給了自己，常常抱怨「老天真不公平，讓我得到這麼個倒霉病」。要知道，這樣沉重的心理負擔，不但對控糖無益，降低治療的積極性，反而加重了病情。

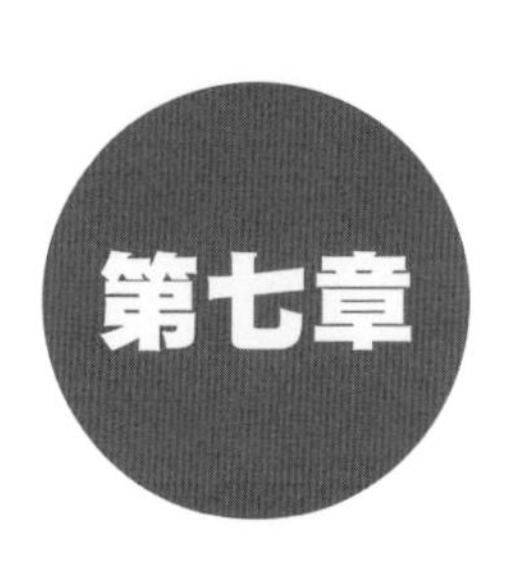

第七章

糖尿病患者診療用藥宜/忌

糖尿病是一種終生疾病，一旦確診則需長期服藥和觀察病情。糖尿病患者在平時要時刻關注自己的血糖水平和身體反應，一旦發現異常要及時採取應對措施，調整用藥時間或劑量。牢記一些診療和用藥的細節，能有效地控制血糖，穩定病情。

宜 在家科學檢測血糖

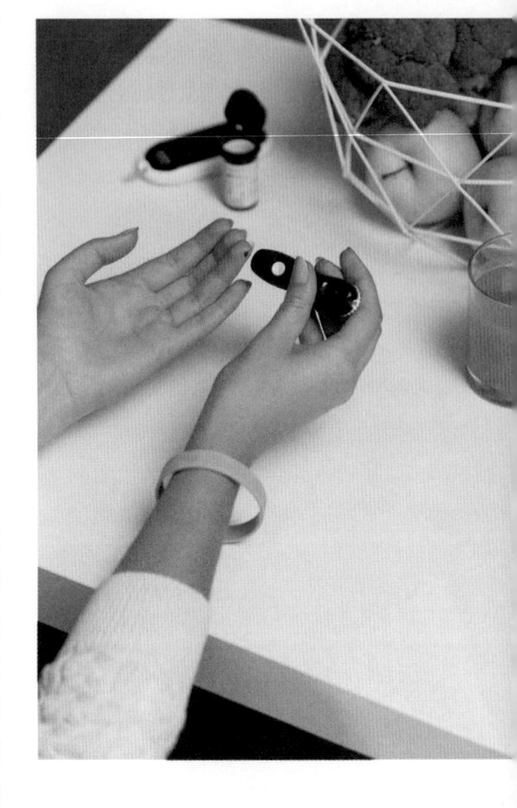

糖尿病患者應密切監測血糖水平，以便及時瞭解和掌握病情，維持血糖的穩定。一般來說，要實現科學檢測血糖，配備一台方便使用、操作簡單的血糖檢測儀是必不可少的，同時採血過程中要注意細節的把握，消毒的酒精不宜過多，採血量也不能過多或過少。此外，糖尿病患者在家使用血糖儀自測血糖的時候，要有足夠的耐心，在不斷實踐中提高自己的熟練程度，以提高檢測結果的準確性。

宜 學會正確使用血糖儀

糖尿病患者在使用血糖儀自測血糖時，要注意一些細節：有條碼的血糖儀測試前要調試儀器，當血糖儀顯示的代碼與試紙條包裝盒上的代碼一致時，才可以進行檢測；取出血糖儀試紙後要馬上蓋好桶蓋，以免試紙長時間接觸空氣受潮；血糖儀、採血筆、採血針等最好放在乾淨的桌面上，儘量避開電視、手機、微波爐等電子設備，以防止干擾；在插取試紙的過程中，要避免用手指捏拿吸血口和插頭部位，以免手指溫度影響檢測結果。

宜 瞭解空腹血糖檢查

空腹血糖檢查是診斷糖尿病常用的基本方法之一，是指在隔夜空腹（至少禁食8~10 個小時，飲水除外）後，早餐前進行採血檢查血糖值，這個血糖值直接反映了胰島 β 細胞的功能，是機體分泌胰島素能力的直接體現。一般正常人的空腹血糖值為 3.89~6.1 毫摩爾 / 升，若空腹血糖值在 6.1 毫摩爾 / 升 ~7.0 毫摩爾 / 升，則為空腹血糖受損；若連續兩次空腹血糖大於等於 7.0 毫摩爾 / 升，則可確診糖尿病。

宜 注意空腹血糖檢查細節

糖尿病患者在檢查空腹血糖時，有一些細節需要注意：檢查空腹血糖前不要擅自停藥，以免引起血糖波動或使病情加重；檢查的前一天不要過分節食，以免檢查結果失真，不能準確反映病情，並且抽血前要避免劇烈運動或喝刺激性飲料；不要在注射胰島素後去醫院空腹抽血，以免進餐間隔時間過長引起低血糖反應；無法確定醫院具體抽血時間的患者，可以在進餐 2 小時後檢測餐後血糖。

宜 瞭解餐後血糖檢查

餐後血糖的檢測一般在進餐 2 小時（從吃第一口開始算起）後進行。餐後 2 小時血糖值低於 7.8 毫摩爾 / 升為正常，餐後 2 小時血糖值在 7.8~11.1 毫摩爾 / 升即可診斷為糖耐量異常。如果餐後 2 小時血糖值大於 11.1 毫摩爾 / 升，則基本可以診斷為糖尿病。餐後 2 小時血糖值對於糖尿病的治療和觀察都有較高的指導意義，是糖尿病患者檢查常規項目。

宜 知道尿糖檢查

一般來說，當血液中葡萄糖的濃度超過腎糖閾（可引起尿糖陽性的最低血糖值）值時，多餘的糖分經腎小球濾出後就不會被腎小管重吸收和利用，從而導致尿糖過高。因此，尿糖檢查也是評估糖尿病控制情況的一種重要方法。目前，尿糖的檢查多用試紙法，即試紙顯色則表示尿糖陽性，反之不顯色則為尿糖陰性。不過有部分人可能會因為內分泌紊亂、腎糖閾降低、餐後血糖迅速升高等情況出現尿糖假陽性反應，檢查時要加以注意。

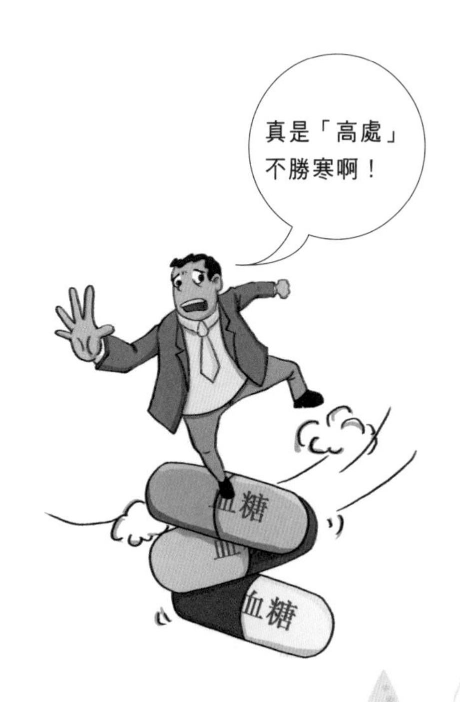

宜 正確使用尿糖試紙

尿糖檢測有快速、方便、價廉的優點，越來越多的糖尿病患者在日常生活中開始採用尿糖試紙來監控自己的病情。在使用尿糖試紙檢測糖尿時，要注意幾個細節：尿液最好隨排隨測，容器也要保持清潔；最好在取出試紙後 1 分鐘內讀取結果，並選擇在光線充足的地方觀察結果；試紙要防曬、防潮，保存於陰涼、乾燥處；避免使用過期的試紙，以免影響檢測結果；在檢測尿糖的同時還需要定期測血糖，以更好地掌控病情。

宜 瞭解葡萄糖耐量試驗

葡萄糖耐量試驗是檢驗人體葡萄糖耐受能力的一種方法，是目前公認的診斷糖尿病的金新標準。通過對疑似糖尿病患者進行糖耐量試驗，可以瞭解患者胰島 β 細胞功能和機體調節血糖的能力，以此來確診患者是不是患了糖尿病。葡萄糖耐量試驗的操作方法是：讓病人口服 75 克葡萄糖，然後間隔一定時間後測定血糖，觀察給糖前後血糖值的變化，從而判斷出患者的葡萄糖耐受能力，瞭解患者胰島 β 細胞功能狀態，確定病情。

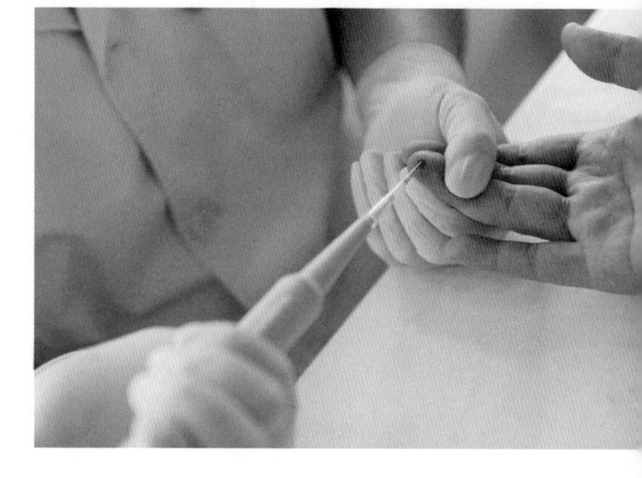

宜 注意葡萄糖耐量試驗細節

疑似糖尿病患者在進行糖耐量試驗的時候，需要注意的是：試驗前 3 天可正常飲食，同時碳水化合物的攝入量不得少於 200 克；腸胃功能正常者，試驗前須禁食 10 個小時，並戒煙；試驗前不宜劇烈運動；試驗最好在上午進行，並要排除藥物（避孕藥、利尿劑等）以及應激狀態的影響；試驗前應停用胰島素或腎上腺皮質激素；試驗當日要保證充分的休息，同時留尿標本。

宜 知道什麼是血胰島素檢查

血胰島素檢查常與糖耐量試驗同時進行。正常情況下，餐後胰島素水平應比空腹時高出 4~5 倍，如果患者的胰島素水平明顯降低，則是胰島素絕對缺乏；如果胰島素沒有明顯減少，但血糖值仍很高，則是胰島素相對缺乏。一般來説，1 型糖尿病多是胰島素絕對缺乏，而胰島素相對缺乏常見於 2 型糖尿病。

宜 知道什麼是 C 肽檢查

當糖尿病患者在進行胰島素治療時，血胰島素的檢查會受到外源胰島素注射的影響，從而不能準確反映出機體產生胰島素的能力。此時，就需要通過 C 肽檢查來評估機體自身產生胰島素的量。C 肽檢查能擺脱外來胰島素的影響，其測定方法與血胰島素檢查一樣，並且在正常情況下也是餐後水平比空腹高 4~5 倍。

宜 瞭解糖化血紅蛋白檢查

血糖即血液中的葡萄糖含量，糖化血紅蛋白是血糖和血紅蛋白結合的產物，與血糖濃度成正比，並可保持 120 天左右。一般來説，血糖檢查反映的僅僅是即刻血液中的葡萄糖水平，而糖化血紅蛋白反映的是患者近 8~12 周的血糖控制情況，並且與抽血時間、空腹與否以及是否使用胰島素等關係都不大，是監測糖尿病、衡量糖尿病控制水平的「金標準」。一般若空腹血糖或餐後血糖控制得不好，則糖化血紅蛋白往往不達標。

宜 定期檢查胰島 β 細胞功能

糖尿病一般伴隨著胰島 β 細胞功能的損傷，若胰島 β 細胞功能越來越差，則降糖藥的效果也會越來越差。此時，若忽視了胰島 β 細胞功能的檢查，再一味大量服用降糖藥物，則還會起反作用，對病情不利。胰島 β 細胞的狀態是判斷糖尿病類型的重要指標，糖尿病患者宜定期檢測胰島 β 細胞功能，根據胰島 β 細胞的受損程度，及時調整用藥和治療方案，使患者得到個體化的治療，提高控制血糖的效率。

糖尿病患者宜查甲狀腺

糖尿病與甲狀腺疾病都是由自身免疫功能異常引起的疾病，兩者有密切的關聯。甲狀腺疾病並不是糖尿病併發症，但糖尿病患者罹患甲狀腺疾病的概率要比普通人高很多。糖尿病患者除伴有胰島素分泌異常外，甲狀腺激素水平也很可能存在異常，很容易患甲亢或甲減。因此，糖尿病患者最好定期做甲狀腺激素水平和甲狀腺超聲的檢查，以便及早發現甲狀腺疾病，及早治療。

宜知道什麼是尿酮體檢查

尿酮體是丙酮、乙醯乙酸和 β - 羥丁酸三種不同成分的總稱，這三種成分都是機體脂代謝的產物。正常情況下，人體內的尿酮體含量很少，用常規的方法基本上檢測不出來，但糖尿病患者往往會由於糖代謝異常，導致酮體這類酸性物質在體內堆積過多，特別是血糖水平很高時，若不注意定期檢查尿酮體，很容易造成酮症酸中毒。尿酮體儀器測定的結果一般用半定量的方式表達，以「+」表示，「+++」以上則是酮體強陽性反應，需要及時採取治療措施。

宜知道糖尿病血糖控制目標

糖尿病患者血糖控制目標值（毫摩爾 / 升）

	需要改進	良好	理想
空腹血糖	> 7.0	⩽7.0	4.4~6.1
餐後血糖	> 10.0	⩽10.0	4.4~8.0
糖化血紅蛋白（%）	> 7.5	6.5~7.5	< 6.5

宜瞭解糖尿病階梯治療法

一般來説，糖尿病的病程可分為遺傳易感期、糖耐量受損期、糖尿病期、糖尿病晚期四個階段。在前兩個階段，主要以從飲食、運動、生活方式等方面進行預防為主，當病程發展到了糖尿病期，則需要採用階梯治療法。第一步是在飲食、運動療法的同時配合使用胰島素增敏劑；第二步是將胰島素增敏劑與調節餐後血糖的藥物一起使用；

第三步是胰島素增敏劑、調節餐後血糖藥物與磺脲類降糖藥一起使用；第四步是口服藥和胰島素聯合治療。

數值不同降糖宜有側重

對糖尿病患者來説，每個人的糖化血紅蛋白值不一樣，降糖的側重點也就有所不同。一般來説，當糖化血紅蛋白在 6.5%~7.5% 時，餐後 2 小時血糖貢獻率大，宜著重控制餐後血糖；當糖化血紅蛋白在 7.5%~8.5% 時，餐後 2 小時與空腹血糖貢獻各佔 50%，宜同時進行餐後血糖和空腹血糖的控制；當糖化血紅蛋白高於 8.5% 時，空腹血糖貢獻率大，宜著重控制空腹血糖。總之，要想實現科學降糖，就應通過藥物、運動、飲食嚴格控制血糖，使血糖和糖化血紅蛋白值都達標。

糖尿病用藥宜謹遵醫囑

糖尿病是一種終身性疾病，需要終身治療，有些患者可能因為療效慢、治療期長，擅自改變自己的用藥或服用一些所謂的神藥、偏方，忽視了醫生的醫囑。這是非常不可取的做法，糖尿病患者一旦被確診，就一定要遵醫囑進行科學、規範的治療，不可擅自更改用藥的時間或劑量，一旦出現嘔吐、腹痛、嗜睡、昏迷等症狀，要及時就診，不然很容易給身體帶來傷害，引起不可逆轉的後果。

糖尿病患者宜按規律服藥

控制血糖的關鍵是要做到按時、按規律服藥。如果不能堅持準時、正規服藥，血糖水平就會忽高忽低，這對糖尿病的治療是非常不利的。最好的方法是制訂一個詳細的服藥時間表，養成良好的服藥習慣，並堅持每天在同一時間服藥。為了進一步減少藥物漏服的機會可以使用一種服藥標簽，按 1 周 7 天分別記錄並提前一周把每天應服的藥物相應地寫在格子裡，每服 1 次藥做 1 次記號，這樣就不易發生藥物漏服情況。

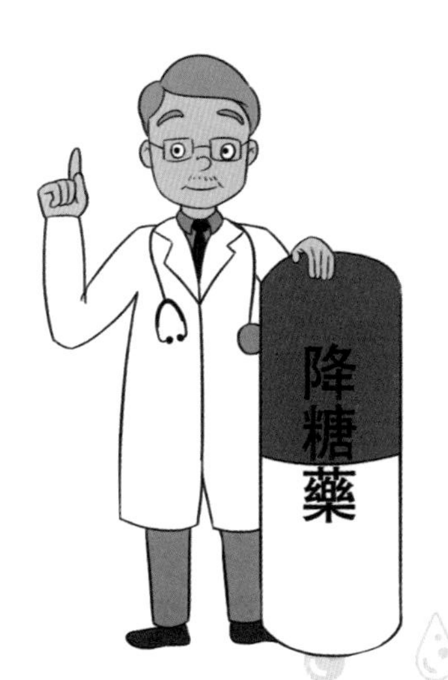

宜 個體化選擇降糖藥

目前，市面上可供選擇的降糖藥物種類很多；不過，糖尿病患者不可盲目選擇降糖藥物，一定要根據自身情況做出正確的選擇。一般來説，病情較重且併發症較多的患者，口服降糖藥的效果不是很理想，最好選擇胰島素治療；較肥胖的糖尿病患者宜使用雙胍類或糖苷酶抑制劑，消瘦者則宜優先考慮胰島素促分泌劑；兒童宜使用胰島素；年老者最好不要用長效、強力的降糖藥物，宜選用方便、溫和的降糖藥物。

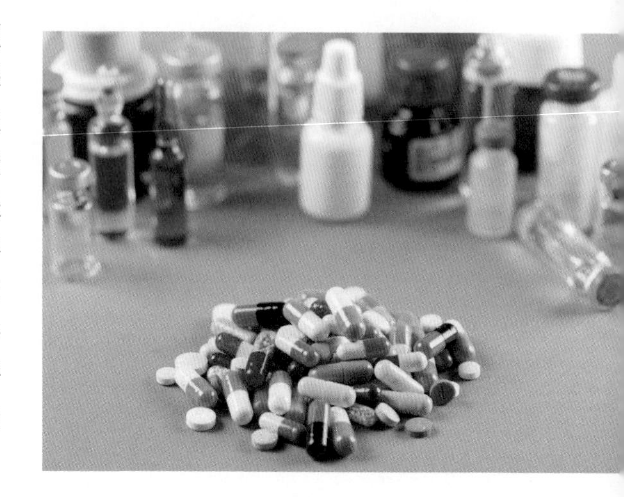

宜 會鑒別非法降糖藥

目前，市面上的降糖藥物有很多，糖尿病患者要仔細辨別，以免買到不正規的降糖藥物。不正規降糖藥物的有效劑量、安全性都沒有經過嚴格的臨床驗證，服用後可能會引起一些不良反應。糖尿病患者在購買降糖藥物的時候，不要選擇那些藥效被宣傳得奇佳、藥價奇高或需要郵寄的藥物，最好去正規醫療機構或藥店購買，並認準「藥」字號這個藥品生產的合法性標誌，避免選擇「食」字號和「食健」字號的產品。

宜 瞭解雙胍類降糖藥

雙胍類藥物是治療糖尿病的傳統藥物，包括二甲雙胍和苯乙雙胍兩種。苯乙雙胍因為毒副作用比較大，較易使患者發生乳酸性酸中毒，已經基本被淘汰；而二甲雙胍適用範圍廣，能有效改善胰島素抵抗，增強肌肉組織對葡萄糖的吸收和利用，從而降低血糖，延緩糖尿病的發生，同時有助於預防因糖尿病引起的心血管病變，是一線降糖藥物。

服用二甲雙胍 宜 有講究

二甲雙胍可增加胰島素敏感性，增加機體對葡萄糖的利用，因此消瘦的糖尿病患者不作為首選；以免加重病情；二甲雙胍還會對腸胃造成一定的刺激，最好從小劑量開始服用，待機體慢慢適應後逐漸增加藥量，並且宜進餐時或餐後服用，以減輕副作用，若腸胃不適較為嚴重，需要停藥或更換藥物；此外，還需注意二甲雙胍與其他藥物（比如西咪替丁、硝苯地平等）會相互作用，以避免乳酸中毒的發生。在服用二甲雙胍的期間最好戒酒。

宜 瞭解磺脲類降糖藥物

磺脲類降糖藥物主要適用於 2 型糖尿病，主要包括消渴丸、格列本脲（優降糖）、格列齊特（達美康）、格列吡嗪（美吡噠）、格列波脲（克糖利）、格列喹酮（糖適平）、格列美脲（亞莫利）等。磺脲類降糖藥主要是通過刺激胰島 β 細胞分泌胰島素來調節血糖，控制糖尿病，最好在飯前 30 分鐘服用，以達到良好的降血糖效果。需要注意的是，服用磺脲類藥物可能會引起低血糖、胰島素敏感性下降、食慾減退、皮膚過敏瘙癢以及血液和精神系統疾病等副作用，糖尿病患者需加以防範。

宜 瞭解噻唑烷二酮類藥物

噻唑烷二酮類藥物屬胰島素增敏劑，可增強外周組織的胰島素敏感性，改善機體胰島素抵抗，從而降低血糖，預防糖尿病併發心血管病。不過，噻唑烷二酮類藥物的降糖效果較慢；因此需要足夠的療程才能發揮最大的作用，更好地保護胰島 β 細胞功能，延緩病情的發展。此類藥物宜在早餐後服用，服用過程中最好定期檢查肝功能。

宜 瞭解聯合用藥法

有相當一部分的糖尿病患者可能同時存在胰島素分泌異常和胰島素抵抗，在這種情況下，單憑一種降糖藥物往往達不到滿意的控糖效果，宜聯合用藥，能有效地增加藥效，全面控制血糖。聯合用藥不是盲目增加口服藥，而是將作用機制互補的藥物搭配使用，從不同途徑發揮降糖作用。聯合用藥時，要仔細研究每種藥物的副作用，儘量避開對身體其他疾病有不良有影響的藥物，並且要注意避免因副作用疊加起反作用。

漏服降糖藥 宜 及時補服

糖尿病患者如果在進餐前發現漏服短效降糖藥物，最好將吃飯時間推遲半個小時，如果不好更改時間，也可在飯前直接補服藥物；如果在兩餐之間發現漏服，應及時測血糖，如果血糖沒有明顯升高，可不用補服藥物，如血糖明顯升高，應儘量補服，但是不要和下一次的藥物一起服用。如果午餐前發現漏服中、長效降糖藥，可按原劑量補服，午餐後 2 小時發現，可補服一半劑量藥物，晚餐前後發現漏服，最好不要補服，以免引起夜間低血糖。

糖尿病併發結核病患者 宜 注意用藥

當患者被確診為糖尿病併發結核病後，對兩種病的治療要同時進行，既要控制糖尿病，使血糖降至標準水平，同時也要抗結核病，以防肺部病變。抗結核病的週期一般很長，在與糖尿病合併治療時，週期要延長半年以上。治療時，一開始宜聯合使用三種或四種抗結核病藥物，強化 2~3 個月後，可改成異煙肼、利福平兩種藥聯合，並堅持治療 12 個月以上。用藥時要注意降糖藥物與抗結核病藥物的互相作用，最好慎重加替沙星，不要使用甘草酸來保肝。

肝、腎功能不全者 宜 慎用藥

肝、腎功能不全的糖尿病患者要慎用口服降糖藥物，因為口服降糖藥物都是需要經過肝臟代謝的，然後經腎臟排出。肝、腎功能不全的患者若長期服用降糖藥，則容易增加肝腎負擔，進一步損害肝、腎功能，還有可能引發藥物積累中毒或者低血糖反應，不利於控制病情和恢復健康。

服降糖藥時 宜 防貧血

糖尿病患者長期口服降糖藥有可能引起藥源性貧血，雖然發病率不高，但也不能忽視。不過，糖尿病患者也沒必要因為藥物會引起貧血就拒絕服用，只要在服藥的過程中注意觀察和預防，就能及時控制貧血病情，且預後較好。在服降糖藥的時候，若發現指甲、口脣黏膜和眼瞼等處皮膚黏膜較蒼白，並且出現易疲乏、頭暈、耳鳴、記憶力減退、食慾不振等症狀，則需引起重視，及時檢查血常規，以便及時發現貧血，並採取應對措施。

口服藥無效 宜 打胰島素

糖尿病患者如果服用降糖藥物後，發現藥物作用減弱或失效，則要及時採取措施，以免使血糖長期居高不下，加重病情，引起併發症。在口服降糖藥失效時，應及時聯合胰島素治療，減少高血糖水平對機體的損害，減慢胰島功能的衰退速度。有些患者在配合胰島素治療後，胰島 β 細胞功能得到改善，從而口服降糖藥的敏感性也得到了恢復。不過，胰島功能受損嚴重的患者，最好完全用胰島素治療。

宜 清楚胰島素的類型

胰島素的種類有人、豬、牛胰島素 3 種。豬、牛胰島素是從豬和牛的胰腺中提取的動物源性胰島素，和人胰島素相比，不良反應大、療效較差且易產生胰島素抵抗，尤其是牛胰島素更容易發生。人胰島素並不是從人胰腺中提取的胰島素，而是通過大腸桿菌或發酵用的酵母菌採用 DNA 重組技術生產的。人胰島素具有作用快、作用持續時間短、療效高及產生胰島素抵抗小的特點，目前已被廣泛應用。

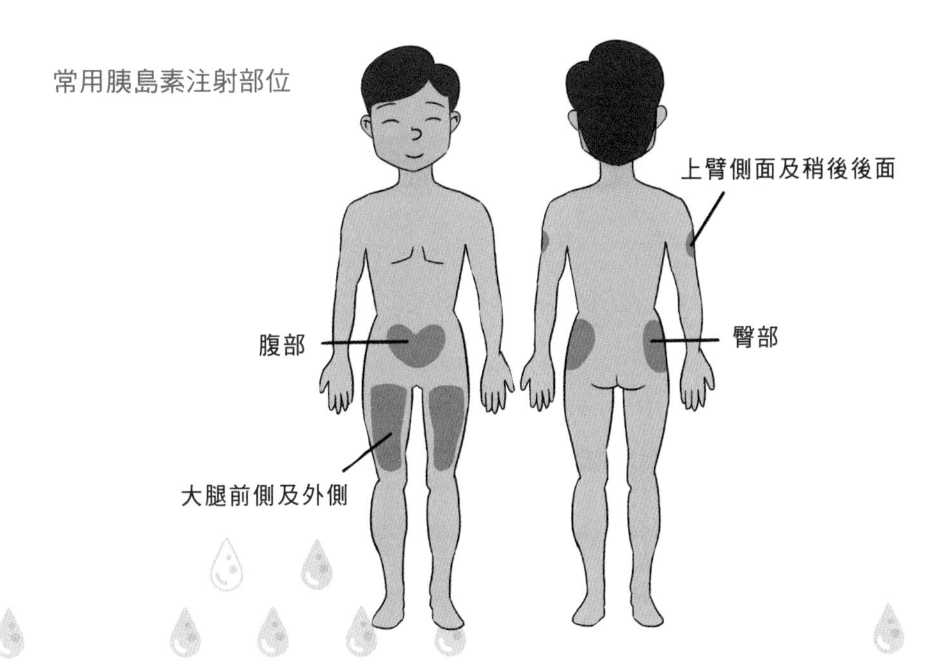

宜 瞭解胰島素的作用高峰

每種胰島素的作用高峰時間一般都有一個範圍，並且相差較大。因受個體差異等眾多因素的影響，所以每個人在注射胰島素後胰島素的作用高峰時間也肯定不同。瞭解個人的胰島素的作用高峰時間有利於使胰島素與食物吸收高峰時間（食物進入人體後，經消化吸收，血糖達到高峰的時間）一致，這樣患者就有了進食的主動權。同時，還可及時瞭解並避免低血糖的發生，對於無反應性低血糖患者尤為重要。

宜 學會巧打胰島素

注射胰島素對很多糖尿病患者來説是一件頭疼的事。其實，只要掌握一些打胰島素的小竅門，就能大大減輕打針時的疼痛感。具體方法包括：將瓶裝胰島素在室溫下回溫半小時；消毒後最好等酒精揮發了再進針；打針時進針和拔針要快、準、狠，並且拔針時不要改變方向；儘量避免總是在同一個地方注射；注射時可稍稍捏起皮膚，分散注意力；打針時不要過於緊張或恐懼。

忘打胰島素 宜 及時補打

糖尿病患者在治療時，如果忘記注射胰島素，則需要儘早採取一些補救措施。一般來説，1 型糖尿病患者若在餐前忘打胰島素，則可在餐後 1~2 小時內補打缺失劑量的藥；如果直到即將注射下一針的 2 小時之內才想起來，則需要注射兩針的劑量，若擔心劑量過大，也可以先注射兩針總劑量的 2/3，再根據下一餐餐後 2 小時的血糖情況決定是否需要追加胰島素。2 型糖尿病患者也可以用這種方法補打胰島素，如果短時間內無法補打，則可根據血糖情況考慮服用口服降糖藥。

使用胰島素泵 宜 防感染

胰島素泵是比較受歡迎的一種治療糖尿病的方法，尤其是在夏季，使用胰島素泵的糖尿病患者一定要注意預防感染。平時，糖尿病患者要養成良好的衛生習慣，裝泵或更換儲藥器和注射導管時要保持雙手的清潔與乾燥，儘量避免用手碰觸針頭和輸注導管接頭。輸注部位需每天檢查兩次以上，以查看是否有紅腫、出血及針頭套管脱出的情況，並且每隔 48~72 小時更換輸注部位，對原輸注部位要做好消毒工作，必要時可塗上抗生素藥膏。

宜 隨氣候變化使用胰島素泵

氣候的變化會影響身體的代謝，胰島素泵的劑量也就需要隨之做出調整。在寒冷或炎熱時，機體會消耗更多的葡萄糖，在這種情況下則需要對血糖多加監測，以根據具體情況調整胰島素劑量。一般來説，胰島素泵在天氣寒冷時也是可以貼身佩戴的，外面可用棉衣遮蓋保持體溫，但是當室外溫度為零下十幾度時，要儘量避免讓胰島素泵直接暴露在寒冷的空氣中，以免胰島素冷凍失效。

宜 學會正確儲存胰島素

儲存胰島素的最理想方法是將其放在 2~8℃的冰箱內保存。由於胰島素冷凍後容易發生變質並失去活性，所以切忌冷凍儲存。中、長效胰島素在 5℃的冰箱內可保存 3 年，且效價不變，而普通胰島素放置 3 個月後效價就會稍有下降，放置 3 年後可減效 20%。各種類型的胰島素放置在 30~35℃空間內都會有部分失效，普通胰島素 8 個月後效價減弱 50%。各種胰島素放置在 55~60℃下均會迅速失效。正在使用的胰島素不需要放入雪櫃中，可在室溫下保存，要避免日曬，並且開封後要在 4 周內用完。

服用降糖藥 宜 防過敏

糖尿病患者在接受降糖藥或胰島素治療的時候，一定要防止發生過敏反應。糖尿病患者在使用藥物前，最好能詳細告訴醫生自己的過敏史，在治療過程中要密切關注身體的反應，一旦出現皮膚瘙癢、皮膚潮紅、結節性紅斑、紫癜及剝脱性皮炎等皮膚異常，或者發生周身過敏反應，比如皮疹、高燒、關節痛等，要立即停藥，及時去醫院就診，必要時可接受抗過敏治療。

宜 應對藥物繼發性無效

部分糖尿病患者可能在一開始服用降糖藥物時，效果挺好，但是時間一長，藥物似乎不起作用了，即便加大劑量，也仍然不能得到滿意的控糖結果，這種現象屬藥物「繼發性」無效。這可能是由飲食控制不嚴、運動量不夠、藥物吸收不良、藥物使用不當或應激因素（感染）等引起的。只要注意消除這些干擾因素，便能使藥物重新發揮降糖作用。

降糖同時宜防骨質疏鬆

糖尿病患者除了控糖外，還要謹防骨質疏鬆。有醫學專家統計指出，在所有的糖尿病患者中，骨質疏鬆者佔了半數。糖尿病併發骨質疏鬆除了與糖、蛋白質、脂肪的代謝有密切關聯外，還與鈣、磷、鎂等礦物的代謝有關。糖尿病患者一般多尿，鈣、鎂等元素隨著尿液流失，長此以往，骨骼中的礦物質就比正常人少很多，極易形成骨質疏鬆。因此，糖尿病患者除了降糖外，還需適當補充維他命 D 及鈣劑。

宜儘早使用抗氧化劑

醫學專家研究發現，「氧化應激」是導致糖尿病的根本原因；因此，一旦確診為糖尿病，最好儘早使用抗氧化劑。一般來說，糖尿病的發生是由胰島 β 細胞被氧化受損引起的；所以保護胰島 β 細胞不被氧化，促使胰島正常分泌胰島素，是防治糖尿病的有效手段。患糖尿病後及時使用抗氧化劑，可有效地解決氧化應激的問題，幫助早期糖尿病者逆轉病情，中後期糖尿病患者延緩併發症的發展。

過度肥胖者宜手術治療

過度肥胖且血糖控制不佳的 2 型糖尿病患者，可通過胃轉流手術來治療糖尿病。胃轉流手術在美國已經是一種比較普遍的治療手段，對控制 2 型糖尿病十分有效。有醫學專家指出，胃轉流手術會影響腸道的荷爾蒙，並且手術後前腸道分離，食物會較快進入後腸道，能促使胰島素分泌，增加胰島素敏感性，抑制胰島 β 細胞凋亡，從而達到調節血糖、控制糖尿病的目的。另外，胃腸旁路術也能減少升糖激素的分泌，幫助降低血糖。

宜知道何時需要住院治療

糖尿病作為需要長期進行治療的慢性病，何時需要住院治療也是令很多患者糾結的問題。對糖尿病患者來說，過度醫療是不可取的，大部分人經過門診查治就可以收到良好的控制血糖、穩定病情的效果，只有在發生下列情況時，才需要考慮住院治療：第一次診斷為糖尿病患者和第一次接受胰島素治療時；出現糖尿病急性併發症，如糖尿病酮症酸中毒、高滲性昏迷、乳酸性酸中毒、嚴重低血糖昏迷等；出現嚴重的併發症，如肺炎、心肌梗塞、中風、創傷等；需要手術、分娩或發生感染、外傷、中風、大出血等特殊情況；以及血糖長期居高不下、反復低血糖或血糖忽高忽低波動很大。

忌 不鑒別庫欣氏綜合症

庫欣氏綜合症主要是由腎上腺皮質產生過量的腎上腺皮質激素所致，主要表現為滿月臉、向心性肥胖、紫紋、痤瘡、高血壓、骨質疏鬆等症狀。臨床上，80%~90% 的患者發生糖耐量減低，10%~30% 的庫欣氏綜合症患者發生臨床糖尿病。因此，被診斷為糖尿病，但是口服降糖藥效果很差，並且有滿月臉、背部及腹部皮下脂肪堆積及併發高血壓者，應考慮庫欣氏綜合症的可能。一般庫欣氏綜合症患者的腎上腺皮質醇增多症得到治療後，糖代謝異常也能得到改善。

忌 忽視無症狀糖尿病

糖尿病是一種慢性疾病，有不少糖尿病患者因為沒有典型症狀，就認為自己是健康的，不需要進行治療。糖尿病的危害並不是高血糖，而是其引起的併發症。若因無症狀而忽視了病情的監測，會增加判斷病情的難度，且易在不知不覺中併發心血管、腎臟等疾病，若不及時發現，會對身體造成不可逆的傷害。

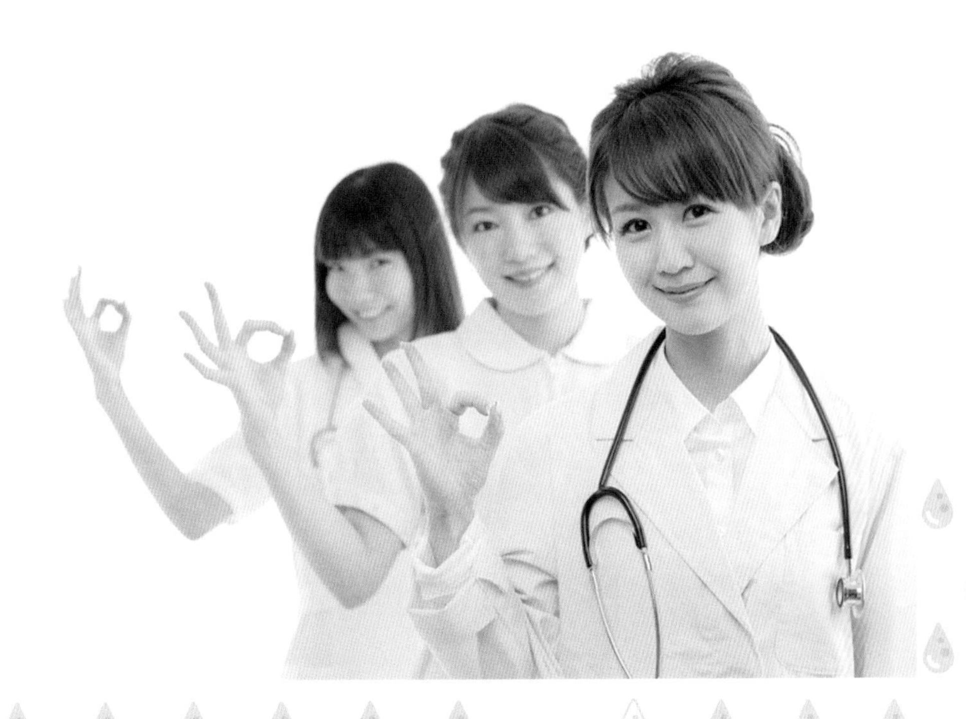

忌 患病後沒有定期覆診

確診患有糖尿病後，患者應定期向專業醫生諮詢有關日常血糖監測、降糖藥物應用以及胰島素注射等相關事宜。一般來説，剛接受治療的患者最好定期去醫院覆診，及時和醫生溝飲食運動、通藥物治療、血糖控制、症狀改善等情況，從而不斷調整治療方案，更好地控制病情；等病情比較穩定後，也要保持 3~6 個月覆診一次。

忌 認為只查尿糖即可

尿糖是受腎糖閾影響的，而腎糖閾會因人的體質、疾病等情況發生變化。年老或腎小球硬化的患者的腎糖閾會升高，從而導致尿糖為陰性、血糖卻很高的情況；而體質較弱、腎小管功能較差者的腎糖閾則降低，因此即使他們血糖水平不高，但尿糖仍是陽性。因此不查血糖，單依靠尿糖檢查來診斷糖尿病的做法是不科學的，這往往不能正確反映出體內的血糖水平，易造成誤診或漏診。

忌 認為只查空腹血糖即可

血糖值水平是判斷糖尿病的重要依據，而很多人習慣於空腹測血糖，這其實是不科學的，易造成糖尿病的漏診。研究顯示，確診糖尿病人群中只有 20% 是單純空腹血糖升高，主要還是以餐後血糖升高為主。因此，用空腹血糖值來篩查糖尿病，漏診的概率相當高，那些被漏診的患者若不能及時得到相關治療，無疑會加重病情，增加各種併發症的風險。

忌 隨便做創傷性檢查

因為糖尿病患者的體質特殊，所以最好不要隨便做創傷性檢查；如果必須做創傷性檢查，檢查前務必控制好血糖，創傷性小的檢查可用口服降糖藥控糖，創傷性大的檢查最好採用胰島素降糖。另外，檢查完畢後要防止創面感染，一旦發現感染應及時採取措施，必要時可適當使用一些抗感染藥物。

忌 認為控制血糖就安全

治療糖尿病的首要目標是控制血糖，但是控糖並不是治療糖尿病的唯一目的。在控制血糖的同時，還要預防糖尿病併發症的發生、提高糖尿病患者的生活質量，才能達到理想的治療目標。因此，糖尿病患者在嚴格控制血糖的同時，還要注意控制各種心血管危險因素，比如高血壓、高血脂、肥胖等，對這些因素進行早期干預，減少血糖的波動，才能在控制血糖的同時有效地減少併發症的發生，保持身體健康。

忌 過於擔心副作用影響

有部分糖尿病患者認為是藥三分毒，如果服藥的時間過長，就會有很大的副作用，損傷肝腎功能。於是，他們要麼不堅持服藥，要麼乾脆拒絕用藥；其實，這都是非常不科學的做法。實際上，藥物的副作用遠遠比高血糖對身體的損害小得多，一般只要謹遵醫囑，不過量服藥，基本上不會產生嚴重的不良反應。所以，糖尿病患者應遵循醫囑正確服藥，不能拒服或擅自停服藥物。

忌 單純依賴藥物治療

糖尿病的治療是一個長期、複雜的過程，在使用口服降糖藥或胰島素進行治療的同時，控制飲食與運動鍛煉也必不可少。如果單純依賴藥物，不注意控制飲食和堅持運動，降糖藥物的療效就會大打折扣。有患者認為在使用藥物時，多吃、少動不會產生什麼問題，甚至有患者在多食後通過增加藥量來抵消多餘的熱量和糖分，這是非常不明智的做法。因為長期這樣做的話，會加速胰島 β 細胞的衰竭，從而加重糖尿病病情。

忌 認為藥越貴越好

有不少糖尿病患者盲目追求降糖效果，認為越貴的藥物控糖效果就越好，這種想法是錯誤的，選擇藥物應依據自身的病情，而不是藥物的價格，一味輕信高價的藥物，可能會陷入一些不良商家的圈套，反而對控制血糖不利。其實，降糖藥物本身並沒有好壞之分，只有適合與不適合之分，有些藥對某些患者無效，但對其他患者可能效果很好。因此，不要簡單地通過價格來選擇藥物，宜由專科醫生協助你選擇最適合自己的藥物。

忌 認為降糖藥藥效越長越好

有不少糖尿病患者認為，降糖藥藥效越長，降血糖效果越好。的確，長效降血糖藥物能使患者在短期內就見到明顯的療效；但需要注意的是，這類藥物容易引起反復低血糖，實際上對控制病情並不利。糖尿病患者不要長期使用這類降糖藥，最好只在血糖明顯升高時服用，同時應密切關注血糖，一旦血糖下降或接近正常水平，應及時減量或改服其他藥物，以降低低血糖風險。

忌 亂用非處方藥物

糖尿病患者最好在醫生的指導下用藥，若自己去藥店購買非處方藥，需要注意藥物的選擇。選購藥物的時候，不要盲目聽從推薦購買藥效被虛假誇大的降糖神藥，最好仔細閱讀即將購買藥品的成分説明，弄清楚藥物的含糖量與副作用。另外，選購藥品時還要注意説明書上的注意事項，最好與自己正在服用的降糖藥物進行對比，若兩者有相似的副作用，最好不要選擇，以免副作用疊加，損害健康。

糖尿病患者忌突然停藥

糖尿病是終身代謝性疾病，其治療是一個漫長的過程，患者需要堅持長期服藥才能控制病情、減輕症狀。如果血糖一得到控制就突然擅自停藥，則會使病情出現反復，嚴重的話，會導致病症反彈得比服藥前更加嚴重，甚至出現酮症酸中毒等急性併發症。因此，糖尿病患者在接受治療時，一定要在醫生的指導下堅持服藥，切不可病情一有好轉就擅自停藥，導致治療功虧一簣。

糖尿病患者忌頻繁換藥

一些比較心急的糖尿病患者，服藥幾天後沒有達到滿意的降糖效果，就認為自己所服的藥物無效，於是更換其他降糖藥物。事實上，頻繁換藥易引起血糖不穩定，如果服用了作用較強的降糖藥物後，易引起低血糖；如果更換的藥物中含有格列本脲、苯乙雙胍等成分，還可能加重病情。要想使降糖藥物發揮穩定的降糖功效，則必須達到一定的血藥濃度，需要較長時間服用才能收到效果。如果患者服藥時間夠長、服用劑量夠足的降糖藥物後，並且排除引起血糖升高的原因，如飲食不當、情緒激動等，則可在醫生指導下更換其他降糖藥物。

夏季血糖低/忌 隨意減藥

夏季，人體的熱量消耗大、新陳代謝旺盛，並且機體胰島素分泌也相對較多，血糖水平較低。夏季，血糖下降只是一種普遍現象，並非意味著機體調節血糖功能的恢復和提升。因此，糖尿病患者在夏季，不可隨意減藥或停藥，以免一段時間後，血糖又反彈式升高，出現更大的波動，從而加重病情，引發病情。若血糖一直控制得很好，則可在醫生指導下適當減藥或更換藥物。

清晨血糖高/忌 加服降糖藥

清晨，糖尿病患者在血糖升高時不要盲目加服降糖藥物，要先弄清楚原因後再調整用藥。如果夜間血糖控制比較好，僅在清晨這段時間內血糖升高，則是「黎明現象」，是由皮質醇、生長激素等抗胰島素激素分泌增多引起的；如果夜間血糖較低，清晨反跳性升高，則是「蘇木傑反應」。「黎明現象」的患者可在睡前加用中效胰島素，「蘇木傑反應」的患者最好減少晚餐前口服降糖藥物或胰島素的劑量，臨睡前可增加小吃。

糖尿病患者/忌 輕信保健品

由於糖尿病是慢性疾病，有些患者會選擇保健品來進行降糖治療，這種做法是不對的。一些商家為推銷產品而做的宣傳往往言過其實。保健品不是藥品，不能達到顯著的降糖效果，只能起到一定輔助治療的作用。並且，有些糖尿病保健品中還非法添加了降糖的西藥，常常不表明何種降糖西藥及劑量，可能會有較好的降糖效果，但長時間服用對身體的危害很大。所以，糖尿病患者不要輕信保健品。

/忌 降糖藥和中藥保健品同服

有些糖尿病患者在進行藥物降糖的同時，還服用一些保健品，以期望能在控制血糖的同時，增強體質，儘快控制病情。其實，保健品並非都適合糖尿病患者，尤其是含中藥成分（人參、阿膠、鹿茸等）的保健品，會與一些降糖藥物產生作用，妨礙糖尿病的治療，糖尿病患者要慎用。另外，保健品中的中藥成分，通常含有糖皮質激素樣物質，這種物質會降低葡萄糖的分解率，使血糖升高，所以降糖藥和保健品同服，反而會影響糖尿病病情的控制。

忌 盲目服用多種降糖藥

有些患者常常認為吃的降糖藥種類越多，效果就越好，於是吃 1 種降糖藥效果不好就加服 1 種，而 2 種不行就改 3 種，結果血糖仍然控制不佳。對這種看法要予以糾正，如果藥的種類過多並加之搭配不當，不僅療效不會增加，反而會增加不良反應，尤其是同一類藥物更不宜疊加使用。因此，糖尿病患者長期服用一種降糖藥物後，在收不到明顯的降糖效果時，可在醫生指導下增加藥量或聯合用藥，不能擅自增加藥物種類。

忌 隨便服用消渴丸

消渴丸是一種治療糖尿病的中成藥，屬強效降糖藥物，並且藥效比較持久。糖尿病患者最好不要隨便自行服用消渴丸，因為消渴丸雖然療效確切、起效迅速，但是若認為中成藥的毒副作用比較低，服用時不注意控制劑量，則很容易造成低血糖反應，不利於病情的控制和恢復。另外，消渴丸與其他某些藥物一起服用也會誘發或加重低血糖，糖尿病患者最好在醫生指導下服用消渴丸。

服二甲雙胍 忌 喝酸奶

酸奶可促消化，營養價值也較高，是很多人日常飲食中的常備食物。不過，正在服用二甲雙胍類降糖藥物的糖尿病患者最好將酸奶從日常飲食中去掉。因為二甲雙胍在降糖的同時會增加體內乳酸產生，而酸奶中也含有大量乳酸菌，兩者一起作用於機體，容易造成體內乳酸堆積，導致乳酸性酸中毒。因此在服用二甲雙胍時，最好暫停喝酸奶，改飲用其他乳製品。

忌 用口服降糖藥替代胰島素

口服降糖藥和胰島素都有降糖作用，但不能用口服降糖藥代替胰島素。因為血糖水平主要是由胰島素調節的，當患者的胰島細胞能正常分泌胰島素時，會選用口服降糖藥來治療。還有相當部分患者本身的胰島素分泌不足，單靠口服降糖藥很難收到滿意的降糖效果，所以需要長期加用或單用胰島素，以修復受損的胰島細胞功能，幫助穩定血糖，控制病情。

忌 過於擔心胰島素依賴

有些糖尿病患者一聽到要用胰島素治療，便本能地抗拒，認為一旦使用胰島素，就會產生長期依賴，很難停掉。其實，糖尿病早期，胰島素治療的主要作用是及時控制高血糖，解除高血糖對胰島 β 細胞的毒害作用，同時讓胰島 β 細胞得到充分休息，利於胰島 β 細胞功能恢復。當用藥一段時間後，胰島 β 細胞功能慢慢恢復，病情逐漸穩定之後，是可以慢慢減少胰島素劑量或停用的。如果因為擔心產生依賴而拒絕使用胰島素，反而可能會延誤治療時機，誘發各類併發症，對病情不利。

忌 害怕注射胰島素時的疼痛

大部分糖尿病患者認為經常注射胰島素是一件很痛苦的事，因此對接受胰島素治療持猶豫的態度。其實，現在用來注射胰島素的都是小巧細緻的針頭，在注射時雖然不是絕對無痛，但基本上已經接近無痛了；並且目前市面上有很多類型的筆式注射器可選擇，使用起來非常方便。因此，擔心怕痛而拒絕接受胰島素治療的患者，完全可以打消這個顧慮，放心接受治療。

忌 擔心打胰島素會增加體重

小部分糖尿病患者在接受胰島素治療的一段時間後，會出現體重增加的情況。其實，體重增加並不是胰島素治療的不良反應，而是人體代謝功能恢復後的一種正常生理反應。糖尿病患者切不可因發現體重增加就馬上停止治療，因為治療期間的體重增加只是一種暫時現象，隨著治療的深入，體重也會逐漸趨向穩定，不會一直增加。如果為了控制體重而放棄治療，會對健康產生負面影響，得不償失。

忌 注射胰島素後馬上用餐

有些糖尿病患者認為，注射胰島素後要馬上吃飯，才能更好地控制血糖。其實，在胰島素開始作用時用餐才是正確的做法，要根據每一種胰島素起效時間決定進餐時間。如短效胰島素開始作用時間為 20~30 分鐘，則胰島素應在餐前 20~30 分鐘注射；速效胰島素一般注射後 15 分鐘即發揮作用，則應在餐前 15 分鐘注射，這樣胰島素能夠幫助患者把吃進的食物變成能量及避免餐後血糖升得太高。同時，受個體差異、胰島素注射的部位及製劑的純度等眾多因素的影響，每個人注射胰島素後胰島素開始作用的時間也存在一定的差異。

忌 隨意混用胰島素

胰島素可謂是降糖「利器」，尤其是將不同類型的胰島素聯合起來應用，能優勢互補，既增強了降糖效果，又大大降低了副作用。不過，混用胰島素也有很多禁忌：同時效的胰島素不能混用，同時效胰島素類似物與胰島素也不能混用；同時效的人胰島素與動物胰島素不宜混用；2 型糖尿病患者不宜混用同時效長效胰島素；短效胰島素與超短效胰島素也不能同時使用。

忌 重複使用注射針頭

糖尿病患者在注射胰島素的時候，要保證注射針頭和注射器一次一換。如果重複使用注射針頭，則易引起針頭堵塞，導致胰島素注射失敗。患者若沒有及時發現這個情況，就相當於在「打空針」，不能使胰島素正常地發揮作用，時間一長容易引起疾病惡化，危及健康。此外，重複使用針頭也增加了患者受細菌感染的機會，使原本就免疫力低下的身體更易受到傷害，不利於控制病情。

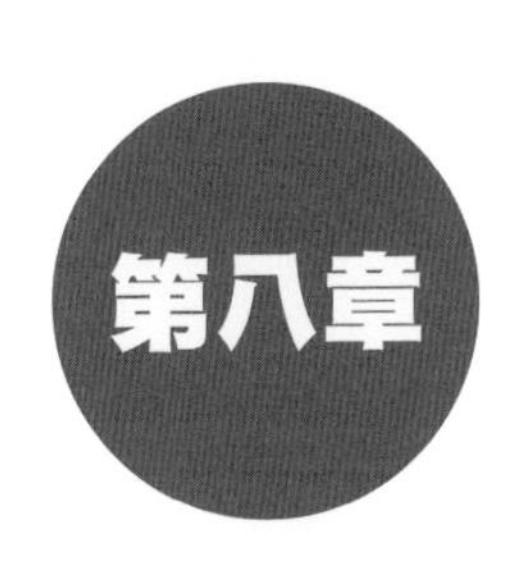

第八章

糖尿病併發症防治宜忌

很多人都知道糖尿病是一種終身疾病，病程長，治癒難。但其實，糖尿病最可怕的不是疾病本身，而是由於長期高血糖水平引起的一系列併發症，比如心腦血管疾病、腎臟疾病、眼部疾病、足部疾病等，糖尿病患者在日常生活中，一定要注意防範此類併發症的發生。

宜 警惕糖尿病併發低血糖

不少糖尿病患者有這樣一個謬誤：糖尿病主要表現為高血糖，患糖尿病是不會產生低血糖的。其實，糖尿病患者在運用飲食療法、運動療法和藥物療法時，如果沒有及時根據進食情況或運動量大小調整用藥，則一些強降糖藥物很容易造成低血糖。糖尿病患者如果在平時突然出現異常饑餓、心慌、乏力、頭暈、面色蒼白等症狀，就要警惕低血糖的發生，及時採取補糖措施。

宜 清楚糖尿病併發低血糖的危害

對糖尿病患者來說，一次嚴重的低血糖可能會抵消幾年來控制血糖帶來的益處。因為低血糖會促進升糖激素（腎上腺素、腎上腺皮質激素、胰高血糖素、生長激素等）的分泌引起反應性高血糖，使糖代謝紊亂，從而增加控制糖尿病病情的難度。低血糖還會影響為重要器官提供能量，易使患者腦細胞受損、記憶力減退；影響患者心臟的供血與供氧，可誘發心房纖顫、急性心肌梗塞等心血管疾病。

我按時吃的降糖藥，只打了一會兒籃球，現在怎麼感覺頭暈、出虛汗？
這是低血糖的表現，你需要立即吃點含糖食物。

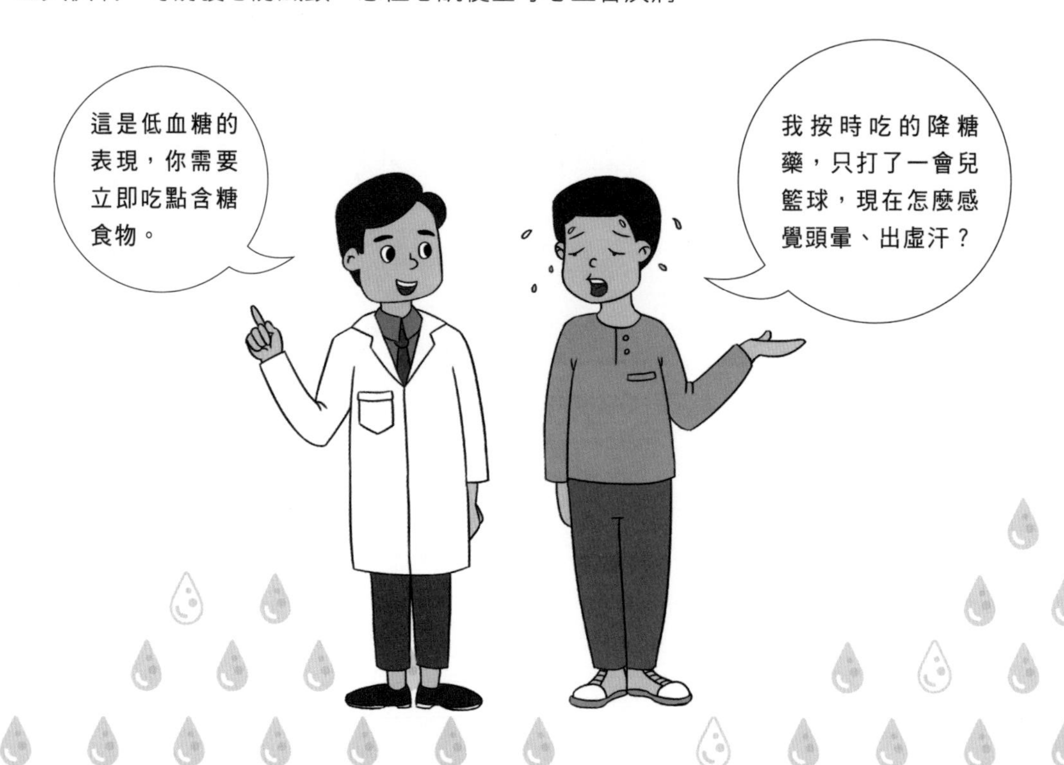

糖尿病併發低血糖 宜 巧應對

糖尿病患者出現明顯的低血糖反應時，要及時採取應對措施。若不及時糾正，發生意外，則可能會對身體造成不可逆轉的傷害。一般來説，發生低血糖時要迅速補充含糖食物，如進食水果糖塊、蛋糕、果汁等，若情況比較危急，則需要口服葡萄糖或去醫院注射葡萄糖。在發生低血糖反應時，患者千萬不要因為擔心使血糖升高而拒絕進食或使用葡萄糖，以免造成嚴重的後果。

宜 警惕併發酮症酸中毒症

酮症酸中毒是糖尿病常見的急性併發症之一，多發於 1 型糖尿病患者。當糖尿病病情加重時，胰島素絕對缺乏，糖類、脂肪和蛋白質代謝紊亂，血糖會明顯升高，脂肪分解增加，會產生大量酮體，且蛋白合成減少，分解增加，使血糖、血酮進一步升高。酮症酸中毒症若不及早發現、及時治療，則可引起昏迷，甚至死亡。酮症酸中毒症患者一般都有高血糖不斷加重的情況，如多尿、口渴、乏力，還可表現為腹痛、食慾不振、噁心等。所以，當糖尿病出現上述情況時，應及時到醫院檢查，防止酮症酸中毒症的發生。

宜 清楚酮症酸中毒的誘因

引起糖尿病患者併發酮症酸中毒的主要原因有：患者降糖藥物治療突然中斷；患者發生嚴重感染，如敗血症、肺部感染、急性腸胃炎、急性胰腺炎、膽囊炎、腹膜炎等；患者受到強烈的應激性刺激，如急性心梗、灼傷、手術等；患者飲食失調、高燒或機體嚴重失水，補液不足；患者產生胰島素耐藥性，出現胰島素抵抗。

酮症酸中毒 宜 做哪些檢查

酮症酸中毒其實就是由胰島素不足引起的糖、脂肪及蛋白質的代謝紊亂，也是機體水、電解質及酸鹼平衡失調的一種體現。出現酮症酸中毒後，主要的檢查有以下幾種：一是血鈉、血鉀、血氯的檢查，酮症酸中毒者的血鈉一般正常，也有少數患者的血鈉降低或升高，大多數患者的機體嚴重缺鉀，但血清血鉀水平可能降低甚至偏高；二是血酸鹼度檢查，可根據血 pH 值將酸中毒分為輕、中、重三個等級；三是血脂檢查，重者的血清可呈乳糜狀。

併發酮症酸中毒宜及時治療

糖尿病患者一旦發生酮症酸中毒，要及時採取治療措施，以減輕對身體的傷害，降低死亡率。一般來説，治療酮症酸中毒有以下幾個原則：一是迅速補液，恢復患者的有效循環血量，可通過靜脈滴注生理鹽水來實現；二是小劑量胰島素持續靜點，降糖消酮；三是注意補充鉀及鹼性藥物；四是當患者體溫升高、白細胞增多時，應及時給予抗生素治療。

宜防範併發酮症酸中毒症

在日常生活中，糖尿病患者要注意防範酮症酸中毒，應做到：堅持合理治療，堅持自我血糖檢測，避免血糖驟降或驟升；要嚴格控制飲食，穩定情緒；防止感染，儘量不要過度勞累；戒煙戒酒，改掉不良生活習慣，並根據自身情況適當運動。

宜防範糖尿病高滲性昏迷

糖尿病非酮症高滲性昏迷是致死率較高的急性併發症，常常發生於老年糖尿病患者，規律降糖糖尿病患者要積極預防。首先，要早發現糖尿病並積極治療，這能及時控制血糖，大大降低高滲性昏迷的發生率。其次，要注意補充水分，保持滲透壓平衡，儘量避開感染、應激、高熱、灼傷等可能引起高滲狀態的因素。最後，糖尿病患者要避免使用利尿劑、糖皮質激素等升糖藥物，尤其是年紀較大的患者，要定期去醫院瞭解血糖控制情況，及時調整治療方案。

宜清楚高滲性昏迷誘因

引起糖尿病患者併發高滲性昏迷的原因主要有：腦血管意外、急性心梗、外傷等應激狀態或感染；口渴中樞神經敏感性降低，沒有主動攝水；機體失水過多，嚴重脱水；不注意控糖，攝入過多的含糖食物，或者因漏診糖尿病誤輸入大量葡萄糖液；長期使用糖皮質激素、利尿劑、西咪替丁、甘油等藥物，抑制了胰島素分泌或降低胰島素敏感性，從而使血糖升高，加重機體脱水症狀；併發糖尿病腎病，血糖調節功能受到影響。

高滲性昏迷宜做哪些檢查

糖尿病患者出現高滲性昏迷後，需要做的檢查主要有以下幾種：一是血糖和尿糖檢查，一般高滲性昏迷者都有高血糖、高尿糖的表現；二是血電解質檢查，高滲性昏迷患者往往機體丟失較多的鈣、鎂、磷等礦物質，總體上血鈉升高；三是血尿素氮和肌酐檢查，可據此判斷患者的脫水狀況和腎功能情況；四是血漿滲透壓檢查，這是診斷高滲性昏迷的主要依據。另外，還包括酸鹼平衡、血酮和尿酮、白細胞計數以及影像學等檢查。

糖尿病高滲性昏迷宜及時治療

對於高滲性昏迷者，迅速補液、擴容、糾正高滲狀態是治療的關鍵。補液劑量一般是按照病人的失水量相當其體重的 10%~12% 估算，補液時宜遵循先快後慢的原則，第一日補給失水總量的 1/2 左右，以後逐漸遞減，尤其是年老者及伴有冠心病者，不宜一次補液過多；當患者血壓較低、血鈉小於 150 毫摩爾 / 升時，最好先用等滲液恢復其血容量和血壓，待血容量恢復正常、血壓上升，在滲透壓仍不下降時再改用低滲液治療。

宜警惕併發糖尿病足

糖尿病患者如果血糖控制長期不達標，隨著病程的延長，下肢的周圍神經和血管容易發生病變，一旦發生足部感染、潰瘍或深層組織遭到破壞，便會導致足部缺血壞死，俗稱糖尿病足。糖尿病足的危害很大，不可小覷，若沒有及時得到治療，下肢有可能缺血、壞死，有致殘的風險。曾有糖尿病患者抓破了被蚊子叮咬的腳趾頭，引起傷口感染，一周後感染迅速擴散，超出了可控範圍，最後只得進行截趾手術。

併發糖尿病足宜做好檢查

糖尿病患者併發糖尿病足的檢查包括肢端檢查，糖尿病足一般表現為足部皮膚乾燥、皮膚彈性差、趾甲變形、足部發涼、足背動脈搏動減弱或消失；神經系統電生理檢查，可瞭解患者足部是否還有存留保護性的神經感覺；皮膚溫度檢查，目的是測定患者不同部位的皮膚感覺；周圍血管檢查、糖尿病足潰瘍與感染的檢查。

宜 瞭解糖尿病足檢查注意事項

在做糖尿病足檢查時，應注意幾點，以免對足部或身體造成其他損害。糖尿病患者通常伴有周圍神經病變，因此對溫度的敏感性較差，做溫度感覺實驗時要避免足部被燙傷；糖尿病足感染較嚴重時，探針檢查最好分層進行，以免造成骨髓炎；糖尿病患者若處於心血管疾病急性期或支架術後早期，應儘量避免做神經電生理檢查。另外，血管造影雖然能直觀反映出血管病變，但是可能會引起過敏或腎損傷，也有可能加重肢體缺血，糖尿病足患者最好慎做。

併發糖尿病足 宜 護理好傷口

糖尿病患者一旦出現足部傷口，要及時處理、治療，以免釀成嚴重後果。若是 0 級傷口，可用改造鞋子或加深的鞋子來治療，並密切觀察，一旦傷口開裂，則要積極進行干預；若是 1 級傷口，最好穿手術鞋或使用足踝支具，並結合恰當的潰瘍傷口處理，以免組織細胞壞死；若是 2 級和 3 級傷口，則需要進行手術治療，比如潰瘍清創、骨突切除、足與踝關節畸形矯正等。

併發糖尿病足 宜 正確應對感染

糖尿病患者一旦發生足部感染，要及時採取措施，若不加注意，則很有可能造成嚴重後果。對於感染較嚴重或有膿腫的部位，要及時做清創處理，清創不應局限於淺表皮膚組織，最好能到達有活性的出血組織；對有骨髓炎的區域做清創時，要儘量擴大範圍，以清除病灶。對於嚴重感染的傷口，一般還需要根據細菌培養結果以及感染程度進行抗生素治療，必要的話，還需要請感染科醫生會診。

併發糖尿病足 宜 避免足壞死

糖尿病足是糖尿病患者不可輕視的一個問題，一旦被確診為糖尿病足，患者需要注意日常足部護理，以避免糖尿病足壞死。預防糖尿病足壞死可從以下幾個方面進行護理：飲食上，儘量在控制總熱量的同時確保均衡營養，使食譜多樣化；心理上，消除因足部壞疽惡臭帶來的自卑感，穩定情緒，積極配合治療；日常生活上，要養成良好的衛生習慣，經常擦洗創口，保持足部清潔，並及時清理足部壞死組織。

併發糖尿病足在雨天 宜 護足

足部護理對糖尿病患者來說非常重要，尤其是下雨天，患者出行要做好防雨、護腳措施，給足部更細緻的呵護。糖尿病患者在雨天出行時一定要帶上雨具，儘量不要讓雙腳沾上髒水，以免被細菌感染，引起足部病變。如果腳上的傷口不小心接觸到髒水，回家後應及時用清水沖洗乾淨，必要的話，可採取一些消毒措施來防止感染惡化，或者去醫院尋求醫生的專業幫助。

併發糖尿病足 宜 中藥泡腳

糖尿病患者可用艾葉、紅花、草烏、川穹、透骨草、伸筋草等中藥一起煎成藥水來泡腳，能刺激下肢及足部穴位和經絡，改善下肢及足部的血液循環，從而達到呵護足部、強身健體的目的。經常用此方泡腳，還能有效改善足部發涼、疼痛的狀況，消除感染，防止糖尿病足惡化。需要注意的是，泡腳水的溫度不宜過高，每次足浴的時間以20~30 分鐘為佳。

併發糖尿病足 宜 慎用碘酒

碘酒消毒是處理外傷的常見做法，但糖尿病患者受傷後，傷口局部不應使用碘酒消毒。因為碘酒的主要成分是酒精、液態碘，具有一定的刺激性，糖尿病者若用碘酒消毒，很容易造成傷口擴大、加深，形成潰瘍。另外，糖尿病患者受傷後最好也不要用顏色較深的藥液，如紫藥水等，以免遮蓋傷口異常，耽誤治療時機。

糖尿病患者 宜 警惕視網膜病變

視網膜病變是常見的糖尿病併發眼病之一。研究顯示，患糖尿病的時間越長，併發視網膜病變等眼部疾病的概率也就越高。這是因為長期的高血糖狀態會損傷視網膜的毛細血管壁，並且容易形成血栓和血瘀，導致血管破裂。視網膜病變若沒有被及時發現並進行早期干預，會使患者最終發展成失明。因此，糖尿病患者要重視視網膜病變的預防，早期的預防和治療一般能收到理想的效果，從而避免嚴重眼病的發生。

糖尿病患者宜警惕白內障

有統計顯示，約有 60% 的白內障患者同時併發糖尿病。糖尿病併發白內障的治療要先控制血糖，以抑制白內障進展。當血糖控制比較好時，可以考慮手術治療白內障。在進行白內障手術時，要特別謹慎，應根據眼底病變的分期及白內障晶體混濁程度來決定是先治眼病還是先做手術，或者兩者同時進行。在白內障手術兩周後，糖尿病患者最好再做一次眼底熒光造影。

糖尿病患者宜警惕屈光不正

屈光不正通常包括遠視、近視及散光。有些糖尿病患者可能會發現自己的視力經常變化，一會兒近視，一會兒又變成遠視或散光。這其實是由於血糖的劇烈波動引起的波動性屈光不正：當血糖急劇升高時，患者的視力會由正視眼變成近視眼，或老花眼症狀減輕；當血糖降低時，又恢復為正視眼，需要佩戴老花鏡。當糖尿病患者出現這種視力變化的時候，要引起重視，及時採取相應的對策。

糖尿病患者宜防青光眼

青光眼是一種嚴重的致盲性眼病，糖尿病患者不可疏於防治。糖尿病可使眼房水外流不暢，誘發開角型青光眼；也會使眼部供血不足，導致青光眼性視神經損傷，誘發眼壓性青光眼；還會使眼晶體腫脹，引起繼發性閉角型青光眼；最嚴重的是糖尿病患者視網膜病變引起的新生血管性青光眼。青光眼一開始並沒有明顯的不適症狀，往往到視力受損嚴重時才被發現，因此早期的預防和診斷非常重要。

糖尿病患者宜注意視突病變

糖尿病患者尤其是老年糖尿病患者，要警惕缺血性視突病變。缺血性視突病變又稱血管性假性視乳頭炎，主要的症狀是視力和視野的突然變化，往往表現為視力驟降（甚至失明），視野變窄，出現生理盲點。當血糖過高時會使視神經血小管出現循環障礙，或損傷視神經軟腦膜血管，從而導致視乳頭缺血、水腫，眼壓過高或過低，影響正常的視功能。

糖尿病患者宜防乾眼症

糖尿病患者容易併發眼部疾病，所以在平時的生活中要注意用眼衛生，預防乾眼症。最好能做到以下幾點：多吃綠色蔬菜及水果等富含維他命與優質蛋白的食物，以增強視力，保護眼部健康；不要長時間使用電腦或在昏暗的燈光下看書，以免增加眼部的負荷；儘量不要戴隱形眼鏡，並多做眼部運動緩解視疲勞；多喝枸杞子決明子茶，以養陰明目，修復病變角膜。

宜警惕眼球運動神經麻痹

糖尿病容易引起周圍神經病變，使供應眼瞼神經的小血管缺血，導致患者出現眼球運動神經麻痹。糖尿病患者在出現眼皮耷拉、眼睛睜不開時，千萬不要以為是眼病或肌無力，錯誤地進行針灸、理療等治療，以免加重病情。其實，對於糖尿病引起的眼球運動神經麻痹，要及時就醫，積極控制血糖，當血糖得到控制後，微血管及受損神經功能都能得到改善，眼球的運動麻痹症狀自然也能得到緩解。

糖尿病併發眼病宜定期檢查

糖尿病患者應定期做眼部檢查，以便及時發現眼部病變，及早治療。眼部檢查的主要項目有：散瞳眼底檢查，即在眼內點滴散瞳藥物，醫生利用眼底鏡對視網膜進行詳細檢查；免散瞳眼底照相檢查；眼底熒光血管造影檢查，這項檢查可以發現肉眼不可見的病變；眼科超聲波檢查，通過眼部超聲波檢查能大致判斷眼底有無新生血管膜、有無視網膜脫落等情況；眼部 OCT（光學相干斷層掃描）檢查，可以用來檢查黃斑有沒有水腫。

糖尿病併發眼病宜正確治療

在被確診為糖尿病併發眼病後，患者需要在嚴格控制血糖的同時進行眼部疾病的治療。可以通過中藥來利水消腫、散結化瘀，從而達到改善微循環、保護視力的目的。除了藥物療法外，激光和玻璃體手術也是有效治療糖尿病併發眼病的手段。視網膜激光光凝術能夠抑制新生血管或微血管瘤的破裂，修復視網膜損傷，減少虹膜紅變、玻璃體積血、牽拉性網脫等眼部病變的發生；玻璃體切割手術可去除視網膜內的出血或異物，有效提高視力。

宜 瞭解糖尿病併發腎病

糖尿病併發腎病是發病率較高、危害較大的糖尿病併發症。美國醫學家研究發現，遺傳因素是導致糖尿病併發腎病的重要因素。除遺傳因素外，糖尿病患者往往由於內分泌失調，體內胰島素不足，容易導致腎血流量和腎小球過濾升高，進而損害腎臟。長此以往，腎臟會漸漸發生一些病變，如腎臟肥大、腎小球硬化、腎小管間質損害、腎血管損害等。

糖尿病併發腎病 宜 早防治

對糖尿病併發腎病一定要早發現、早治療，才能收到良好的控制效果，逆轉病情。通常，前三期糖尿病併發腎病是可逆的，此時進行干預和治療，往往能收到良好的治療效果，康復概率很高。但在這個階段，患者一般感覺不到明顯的症狀，並且普通的常規化驗無法檢測，所以漏診的概率很高。因此，糖尿病患者最好定期進行尿微量白蛋白檢測，以便及早發現，最大限度地防止尿毒症等嚴重腎病的發生。

糖尿病併發腎病 宜 防尿毒症

糖尿病是尿毒症的一個重要誘因，40%~50% 的尿毒症患者是從糖尿病發展過來的。尿毒症的前期是糖尿病併發腎病，隨著病程的發展，腎臟功能逐漸衰竭，腎臟代謝紊亂，各種腎臟病的綜合症開始出現。不同患者的尿毒症症狀、各系統症狀發生的時間順序也可能不一樣。糖尿病患者在平時最好選用腎毒性較小的控糖藥物，並定期做尿微量白蛋白和腎功能檢查，以防範尿毒症的發生。

糖尿病併發腎病 宜 防水腫

糖尿病患者對眼瞼水腫不可大意，因為它有可能暗示著腎臟疾病。糖尿病併發腎臟病變會導致腎小管中對水、鈉的重吸收增加和瀦留，從而引起水腫。糖尿病併發腎病引起的水腫一般從下肢開始，然後擴展到眼瞼和面部，最後發展至全身。糖尿病患者一旦發現身體有異樣水腫，就要高度警惕，及時去醫院篩查，以在腎功能改變之前及時控制病情。在治療上，除了積極降糖，同時要關注血壓、血脂等指標，避免加重腎損害。

糖尿病併發腎病 宜 正確治療

糖尿病併發腎病也是致死率較高的糖尿病併發症之一，所以糖尿病患者若併發腎病，一定要及時去醫院接受正規治療。一般來講，糖尿病併發腎病的治療主要包括以下幾方面：控制血糖和血壓，改善異常的腎血流動力學；控制飲食，多攝入優質蛋白，提高機體免疫力；早期尿毒症患者，需要進行血液透析或腹膜透析，以保護存留的腎臟功能；晚期或末期腎病者，由於腎衰竭比較嚴重，最好的治療辦法就是腎移植。

宜 瞭解糖尿病併發高血壓

臨床上，50% 的糖尿病患者會併發高血壓。患者體內的高血糖水平會刺激胰島素的分泌，促進腎小管對鈉的吸收，引起鈉瀦留，易刺激交感神經興奮，加速血管的收縮，使血壓升高。糖尿病併發高血壓會明顯增加中風和冠心病的可能性，同時併發高血壓也是腎臟病變和視網膜病變的誘發因素之一。但由於併發高血壓在早期無明顯的症狀，所以往往容易被人們忽視。

宜 防糖尿病併發高血壓

糖尿病併發高血壓的危害性非常嚴重，可加速糖尿病併發大、微血管病變的惡化，其患病率為一般人群的 1.7~5 倍。因此，糖尿病患者平時應預防高血壓的發生，養成定期測量血壓的良好習慣。當發現血壓升高時，除了應嚴格按照醫生要求服藥，努力將血壓控制在 130/80mmHg 以下外，還要控制體重，戒煙，盡可能少飲酒，並採取低鹽飲食。

糖尿病併發高血壓 宜 正確降壓

糖尿病患者在併發高血壓時，最好在醫生的指導下進行合理的治療，避開以下幾個謬誤區：1. 憑自己的感覺估計血壓高低，每個人對血壓升高的耐受性都不同，若根據自己的感覺來估計血壓高低，很容易延誤治療；2. 血壓一下降立即自行停藥，如果血壓一降低就馬上停藥，容易因血壓波動較大引起心、腦、腎等併發症發生；3. 不注意服藥方法，血壓控制不平穩；4. 不顧自己身體情況盲目降壓。

併發高血壓病 宜/ 醒來先服藥

有些併發高血壓病的患者習慣清晨起來先晨練，然後進食早餐，等一切妥當之後再服降壓藥；這非常不利於心、腦、腎等重要臟器的健康。因為人體的血壓在 24 小時中是動態變化的，一般來說白天工作期間血壓增高，夜間睡眠時血壓下降，而血壓在一覺醒來起床之前的這一時刻會迅速升高。清晨往往是心腦血管疾病高發的時間段，並且最高峰是在醒後的最初 3 小時。所以，糖尿病併發高血壓的患者宜醒來先服藥，然後再做其他的事情。

併發心腦血管病 宜/ 降脂

糖尿病患者若出現血脂異常，很容易引起心腦血管併發症。血液中低密度脂蛋白膽固醇水平的升高，會加速動脈粥樣硬化斑塊的形成，從而導致心腦血管疾病的發生。血脂高的糖尿病患者，在降糖的同時，也要注意降脂，抗動脈粥樣硬化治療，以降低心腦血管疾病的發生率。雖然降脂藥有一定的副作用，但只要在醫生的指導下合理用藥，並定期做血脂、肝功能等相關檢查，就可以安全降脂，幫助控糖，減少併發心腦血管病。

併發腦血管病 宜/ 防中風

缺血性中風，又稱腦梗塞，是由於腦部供血障礙，缺血、缺氧而引起的局限性腦組織的缺血性壞死或腦軟化。糖尿病是缺血性中風的一個重要危險因素，糖尿病患者發生腦梗死的概率比非糖尿病患者要高出 2~4 倍，以中老年患者較為常見。中風的發生與長期高血糖水平引起的血管病變密切相關，因此糖尿病患者血糖、血脂、血壓，控制要達標，減輕體重，以便預防中風的發生。

宜/ 瞭解糖尿病併發皮膚病

糖尿病會引發一些皮膚病，給患者帶來困擾，甚至影響其正常生活。糖尿病引發的皮膚病主要有皮膚發黃、皮膚瘙癢和皮膚感染。皮膚發黃是由於胡蘿蔔素的沉澱而引起的，患者若減少胡蘿蔔素的攝入量，發黃症狀會減輕；皮膚瘙癢是一種頑固全身病，在糖尿病早期比較常見；皮膚感染主要是癤腫、毛囊炎、膿皰病和癰等細菌感染，如手癬、股癬、足癬等癬病，是由真菌感染造成的。

併發皮膚病 宜 注意護理

糖尿病及其慢性併發症可影響皮膚。當糖尿病患者發現皮膚感覺瘙癢、乾燥、潰爛難癒合、發紅、腫脹等症狀時，應立即到醫療機構專科門診就醫。但是，最重要的是控制血糖水平，平時保持皮膚清潔，每天用性質溫和的沐浴露洗澡，力度輕柔、水溫溫和，每次清潔後用保持濕潤的護膚品塗抹在皮膚上。平時理髮或刮臉時注意衛生，防止感染，外出時可適當用些防曬霜。另外，要少吃煎炸、辛辣、精加工食品和少喝酒，平時多喝水，多吃蔬菜，以保持皮膚濕潤。

糖尿病併發皮膚病 宜 早防

糖尿病患者平常預防皮膚病變的措施主要有：每天做好皮膚清潔，避免使用刺激性較強的清潔劑；注意潤膚，緩解皮膚乾燥狀況；儘量選擇全棉的貼身衣服，並勤加換洗，保持床單和被套乾燥清潔；局部瘙癢嚴重的可適當用一些止癢藥物，或者在醫生指導下使用抗組織胺藥物，不要直接用手抓或硬撐；儘量少吃煎炸、辛辣等燥熱食物，多喝水，多吃新鮮蔬菜、瓜果，保持皮膚濕潤。

宜 瞭解糖尿病併發神經病變

糖尿病會引起周圍神經病變，這是極易被糖尿病患者忽略的一種併發症。早期的神經病變並沒有明顯的症狀，有可能只是感覺手指尖或腳趾尖略微有麻木、刺痛感，有些患者還可能有腳底皮變厚的感覺，走路有點不穩；還有的會表現為「神經痛」，患者的手掌、腳掌、手背、腳背等會像觸電一樣感覺麻麻的，在天氣變熱或變冷時尤其明顯。糖尿病患者最好定期去神經科做相關檢查，以實現早發現、早治療。

糖尿病併發神經病變 宜 正確治療

糖尿病併發神經病變的一般治療包括控制血糖、血壓、血脂，使其保持在正常範圍；藥物治療，如甲基維他命 B_{12}（彌可保）、尼莫地平、神經生長因子、肌醇等。疼痛比較嚴重的患者，可局部塗用辣椒辣素，同時口服卡馬西平、阿米替林等藥物；腹瀉者可使用可樂定；便秘者可使用通便靈等；胃輕癱者可使用嗎丁啉等；膀胱無力者可按摩下腹，加壓促膀胱排空。

糖尿病併發脂肪肝 宜 控好血糖

糖尿病併發脂肪肝的概率很高，在 1 型肥胖糖尿病患者中，發生率可超過 50%，血糖控制不良、血脂較高者更易發生脂肪肝。脂肪肝一般沒有明顯的症狀，有時僅表現為肝臟腫大、肝功能輕度異常（如轉氨酶升高），超聲波檢查可協助診斷。在治療方面並無特效藥物，關鍵是要有效地控制糖代謝紊亂，使血糖恢復正常。當糖尿病得到良好的控制後，脂肪肝也可好轉或完全消失。

宜 瞭解糖尿病併發骨關節病

糖尿病併發骨關節病包括骨質疏鬆、關節強直、骨質增生、關節周圍炎等，輕者骨及關節疼痛，活動受限；重者關節畸形，失去功能。糖尿病患者併發骨關節病與糖尿病神經、血管病變有一定關係，也與缺鈣有很大的關係。糖尿病患者平時要積極控制糖尿病，避免關節過度負重與疲勞，保護關節及骨骼勿受外傷，也可以適當口服鈣劑及維他命 D，年齡較大、骨質疏鬆較明顯的患者可使用降鈣素，如益鈣寧。

宜 防糖尿病併發關節炎

糖尿病患者併發關節炎的概率較低，早期的糖尿病併發關節炎是可逆的，但是若拖到晚期，就會造成嚴重後果。糖尿病患者的關節炎大多發生在足部或膝關節、肘關節等，具體可能表現為：關節鬆弛，活動時有摩擦聲；局部有發熱、腫脹和疼痛感，皮膚敏感性降低；肩、指及髖關節對稱地發生滑膜炎。為了預防關節炎併發症的發生，糖尿病患者在平時最好嚴格控制飲食，堅持適當的鍛煉，並隨時注意關節的變化。

宜 警惕糖尿病併發胰腺癌

胰腺癌是一種致死率很高的惡性腫瘤，而糖尿病是胰腺癌的高危因素。糖尿病患者體內的高血糖環境適合胰島腫瘤細胞的增殖和生長。另外，胰腺長期受到高血糖的慢性刺激，容易癌變。糖尿病併發胰腺癌的例子在臨床上並不少見，因此，糖尿病患者（尤其是年齡較大者）一旦出現血糖波動異常，最好去篩查腫瘤標誌物，以儘早發現胰腺癌，避免錯過最佳治療時機。

宜 防糖尿病併發面癱

糖尿病的主要表現是高血糖，當機體長期處於高血糖狀態時，容易導致糖代謝紊亂和微血管病變。一旦這種病變發生在面部周圍神經，就會引起面神經麻痹（俗稱面癱）。雖然糖尿病引起面癱的概率不是很大，但面癱會對患者的日常生活造成影響，影響正常的人際交往。糖尿病患者一旦發現面部出現異常變化，要及時就診，在控制血糖的同時配合常規的面癱治療，並注意避免吹風或著涼。

宜 防糖尿病併發胃腸病

胃腸病是常見的糖尿病慢性併發症之一，其病變可發生在從食管至直腸的消化道的各個部分。1 型糖尿病患者早期即有併發胃腸道功能紊亂的趨勢，而 2 型糖尿病患者則隨著病程的延長，胃腸道症狀的發生也會增高。糖尿病併發胃腸病的發病率為 30%~76%，但出現明顯的消化道症狀者僅佔糖尿病患者的 20%~40%，所以糖尿病患者一定要控制好血糖，警惕糖尿病併發胃腸病。

宜 防範胃腸運動障礙

有糖尿病專家研究發現，約 70% 的糖尿病患者在消化食物期間，存在胃腸運動障礙。胃腸部也與心臟一樣能產生自發、節律性的電活動，而糖尿病患者往往有胃動過速、胃動過緩或混合性胃電節律紊亂（胃動過速與胃動過緩交替出現）的症狀。這種胃腸運動障礙臨床表現為胃脹、便秘、腹瀉或便秘腹瀉交替等症狀，較易被忽視，任其發展的話，會引起一些嚴重的併發症，糖尿病患者宜加強防範。

宜 防糖尿病併發膽石症

患有糖尿病的人，得膽石症的概率要比正常人高很多。膽結石一般是由於膽汁成分比例失調、膽囊炎症引起的，而糖尿病患者往往由於脂代謝異常，容易造成膽汁中膽固醇含量的增加，形成結石；此外，糖尿病患者較易發生內臟自主神經功能紊亂和微血管病變，這會影響膽囊的收縮和充盈功能，使膽汁不能順暢流出，膽汁淤積便會導致膽石症。因此，糖尿病患者最好定期做肝膽超聲波，以便及早發現和治療膽石症。

宜 防糖尿病併發痛風

痛風是由嘌呤代謝異常引起的關節病，與尿酸產生過多、排出量減少有關。而糖尿病患者由於脂肪、蛋白質、水和電解質等代謝紊亂，往往體內尿酸值較高，因此就容易引起痛風。尤其是較肥胖、伴有脂代謝異常及胰島素抵抗的患者，出現痛風的概率更大。糖尿病患者在控糖的同時要兼顧痛風的防治，做好尿液 pH 值的監測。若 pH 值較低，可適當飲用梳打水等鹼性飲料，以促使尿酸通過尿液排出。

宜 防糖尿病併發尿道感染

糖尿病患者的免疫力較差，機體抗菌能力也相對較弱，並且高血糖水平使得尿液中的葡萄糖含量很高，有利於細菌的繁殖，因此發生尿道感染的概率比正常人高很多。糖尿病併發尿道感染不可輕視，若不正確加以防治，任其發展的話，就會導致腎臟功能受損，嚴重的話會發展成腎衰竭。糖尿病患者被確診為尿道感染後，需要配合醫生進行相關檢查和試驗，以選準抗生素，徹底治癒。

宜 用蜂蜜治療糖尿病潰瘍

糖尿病患者往往機體循環不良，免疫力下降，一旦出現潰瘍，則較難治癒。美國有醫學專家研究發現，蜂蜜對治療糖尿病潰瘍十分有效。蜂蜜中富含單糖與維他命，同時也含有礦物質、蛋白質、有機酸等營養成分，能充分提供潰瘍癒合所需的營養，促進潰瘍癒合。可將蜂蜜直接塗抹在潰瘍處，不僅能快速殺滅細菌，還能防止細菌再生，這個方法簡單、易操作，且成本較低，及時使用能幫助一些潰瘍嚴重的糖尿病患者免去截肢之苦。

宜 活血防治糖尿病併發症

糖尿病的很多併發症，如高血壓、冠心病、腦血管病等都是由於血管病變、血液流通不暢所導致的。從中醫角度來看，即瘀血阻滯經絡，從而導致身體出現一系列問題。因此，糖尿病患者宜重視活血抗栓治療。患者可以口服阿士匹靈及一些活血化瘀的中成藥，但當瘀血比較嚴重且伴隨一些併發症狀時，最好選用活血化瘀的中藥湯劑，或者靜脈注射活血化瘀的中藥製劑，比如血栓通注射液、葛根素注射液等。

宜 吃阿士匹靈防血管病變

糖尿病患者易發生大、微血管病變，比如心腦血管病變、視網膜病變、腎臟病變等。在控制血糖的同時適當服用一些阿士匹靈，能幫助抑制環氧化酶的產生，抑制血小板聚集功能，發揮抗栓作用，從而保護血管，防止血管併發症的發生，大大降低糖尿病患者的心肌梗塞發生率。尤其是有冠心病、心肌梗塞、中風等病史者，最好及早進行阿士匹靈治療。需要注意的是，腸胃功能不好的患者在服用阿士匹靈時應警惕胃黏膜損害及胃腸道出血的情況。

糖尿病患者忌忽視異常出汗

糖尿病患者要警惕以下幾種異常出汗症狀：❶ 出冷汗，並伴有乏力、心慌、饑餓感等症狀，需要警惕低血糖發生；❷ 出汗異常增多，並伴有心慌、煩躁、脈搏快、消瘦等症狀，應考慮糖尿病併發甲亢的可能；❸ 局部出汗或半邊汗，同時伴有劇烈的頭痛、嘔吐、偏癱等，要警惕是否併發中風；❹ 夜間盜汗，這往往是併發肺結核的信號；❺ 汗液帶尿臭味，並能在皮膚上形成結晶，要警惕糖尿病併發腎病的風險。

糖尿病患者忌忽視記憶力衰退

有醫學專家認為，當人長期處在高血糖狀態時，往往會比較健忘。這是因為高血糖或糖尿病患者的大腦中與記憶功能有關的區域——海馬體的面積比普通人要小。此外，高血糖會刺激腦神經元，促進 β - 澱粉樣蛋白的生成，從而使大腦內澱粉樣蛋白斑塊增多，進一步誘發老年癡呆。因此，糖尿病患者在發現自己記憶力減退的時候，一定要採取一些措施增強自己的大腦功能，以預防糖尿病併發老年癡呆。

忌 忽視糖尿病併發耳病

糖尿病患者容易併發微血管病變，如果耳蝸的神經因小血管的狹窄或閉塞受到損傷，就會出現耳鳴、耳聾、眩暈等症狀，國外學者稱之為「代謝性耳病」。糖尿病患者若對這種聽力問題不加重視，沒有及時採取防治措施，就有可能會發展成不可逆的耳聾。因此，糖尿病患者除了嚴格控糖外，還要注意遠離聒噪環境，減少耳機使用率，最好避免使用耳毒性藥物，並定期檢查聽力，發現異常時要及時治療。

糖尿病患者 忌 忽視腹瀉

腹瀉是日常生活中常見的症狀，正常人腹瀉一般不會對身體造成嚴重的影響；但是糖尿病患者若處理不好腹瀉，容易產生意外。急性腸胃炎症引起的腹瀉，會使糖尿病患者產生應激性高血糖，使病情波動。糖尿病患者在出現腹瀉的時候，最好在醫生的指導下調整用藥，在殺滅腸道細菌的同時維持血糖的平穩。

忌 忽視糖尿病併發肺炎

肺炎會對人體健康構成極大的威脅，糖尿病患者患肺炎的概率要比普通人高 6 倍，並且因感染肺炎致死的概率也比一般人高很多。對糖尿病患者來說，高血糖狀態會使白細胞吞噬和殺菌力大幅下降，機體抗病能力下降，給肺炎球菌在呼吸道的繁殖提供了便利條件，導致肺部受感染的機會增加。糖尿病患者積極控制同時注意防護各種感染，特別是季節交替季。糖尿病患者可以接種肺炎等疫苗，以防止肺炎的發生。

忌 忽視糖尿病併發肩周炎

糖尿病患者要小心糖尿病併發肩周炎，尤其是長期久坐者。這是因為高血糖會造成肩關節周圍小血管壁的損傷，使肩關節周圍軟組織供血不足，從而易使肩周磨損，引發肩周炎。糖尿病併發肩周炎時，除了要嚴格控制血糖外，還需配合肩周的局部治療，如服用一些祛風散寒的中成藥，並用推拿、針灸、火罐等進行輔助治療，且儘量避免外傷和服用止痛藥。

忌 忽視糖尿病併發前列腺炎

前列腺炎是中老年男性糖尿病患者常見的併發症之一。糖尿病若合併膀胱自主神經病變、逼尿肌收縮功能下降，從而導致排尿出現障礙，誘發前列腺炎。因此，男性糖尿病患者平時如果發現自己排尿時有異常的疼痛感，就需要警惕了，最好在檢查糖尿病併發症的同時進行前列腺檢查。如若前列腺增生需要手術的患者，待血糖控制達標後進行手術治療，以免影響傷口癒合。

糖尿病患者 忌 忽視不育

很多人可能不知道，糖尿病會損害男性精子，使精子質量下降，導致男性不育，男性糖尿病患者與正常人相比，其生育能力下降約 50%。1 型糖尿病影響了機體自身免疫反應，從而可能導致精子發生紊亂和生殖細胞死亡；2 型糖尿病往往伴隨著胰島素抵抗、肥胖以及相關併發症，這會使男性出現精液參數異常及血清睾酮下降，從而引發不育。因此，男性糖尿病患者尤其要重視生殖健康，積極控糖並且鍛煉身體。

忌 忽視糖尿病併發陽痿

陽痿也是較易被忽視的糖尿病併發症。研究顯示，男性糖尿病患者的陽痿發生率比正常人高很多。這是因為機體的高血糖水平會引起微血管以及自主神經的病變，導致陰莖的血管腔變狹窄，血管壁鈣化，從而影響了陰莖的血液供給，造成陽痿。男性糖尿病患者若出現陽痿症狀，要及時配合醫生進行治療，一般當血糖得到控制、身體機能得到恢復之後，陽痿的症狀便會自行消失。

糖尿病患者 忌 忽視無痛性心梗

有些糖尿病患者由於併發糖尿病周圍神經病變，對疼痛不敏感，甚至心梗發作時，也感覺不到明顯的疼痛，僅僅是出現冒汗、心慌或昏厥感。對於這種無痛性心肌梗塞，糖尿病患者一定要引起高度重視，如果出現了無痛心梗而渾然不覺，則會延誤治療，對身體產生較大的傷害。糖尿病患者若要避免無痛心梗的發生，則需做好綜合防治，嚴格控糖，調脂，抗栓，抗生動脈粥樣硬化治療，養成良好的作息習慣，還要定期去醫院做相關檢查。

糖尿病患者 忌 忽視破傷風

破傷風是由破傷風桿菌侵入人體後引起的一種急性疾病，破傷風桿菌能在傷口深部的缺氧環境中迅速生長和繁殖，毒性很強，可作用於神經系統，使全身出現特異性感染，致死率較高。糖尿病患者由於免疫力和抗菌能力較差，一旦感染破傷風，比普通人更難癒合，對健康的威脅也更大。因此，糖尿病患者受了外傷，尤其是被生鏽的鐵器扎傷或沾染泥土後，要格外注意，應及時注射破傷風抗毒素。

第九章

糖尿病不同人群調養宜/忌

如今，糖尿病的發病率越來越高，患糖尿病的人越來越多，而不同人群得了糖尿病之後，症狀表現也不盡相同；所以在用藥治療、飲食控制、運動方式等方面也不能用一刀切。也就是說，不同人群在治療調養時要根據自己年齡特點、身體狀況，選擇合適的調養方案。

宜 瞭解兒童糖尿病發病特點

兒童糖尿病起病多急驟，不易被覺察，其中半數以酮症酸中毒起病，且年齡越小，酮症酸中毒發生率越高。研究表明，近 1/3 的患兒在出現酮症酸中毒時才能被明確診斷，而部分患兒因診斷不明確，臨床上誤輸葡萄糖反而會引起嚴重症狀的發生。所以，家長宜知道兒童糖尿病發病特點，當發現孩子平時煩渴、尿多、極度乏力、頭痛、噁心、嘔吐、食慾不振時，不要掉以輕心，尤其是有家族糖尿病史者更要注意。

宜 瞭解糖尿病對兒童的影響

兒童時期是一個人生長發育最快的時期，需要補充足夠的營養。但糖尿病兒童又需要控制飲食，以便更好地控制血糖。如果糖尿病患兒的病情控制得不好，病程較久就會影響正常的生長發育，導致身材矮小、智能低下，過早發生白內障、視力障礙，甚至失明。通常，只要糖尿病兒童在日常生活中注意生活細節，注意飲食的營養均衡和熱量控制，控制好血糖值，使病情得到良好的控制，他們的生長發育是不會受到影響的。

宜 會判斷孩子是否患有糖尿病

兒童糖尿病的診斷和成人標準一樣，正常血糖水平為空腹血糖 3.89~6.1 毫摩爾／升，以及餐後 2 小時血糖小於 7.8 毫摩爾／升。如果兒童出現多飲、多食、多尿、體重減輕等糖尿病典型症狀，並在一天中不止一次空腹血糖大於或等於 7.0 毫摩爾／升，或餐後 2 小時血糖大於或等於 11.1 毫摩爾／升，那麼即可確診為糖尿病。

宜 注意觀察孩子小便情況

家長平時要注意觀察孩子小便的情況，通常，嬰幼兒排尿次數較多，每天排尿 10~20 次，應視為正常的生理表現；學齡前和學齡兒童，每天排尿 6~7 次，尿量為 1000 毫升左右。如果發現孩子小便頻繁，每日次數可達 20 餘次，尿量達 3000~4000 毫升，或發現孩子尿液貼腳發黏時，家長就要警惕孩子是否患了糖尿病。一般情況下，血糖越高，尿量越多，排糖也越多，如此造成惡性循環。

孩子出現乏力 宜 引起重視

孩子本來處於精力較為旺盛的生長發育期，應該多動；但突然在一段時間內總喜歡待在家裡，不喜歡戶外活動，精神較為萎靡，就有可能是糖尿病的前兆。因為糖尿病患者由於代謝紊亂，不能正常釋放能量，組織細胞失水，電解質異常，從而會導致全身乏力、精神不振。所以，當孩子經常出現乏力時，家長要加以重視。

孩子突然飯量大增 宜 引起重視

生活中，很多家長總怕孩子營養不夠，一個勁兒地逼孩子吃飯，認為孩子吃得多是生長發育的需要，是身體健康的標誌。所以，當孩子飯量突然大增時，家長往往容易忽視，甚至會給孩子補充高熱量、高脂肪的食物，反而加速了糖尿病的發生、發展。因此，家長應密切觀察孩子的飲食，一旦發現孩子飯量大增而體重下降（不長體重），不可輕視，應及時就診，檢查是否得了糖尿病。

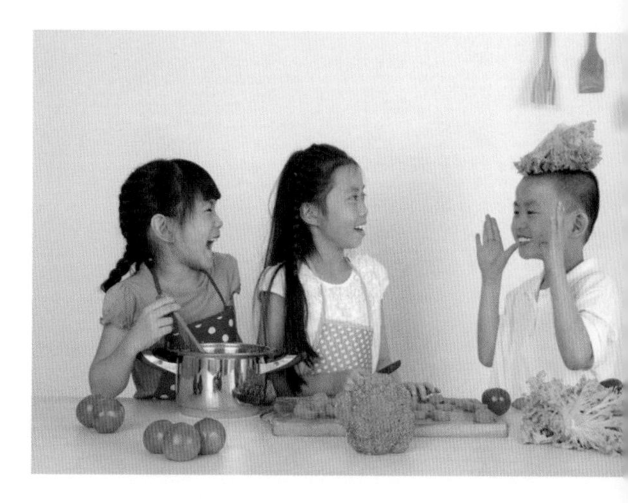

孩子口渴、消瘦 宜 引起重視

糖尿病患兒由於血糖過高，就會通過尿液排出，使其尿量猛增。由於多尿，水分丟失過多，發生細胞內脫水，會刺激口渴中樞。因此排尿越多，飲水越多。糖尿病患者由於機體不能充分利用葡萄糖，使脂肪和蛋白質分解加速，消耗過多，體重下降，易出現消瘦。因此，當孩子出現口渴、消瘦的症狀時，家長最好帶孩子去醫院查一下血糖，診斷是否得了糖尿病，以便做到早發現、早治療。

宜 警惕孩子傷口反復感染

孩子多食、多飲、多尿，需要引起家長的注意。當孩子磕碰受傷後，傷口反復出現感染，久不癒合，也要警惕是否患了糖尿病。另外，1 型糖尿病的發病原因之一就是病毒感染後導致胰島 β 細胞自身免疫性破壞，引起胰島素分泌不足。所以當孩子傷口出現反復感染時，家長最好帶孩子及時去醫院檢查，排除糖尿病的可能性。

肥胖兒童宜預防糖尿病

過去，糖尿病是以中老年為主體，如今越來越趨於年輕化。兒童往往因不合理飲食、缺乏鍛煉，特別是多吃碳酸類飲料、高脂肪食物引發肥胖，而肥胖則是引起兒童糖尿病的一個重要誘因。因此，肥胖兒童要預防糖尿病的發生和發展，平時最好做到以下幾點：控制孩子的飲食；粗細糧搭配，少吃油炸食品，副食蔬菜種類要多；不要給孩子吃含色素、防腐劑的食品和含糖、含碳酸的飲料；幫助孩子建立良好的運動習慣。

春季宜警惕兒童糖尿病

春季是兒童糖尿病的高發季節，這可能與春季病毒活躍、比較容易受感染有關。一般來說，糖尿病患兒大多本身存在糖尿病易感基因，在受感染或接觸外界毒物的時候，機體免疫功能極易被改變，胰島 β 細胞容易因此受損傷，會導致胰島素分泌不足，出現糖代謝紊亂，誘發糖尿病。因此，有糖尿病史的家庭，在春季要注重對孩子的防護，尤其是肥胖兒，更要警惕糖尿病的發生。

糖尿病患兒宜學會自我管理

雖然目前糖尿病是一種終身性疾病，但糖尿病是一種可以治療性疾病。糖尿病是伴隨一生的疾病。因此，糖尿病患兒隨著年齡的增長要逐漸參與糖尿病的治療和管理，這樣才能更好地控制病情。一般而言，患兒從 7~8 歲開始就應該逐漸瞭解自己每天應該吃什麼，不應該吃什麼以及應該吃多少，逐漸培養他們在飲食方面的自我控制能力。不僅如此，患兒還要逐漸學會自我檢測、血糖，年齡大一些的患兒還應學會自己注射胰島素，並且要掌握更多糖尿病的防治知識和技能。

糖尿病患兒宜常測血糖

合理、準確、及時的血糖檢測對糖尿病患兒，特別是應用胰島素治療的患者，及時調整治療方案提供了依據。但如果糖尿病患兒不能堅持測血糖，血糖過高時也沒能及時採取有效措施，則容易使病程加速，增加併發症的風險。因此，糖尿病患兒要堅持測血糖，尤其是 1 型糖尿病患兒，1 周至少安排 1 天測血糖，血糖不穩時宜在 2 周內連測 3 天，作多點檢測，每天按早、中、晚三餐前、三餐後 2 小時及睡前共測 7 次。

糖尿病患兒 宜/ 積極運動

研究發現，運動可以促進血液循環，減輕體重，緩解輕、中度高血壓，提高胰島素的敏感性，改善血脂情況和心肺功能，促進新陳代謝，對糖尿病患兒的生長發育能起到良好的輔助作用。專家建議：患兒每天要運動鍛煉 2 次，運動要有規律，強度由低到中，循序漸進；運動以餐後 0.5~1 小時後進行為宜，最好不要空腹運動。

糖尿病患兒 宜/ 保證蛋白質的攝入

由於糖尿病患兒生長發育旺盛，而且體育活動較多，所以對其飲食控制不能像成年患者那樣固定而嚴格，應適當放寬。尤其是蛋白質是生長發育必不可少的物質，蛋白質一定要足夠，蛋白質中的氨基酸能刺激胰島分泌。所以，兒童攝入蛋白質的比例應適當提高，可按每天每千克體重 1.5~2 克來供給，約佔總熱能的 20%。

糖尿病患兒 宜/ 補足維他命

研究發現，維他命與糖尿病關係密切，患兒平時要注意維他命的補充，還要適當增加鉀、鎂、鈣、鉻、鋅等元素的補充，因為缺鋅可致胰島素分泌減少，鉻能激活胰島素，對碳水化合物有直接作用，並可促進蛋白質合成。久病或病情控制不佳的患兒，可發生人體必需氨基酸、維他命及無機鹽（鈣、磷、鎂、鋅、鐵、錳、硒等）多種營養成分的缺乏，這時可在醫生的指導下從飲食中或以藥物的形式補充，以保證身體生長發育的需要。

糖尿病患兒 宜/ 放棄甜品

糖尿病患兒應該放棄一切含糖的食品，凡是含有單糖或雙糖的食品，如蔗糖和各種糖果、甜食以及各種飲料和冷飲都應儘量少吃。患兒如果愛吃甜食，最好選擇使用甜味劑（甜葉菊或木糖醇）製作的食品。需要注意的是，如果患兒有可預見的較多體力活動時，應在活動前攝入適量的糖類，以防低血糖的發生。在節日期間，含糖的食品對患兒是個誘惑，應對其給予特別的關心和教育，使其能自我約束。

糖尿病患兒加餐宜注意事項

加餐是指三餐之外的規律進食，糖尿病患者的飲食提倡少食多餐，患兒也不例外。糖尿病患兒的加餐應由主食、含糖量低的蔬菜和水果、無糖飲料組成。需要注意的是，加餐的主食用量應從鄰近的正餐中扣除；進食水果要與主食互換，如食用含糖量低的水果 200 克，應扣除鄰近正餐的主食 25 克。

糖尿病患兒宜防低血糖

當血糖低於 3.9 毫摩爾 / 升時，患兒可能會出現低血糖的症狀。最初的症狀是有饑餓感、興奮、冷汗、寫字手抖，隨後出現思維和語言障礙，也可有視覺障礙。患兒面色蒼白、脈搏加速，若不及時處理，血糖繼續下降，可能會出現昏迷或抽搐。如果昏迷超過 6 小時則可危及生命，即使搶救後蘇醒，也可能造成腦損傷。因此，若家有糖尿病患兒，其家長一定要注意預防孩子發生低血糖。

糖尿病患兒宜防傳染病

兒童由於其免疫系統還未發育成熟，很容易感染急性傳染病，尤其是 10 歲以下的兒童。當糖尿病患兒有急性傳染病時，特別是伴有發熱時，糖尿病病情會加劇，血糖升高，甚或出現酮症酸中毒；此時應該及早就醫積極治療，以免兩病的互相加重。尤其是結核病和糖尿病是兩個極易互相加重的疾病。我國對幼兒已多年普及卡介苗的接種。家長在日常生活中，應加強患兒血糖管理，提高患兒機體免疫力，以避免糖尿病患兒患呼吸道傳染性疾病。

糖尿病患兒適宜食譜推薦

豆漿燕麥粥

原料：豆漿 200 毫升、燕麥片 80 克、粟米粒 50 克

調料：無

做法：

❶ 將粟米粒倒入豆漿中，攪拌均勻。

❷ 鍋中加適量清水，倒入燕麥，煮熟。

❸ 將調好的粟米粒和豆漿慢慢倒入鍋中，用勺子不停攪動，煮沸後改小火繼續熬煮 10 分鐘即可。

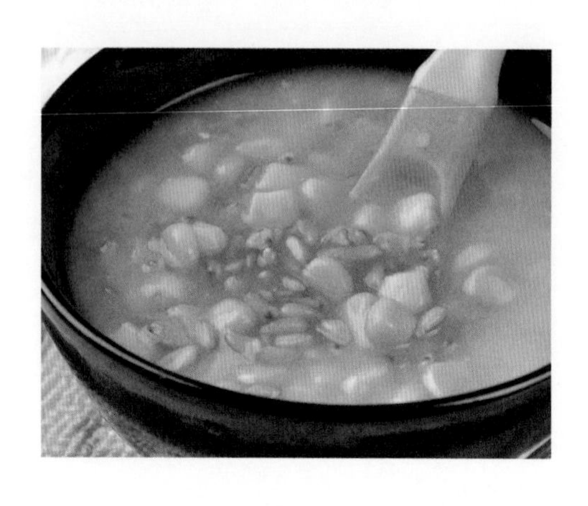

花生香菇粥

原料：花生米 50 克、香菇 30 克、糯米 100 克

調料：芫茜末、鹽各適量

做法：

❶ 將花生米洗淨，香菇洗淨、切成小片，糯米淘洗乾淨。

❷ 鍋中加適量清水，放入花生米、香菇及糯米一起煮粥。

❸ 粥熟後，加少許鹽調味，撒上芫茜末即可。

紫菜蝦皮湯

原料：紫菜、蝦皮各 20 克

調料：植物油、麻油、醋、料酒、鹽各適量

做法：

❶ 紫菜洗淨，用清水浸泡，撕成小塊；蝦皮洗淨，加適量料酒醃製片刻。

❷ 鍋入油燒熱，倒入少許醬油熗鍋，倒入適量清水和紫菜、蝦皮，大火煮沸。

❸ 加適量醋和鹽調味，最後淋入麻油即可。

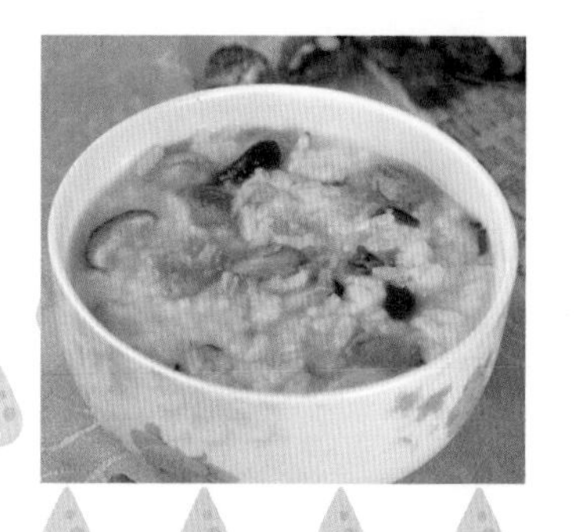

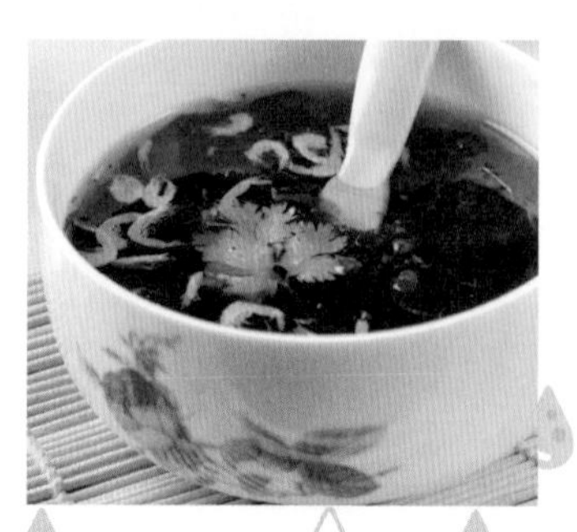

宜 瞭解老年患病症狀不典型

老年人患糖尿病多隱匿，症狀不典型，有的患者表面上非常健壯，臉色紅潤，精力充沛，形似健康人，從而導致很多老年人根本就不知道自己已經患上了糖尿病。這主要是由於老年人下丘腦滲透壓調節中樞不敏感，故老年人口乾的感覺不明顯，多飲症狀不突出。並且，老年人腎糖閾值隨年齡增大而升高，高滲性利尿不敏感使多尿症狀不明顯。所以，有的老年人多飲、多尿不明顯，但體重下降十分明顯，常常被誤認為是胃腸道疾病。因此，老年人應注意經常去醫院進行健康檢查，化驗血糖和尿糖，以免漏診或誤診。

宜 瞭解老年糖尿病患者併發症

因老年糖尿病患者的應激能力較差、抵抗力弱、內臟功能減退，故容易發生急性併發症，如非酮症高滲性昏迷。此外，常見的老年糖尿病併發症還有以下幾種：胃腸病、腎病、膀胱病、感染、腦血栓、心血管疾病、白內障、肺結核、性功能障礙及骨病等。這些疾病都會嚴重影響老年人的生活質量，所以應積極治療糖尿病，防止併發症的發生。

老年糖尿病患者 宜 防心腦血管併發症

老年人本身易發生動脈粥樣硬化及高血壓，患糖尿病後，就更容易發生心腦血管疾病等嚴重併發症。心腦血管併發症是導致糖尿病患者死亡的主要原因。研究顯示，糖尿病患者 75%死於心腦血管疾病。因此，加強糖尿病患者管理，積極降糖、降壓、消脂、抗栓風、抗動脈粥樣硬化治療，預防糖尿病併發症的發生與發展，對老年糖尿病患者尤為重要。

老年糖尿病患者 宜 積極治療

老年糖尿病患者要積極配合醫生進行診治，平穩降糖，才能夠穩定病情，防止併發症的發生。老年糖尿病患者如若併發高血壓、高血脂，要積極降壓、消脂、抗栓治療，因為積極規範的治療有助於控制病情，提高生活質量。

老年糖尿病患者選藥宜謹慎

老年人隨著年齡的增長，肝、腎功能都趨向於退化，加上糖尿病的原因，許多人會有不同程度的動脈硬化，甚至心腦血管疾病。因此，老年糖尿病患者在選擇降糖藥時要謹慎，最好選擇降糖作用溫和，對肝、腎功能沒有影響或影響小，且較少引起低血糖的藥物。一般來說，老年患者宜選用磺醯脲類促泌劑中的格列喹酮（糖適平）、美吡噠、格列吡嗪控釋片（瑞易寧）、格列齊特（達美康）或其緩釋片。葡萄糖苷酶抑制劑因為主要在腸道中發揮作用，全身影響小，所以可放心使用。

老年糖尿病患者宜清楚血糖控制標準

老年糖尿病患者由於臟器功能衰退、自我調節能力較差，治療稍有疏忽極易發生低血糖。並且老年糖尿病患者的心腦血管都有不同程度的動脈粥樣硬化，發生低血糖時極易誘發心力衰竭、心律失常，甚至心肌梗塞；也可引起腦血管意外，臨床上不少老年糖尿病患者發生低血糖後會出現腦血管痙攣，導致偏癱。但老年人的低血糖症狀出現較為緩慢，不易察覺，常在不知不覺中進入昏迷狀態。所以，平常生活中老年糖尿病患者宜預防低血糖，血糖控制標準亦個性化，根據自體病情決定控制目標值。一般，空腹血糖控制在 6~8 毫摩爾 / 升，餐後 2 小時血糖為 8~10 毫摩爾 / 升即可。

老年糖尿病患者宜積極鍛煉

適當運動對控制血糖非常有好處，老年糖尿病患者也不例外。不過，老年人在運動時一定要注意以下幾點：運動時要懂得循序漸進、量力而行、持之以恆；在安全的前提下進行；宜選擇中小強度的運動，如快走、慢跑、打太極、騎單車等；每週運動 3~5 次，間隔時間最好不超過 2 天；建議空腹運動；短效胰島素注射後 1 小時內不宜參加運動；病情嚴重者不宜運動，或在醫生指導下做一些低強度運動。

老年糖尿病患者宜控制飲食總熱量

對於老年糖尿病患者，其治療主要是適當限制攝入總熱能，保證營養平衡，體重維持在標準體重水平，標準體重（kg）= 身高（cm)-100，防止出現體重大增或大減。老年人基礎代謝下降，機體代謝葡萄糖的能力下降，周圍組織利用葡萄糖的能力也下降，其活動量相對減少，對能量的需要量也相對減少。總熱能按每公斤標準體重 25~30 千焦供給，肥胖者少一些，消瘦者多一些。

老年糖尿病患者飲食宜清淡

老年人的消化功能減退，機體的吸收能力也日漸減弱，飲食要清淡。食用植物油膩食物後不僅會增加胰島負擔，還會造成體重上升、心腦血管等併發症。過鹹的食物對於併發高血壓的糖尿病患者尤其危險，沒有併發症的患者如果經常食用此類食物也容易誘發高血壓。因此，清淡少鹽的飲食是老年糖尿病患者的重要飲食原則之一。

老年糖尿病患者的膳食宜軟爛

機體進入老年狀態後，生理機能及代謝功能都會大不如前。例如牙齒鬆動，脫落，味覺減退，對鹹、甜等味道不再敏感，胃酸分泌不足，消化酶活力下降，胃腸蠕動緩慢，這些變化都會影響食物的消化、吸收和利用。基於這些生理變化，老年糖尿病患者的膳食應做到軟、爛，以便消化和吸收，粳米和雜糧宜採用煮、蒸的方法做成飯或者粥，麵食的製作一般採用蒸、烤、烙的方法，撈飯、油炸麵食都不適合老年糖尿病患者食用。

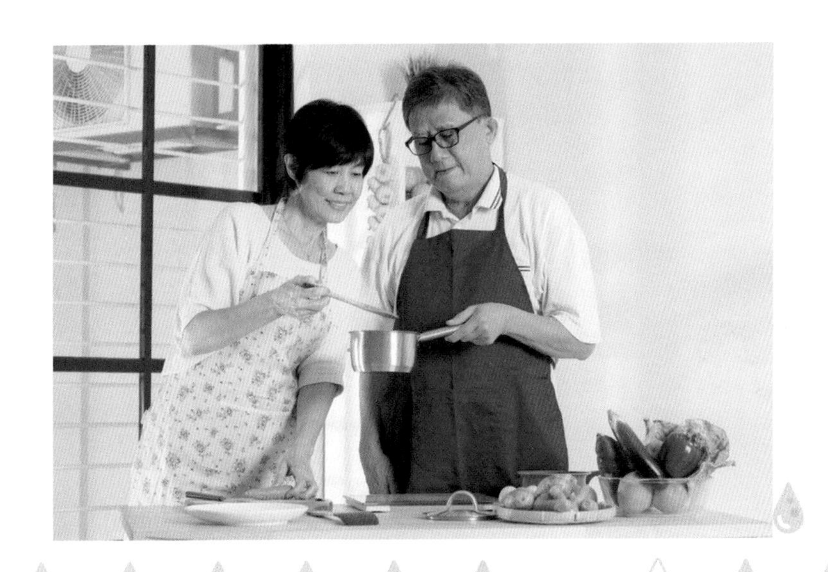

老年糖尿病患者適宜食譜推薦

絲瓜苦瓜粥

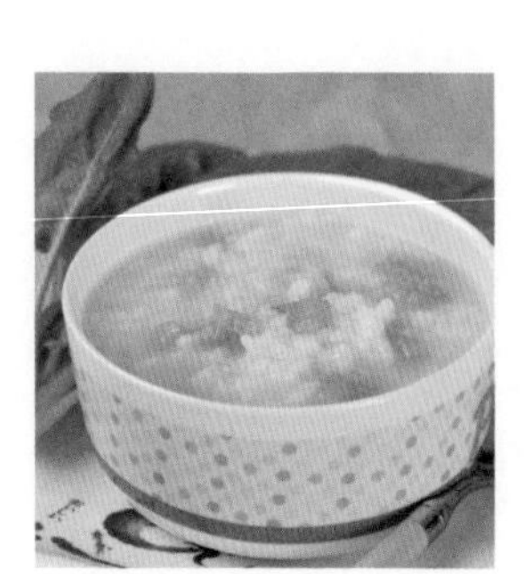

原料：絲瓜、苦瓜各 50 克，粳米 100 克

調料：無

做法：

❶ 粳米洗淨，用清水浸泡 30 分鐘。

❷ 將苦瓜洗淨、切塊，絲瓜去皮、洗淨，去瓤、切成塊。

❸ 鍋中加適量清水，倒入粳米及泡米水，煮沸後倒入絲瓜和苦瓜，大火煮沸，改小火熬煮成粥。

鱔絲油菜粥

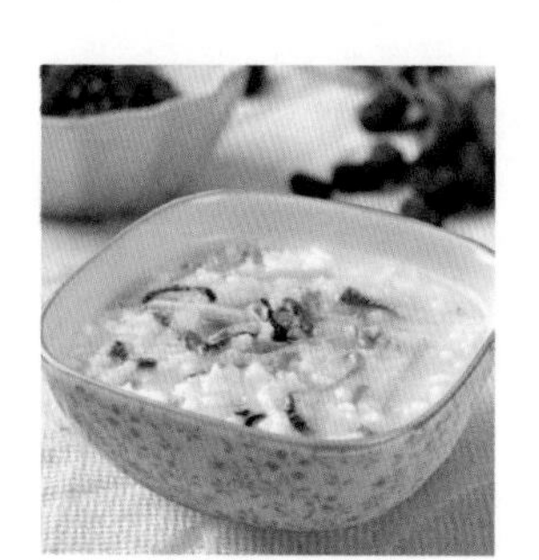

原料：鱔魚、粳米各 150 克，油菜 100 克

調料：芫茜段、蔥花、薑末、胡椒粉、麻油、醋、料酒、鹽各適量

做法：

❶ 將粳米淘洗乾淨，用清水浸泡 30 分鐘；油菜洗淨，切碎；鱔魚處理乾淨後洗淨，切絲，加適量蔥花、薑末、料酒、醋、鹽攪拌均勻，醃漬片刻。

❷ 鍋中加適量清水，倒入粳米，大火煮沸，改小火熬煮至粥熟。

❸ 倒入鱔絲和油菜，繼續煮至沸騰，加適量芫茜、麻油、胡椒粉和鹽調味即可。

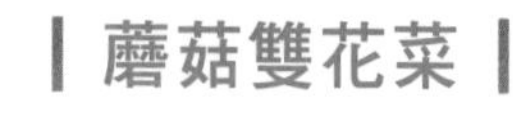

蘑菇雙花菜

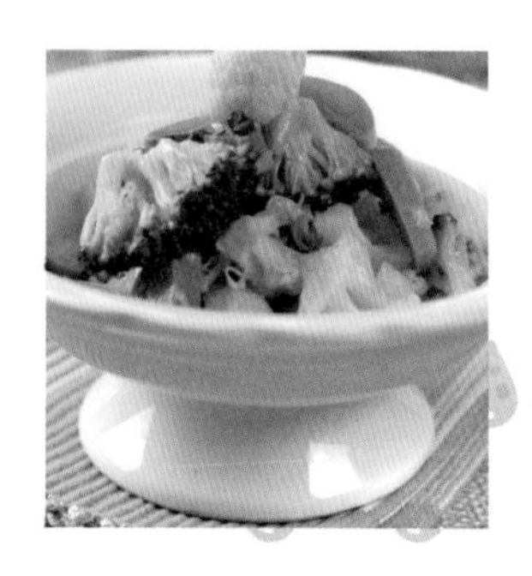

原料：蘑菇、椰菜花、西蘭花各 100 克

調料：花椒、植物油、雞精、鹽各適量

做法：

❶ 蘑菇洗淨、切成片，椰菜花和西蘭花洗淨，撕成小朵。

❷ 將蘑菇、西蘭花和椰菜花分別倒入沸水中焯熟，撈出瀝水，裝盤放涼。

❸ 鍋入油燒至四成熱，放入花椒爆香，將花椒油倒入盤中，加適量雞精和鹽調味，拌勻即可。

紅燒鰱魚尾

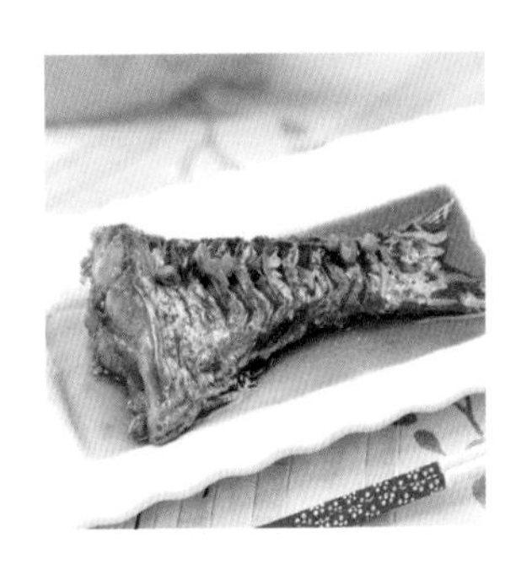

原料：新鮮鰱魚 1 條

調料：葱花、葱段、薑片、花椒、生粉水、植物油、麻油、醬油、醋、料酒、鹽各適量

做法：

1. 鰱魚去鱗，洗淨，取魚尾，在魚尾兩邊剞上直刀紋，倒入醬油醃漬片刻。
2. 鍋入油燒熱，放入魚尾炸至呈金黃色，撈出控油。
3. 鍋底留油燒熱，下葱段、薑片熗鍋，烹入醋、料酒，加醬油、花椒、水、鹽，放入魚尾燒沸，改用小火燜至熟爛，用生粉水勾芡，最後淋上麻油、撒葱花即可。

芝麻芹菜丁

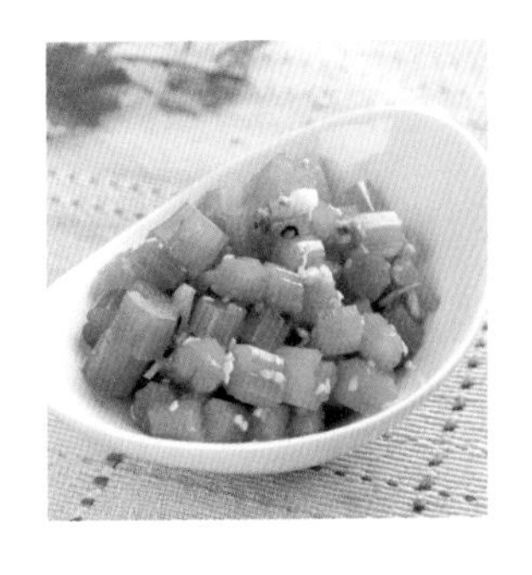

原料：芹菜 300 克、熟白芝麻 10 克

調料：薑末、花椒油、鹽各適量

做法：

1. 芹菜擇葉，洗淨，切丁，焯水沖涼，瀝乾水分。
2. 將芹菜丁加入鹽、薑末、熟白芝麻，淋上花椒油，攪拌均勻，裝盤即可。

冬瓜香菇湯

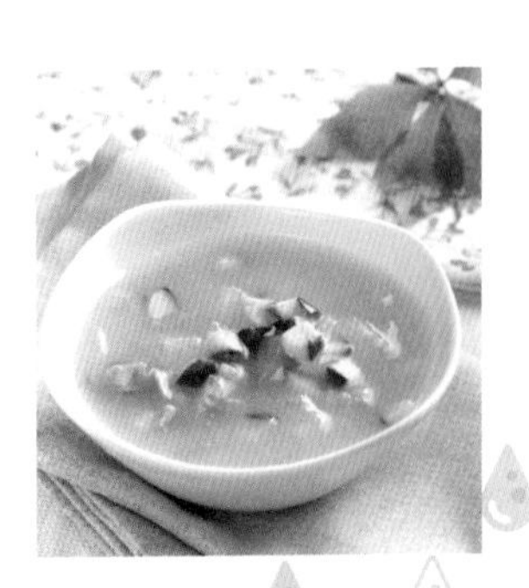

原料：冬瓜 200 克、水發香菇 100 克

調料：薑片、植物油、料酒、鹽各適量

做法：

1. 冬瓜洗淨去皮，切丁；水發香菇洗淨，切成方丁。
2. 鍋入油燒熱，放入薑片、料酒爆香，加適量清水，放入冬瓜丁、香菇丁，中火燉煮，加鹽調味，出鍋即可。

糖尿病女性 宜 孕前醫療

調查顯示，糖尿病女性在妊娠前未接受孕前醫療者，其生出的嬰兒有先天性缺陷的危險性可能增加。孕前醫療包括：改用胰島素降糖治療、飲食和運動治療盡可能使血糖接近正常值；檢查是否正在用可能損害胎兒的藥物；治療所有糖尿病引起的併發症（如眼病），以防止其在妊娠時惡化。此外，糖尿病女性應當採取適當的避孕措施，能否懷孕以及何時懷孕均需聽從糖尿病醫生和產科醫生的建議。

妊娠期女性 宜 警惕糖尿病

妊娠期女性宜警惕糖尿病，尤其是孕婦出現以下情況時更要警惕糖尿病的發生：有糖尿病家族史；身體過於肥胖；曾分娩體重大於 4 公斤的胎兒；羊水過多，有多次流產史；妊娠糖尿病史；尿糖增多或已有糖尿病症狀；年齡在 30 歲以上，尤其是 35 歲以上的孕婦。如果孕婦屬上述情況之一，就應做口服葡萄糖耐量試驗，以便早發現、及時治療，以免延誤病情。

妊娠期女性 宜 做糖尿病篩查

妊娠期糖尿病患者係高危妊娠，對母嬰危害很大。一些女性在懷孕前後，按常規查了空腹糖，結果正常就認為沒什麼可擔憂的。其實不然，因為懷孕期間母嬰耗糖量增高，很有可能隱匿了糖耐量減低的情況，而這部分人則是潛在的糖尿病人群。所以，女性懷孕後隨時監測血糖，如果發現異常需進行糖耐量試驗，一旦確診應及時轉入高危妊娠門診，積極降糖治療，接受密切的產前檢查和胎兒監護，以確保母嬰的安全、健康。

妊娠期患者 宜 做好孕期監護

妊娠期間糖尿病變化多端，孕婦需要與糖尿病專科、產科醫生積極配合，監測好糖尿病和胎兒的變化。在妊娠期間積極降糖治療，血糖控制要達到目標值。血糖不升高時，隨時在專科醫師指導下調整降糖方案，血糖達標後，應每月覆診 1 次；在妊娠中期 3 個月，應每 2 周覆診 1 次；而在妊娠晚期 3 個月，應每週覆診 1 次。如有特殊情況，還需要增加到醫院檢查的次數，必要時可入院檢查和治療。

糖尿病孕婦 宜 防低血糖

糖尿病孕婦要注意預防低血糖；因為妊娠時，孕婦本身代謝增強，葡萄糖需求量增加，胎兒生長發育也需要葡萄糖，再加上妊娠時腎血流量和腎小球濾過率增加及腎糖閾的下降，使尿糖增加，有些糖尿病孕婦在妊娠早期嘔吐、進食減少，很容易出現低血糖，甚至是饑餓性酮症酸中毒。總之，糖尿病孕婦血糖控制的要求比非妊娠時嚴格得多，要務必引起重視。

妊娠期患者 宜 適度運動

適度的運動可以提高孕婦身體對胰島素的敏感性，促進葡萄糖利用，降低游離的脂肪酸含量。因此，只要身體和天氣允許，妊娠期糖尿病患者最好每天出去散步，需要注意的是，建議餐後 30~60 分鐘後運動。散步時要選擇清靜空氣清新的地方，要避開有坡度或台階的地方，尤其是在妊娠晚期，以免摔倒。除了散步外，妊娠期糖尿病患者還可以嘗試緩慢的游泳和太極拳等。但患有糖尿病急性併發症、先兆流產、習慣性流產以及妊娠高血壓的患者，應以休息為主。

妊娠期患者 宜 合理飲食

由於需要滿足胎兒對營養的需求，妊娠期糖尿病患者就不能過於限制每日熱量的攝入。最理想的飲食是既不會引起饑餓性酮症，又能嚴格限制糖類的攝入量，而不至於造成餐後血糖過高。一般來説，懷孕頭 3 個月，糖尿病孕婦可以攝取與懷孕前一樣的熱量；懷孕 4~6 個月，胎兒生長發育較快，熱能每日要增加 836.8 千焦，蛋白質增

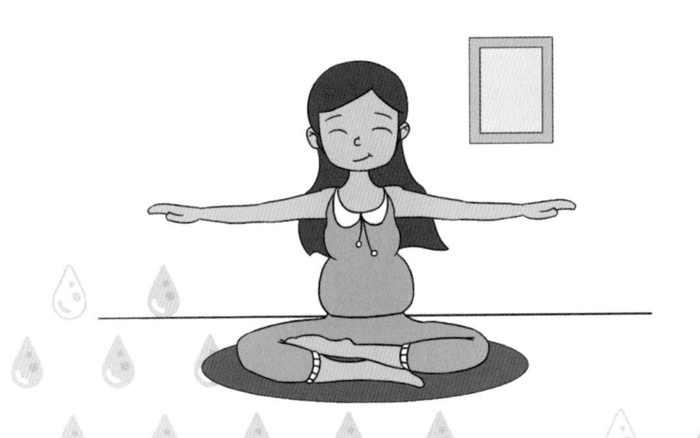

加 15 克，主食一天不低於 300 克，應分 5~6 次進食。懷孕 7~9 個月，蛋白質每日較孕前增加 15~25 克，主食不少於 300 克，分 5~6 次進餐。

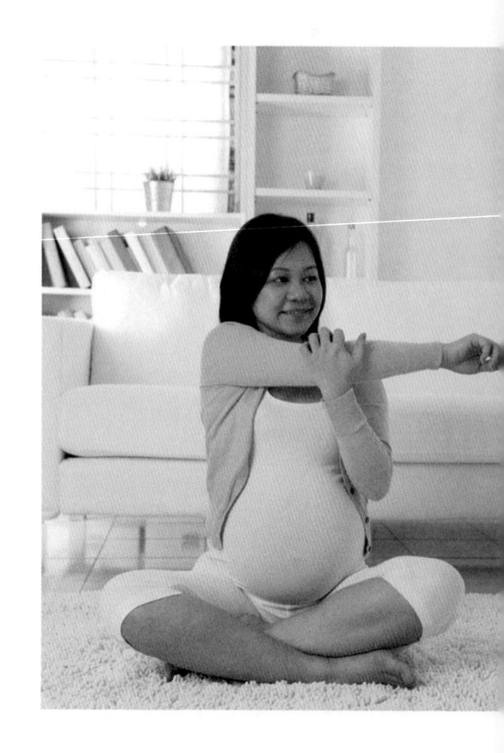

妊娠期患者 宜 合理補鈣

妊娠期糖尿病患者要注意補充鈣質，每日應保證攝入 1500 毫克元素鈣。平時飲食中，糖尿病孕婦可以選擇含鈣多的食物，例如牛奶及奶製品，豆類及豆製品，深綠色的蔬菜、海帶、紫菜、魚類等。骨頭湯的補鈣效果也不錯，可直接敲開骨頭加醋熬湯，使骨頭中的鈣質溶於湯中，然後去油喝湯。在體內缺鈣時，也可在醫生的指導下服用鈣片，同時建議多曬太陽，補充維他命 D 製劑，利於鈣的吸收。

糖尿病孕婦 宜 提前住院

糖尿病孕婦因為自身體質的原因，生產前後比其他孕婦出現問題的可能性更大一些，所以妊娠過程中的檢查及分娩前後的監護很重要。因此，糖尿病孕婦產前最好提前住院，一般在病情穩定、胎兒狀況良好的情況下，第 35 周就要住院觀察，以便產科醫生確定分娩方式，內分泌醫生制定胰島素使用方案，新生兒科對新生兒監護做必要的準備，以確保母子平安健康。

宜 清楚何時需終止妊娠

糖尿病孕婦應定期到醫院檢查，如果自我感覺良好，血壓保持正常，心、肝、腎功能正常，血糖控制滿意，就可以繼續妊娠，直至分娩。如果出現下列情況，患者就要考慮人工流產或引產，及時終止妊娠：嚴重心、肝、腎病變；惡性、進展性增生期視網膜病變；出現糖尿病酮症酸中毒；胎兒宮內發育遲緩、胎兒宮內窘迫；胎兒畸形；嚴重感染；孕婦有嚴重的營養不良。

糖尿病產婦適宜食譜推薦

萵筍蝦丸粥

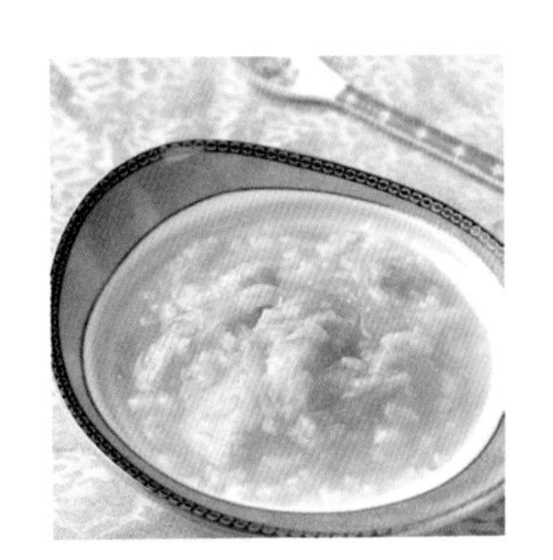

原料：蝦仁、粳米各 100 克，萵筍 50 克，雞蛋清 20 克

調料：生粉、鹽各適量

做法：

❶ 將萵筍洗淨、切成絲，入沸水中焯一下；粳米洗淨，用清水浸泡 30 分鐘。

❷ 蝦仁洗淨後剁成末，加蛋清、生粉、鹽一起攪拌均勻，搓成丸子。

❸ 鍋中加適量清水，倒入粳米，煮至八成熟時下丸子和萵筍絲，繼續煮熟即可。

銀耳香菇炒蘆筍

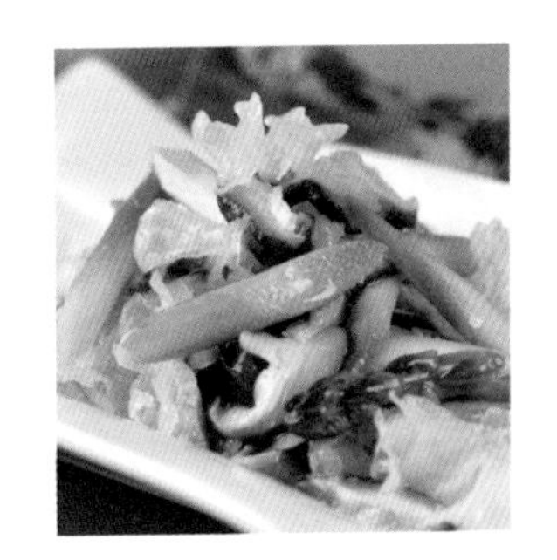

原料：銀耳 15 克、香菇 100 克、蘆筍 250 克

調料：葱絲、薑絲、植物油、鹽各適量

做法：

❶ 銀耳用溫水泡發，洗淨，撕成小朵；香菇洗淨，切成片；蘆筍洗淨，切成段。

❷ 鍋入油燒熱，下薑絲和葱絲熗鍋，然後將銀耳、香菇片和蘆筍段倒入鍋中，翻炒至八成熟。

❸ 加適量鹽調味，繼續炒熟即可。

冬瓜蛤蜊湯

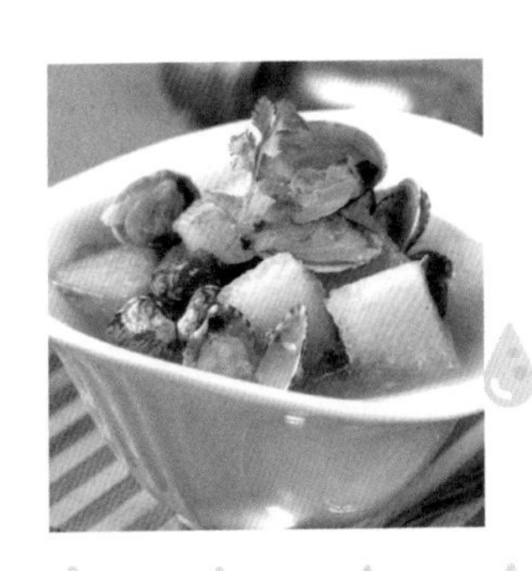

原料：蛤蜊（蜆）肉 50 克、冬瓜 500 克

調料：薑絲、芫茜段、植物油、胡椒粉、鹽各適量

做法：

❶ 蛤蜊肉倒入淡鹽水中浸泡 45 分鐘，撈出洗淨；冬瓜去皮、去瓤、洗淨，切塊。

❷ 鍋入油燒熱，下薑絲熗鍋，倒入冬瓜塊翻炒片刻。

❸ 鍋中加適量清水，大火煮沸後倒入蛤蜊肉，加適量胡椒粉和鹽調味，煮沸，最後撒上芫茜段即可。

糖尿病媽媽哺乳時 宜/ 防低血糖

患有糖尿病的新媽媽，可以正常地為孩子哺乳；但在給嬰兒哺乳時，體內的血糖水平通常會有所下降，容易導致低血糖的發生。所以，糖媽媽在餵奶期間要適當增加熱量，定時定量地進食碳水化合物，但要根據嬰兒吃奶的多少進行調整。如果嬰兒在睡前和半夜裡吃奶很多，糖媽媽就要在睡前和半夜時加餐，以防低血糖的發生。此外，哺乳期的糖媽媽還要應注意監測血糖，酌量減少胰島素劑量，血糖控制達標，不建議服用口服藥物，以保證為寶寶提供健康的「食品」。

哺乳期患者 宜/ 防乳腺炎

糖尿病並不影響哺乳，只要控制好血糖，完全可以母乳餵養寶寶。但是，糖尿病媽媽在哺乳時要預防感染乳腺炎。因為糖尿病患者本身就易感染，所以平時要注意乳房的清潔護理，如果發生乳房脹痛、乳管阻塞，則應及時排空，或者熱敷乳房。此外，還應保證充足的休息，如發生乳腺炎，可在醫生指導下口服抗生素治療。

更年期患者 宜/ 注意血糖

更年期糖尿病患者要注意血糖的波動；因為女性進入更年期後，體內性激素水平會下降，身體對胰島素的敏感性會相應增強，同時更年期患者因有更年期某些疾病，神經不穩定，部分患者易發生血糖忽高忽低，特別是夜間低血糖。因此，更年期患者平時要注意休息，放鬆精神，保持心理平衡，並儘量去除那些有可能影響血糖水平的因素，如心情煩躁、情緒不穩、失眠多夢等。建議多點監測血糖，及時調節降糖方案。需要注意的是，當自己出現疑似低血糖症狀時，應先檢測血糖，再採取措施，切忌貿然吃太多的高熱量食物，或輸葡萄糖，以致血糖升高。

絕經後患者 宜/ 防乳腺癌

《英國癌症雜誌》刊登的法國裡昂國際預防研究所的一項研究發現：患有 2 型糖尿病的絕經後女性患乳腺癌的風險會增加 27%，而患有 2 型糖尿病的絕經前女性或患有 1 型糖尿病的女性患乳腺癌的風險並無顯著增加。此外，超重與肥胖，尤其是腰部脂肪積累過多都會增加絕經後女性患乳腺癌的風險。因此，專家指出，女性糖尿病患者平時宜多運動，保持適宜體重能夠有效預防乳腺癌的發生。

忌 忽視兒童糖尿病

糖尿病並不是成人的專利，我國糖尿病的發病率呈低齡化的趨勢，尤其是肥胖兒童成了糖尿病的新寵。有醫學專家研究發現，中國兒童糖尿病的發病率達十萬分之六，且每年都在以 14% 的速度增長。兒童和青少年患糖尿病嚴重危害了孩子的健康和成長，給孩子的心靈蒙上陰影。因此，家長要引導孩子養成良好的生活習慣，如崇尚低脂、低糖飲食，積極參加體育鍛煉等，幫助孩子預防糖尿病。

糖尿病患兒 忌 假期疏於管理

假期兒童很少會遵守嚴格的作息規律，但是對於糖尿病患兒，家長不可放任孩子，以免飲食和作息不規律，導致血糖升高。所以，家長在假期宜幫助孩子做好自我管理：和孩子制定一個切實可行的作息時間表，家長帶頭執行，以保證孩子有規律地進食和學習，以及規律用藥，避免血糖波動；鼓勵孩子適當鍛煉，增強身體免疫力；告訴孩子怎麼玩，培養孩子的自控能力；教孩子學會觀察、記錄病情，逐漸參與自己病情的治療與管理。

老年糖尿病患者 忌 降糖過低

積極控制血糖是糖尿病治療的重中之重。於是，不少糖尿病患者認為降血糖，要越低越好。其實不然，尤其是老年糖尿病患者忌降糖過低，主要是因為他們的機體對血糖的反應較為遲鈍，如果不能及時補糖，發生低血糖，嚴重時甚至會危及生命。特別是有糖尿病併發症的老年患者，血糖降得過低會發生意外，增加死亡率。所以，老年糖尿病患者在治療的過程中，要避免把血糖降得過低。

老年糖尿病患者 忌 降糖過快

現在市面上存在多種降糖藥，有些降糖藥降糖作用快而強，受到很多人的青睞。但是，對於老年糖尿病患者來説忌降糖過快，因為老年人機體各器官的生理功能減退，胰島素拮抗激素減少，糖異生的功能降低，加上已存在的肝腎功能不全，對藥物及胰島素的代謝清除能力明顯減退；若服用強效降糖藥，則會引起低血糖反應，輕者表現為心慌、出冷汗等，重者甚至可能出現昏迷、死亡等嚴重後果。

老年糖尿病患者忌胡亂進補

老年糖尿病患者進補不能亂來，要因人而異。每個人的體質不同，即使得了同樣的病，但有的是虛證，有的是實證；可能是熱證，也可能是寒證。同樣，食品和藥物也各有寒、熱、溫、涼之分。就拿糖尿病來説，中醫認為其根本病機是陰虛燥熱，通常要吃清補的食品，如淮山、鴨子等，而冬蟲夏草、人參、靈芝都是溫熱的補氣補陽藥，吃多了反而會導致病情加重。

老年糖尿病患者忌服優降糖類藥物

優降糖是一種最有效的降糖藥物，但這類降糖藥只適合 60 歲以下輕中度成年糖尿病患者服用。60 歲以上的老年糖尿病患者由於胰島素拮抗激素減少，糖異生功能降低，且易併發肝腎功能不全，對胰島素和藥物的清除能力不強，服用優降糖後，易在體內蓄積，誘發低血糖症，嚴重時可發生昏迷乃至死亡。所以，老年糖尿病患者最好不要服用優降糖類藥物。

老年糖尿病患者忌服雙胍類降糖藥物

研究表明，即使是 60 歲以下的成年人，長期服用雙胍類藥物也可能導致吸收不良和維他命 B_{12} 缺乏，大量使用還可能導致乳酸血症和電解質紊亂。一旦出現這些情況，就會給生命帶來巨大威脅。老年糖尿病患者由於常併發多種疾病，服藥後危險性更大。因此，老年糖尿病患者，尤其是 65 歲以上患者，慎用雙胍類藥物。

老年糖尿病患者忌忽視偏側舞蹈症

臨床上，有一種比較罕見的「糖尿病非酮症偏側舞蹈症」，主要表現為一側身體不受控制，不自主地出現快速、無目的、不規則的舞蹈動作（擠眉、弄眼、噘嘴、伸舌等）。這和跳舞並不一樣，實際上是身體失去平衡的異常表現。這種病好發於老年糖尿病患者，是腦血管病變導致的急性血腦屏障功能障礙，也可能是由糖代謝異常引起的。老年糖尿病患者出現偏側舞蹈症時一定要引起重視，積極地進行相關治療。

老年糖尿病患者忌獨自在家

眾所周知，老年人是糖尿病的高發人群，而在所有糖尿病患者群體中，因為血糖過低或者過高引起的意外，往往也以中老年糖尿病患者居多。再者，老年患者往往併發心腦血管病，若不注意則很容易發生危險，如果沒有及時處理，很可能威脅生命安全。因此，如果家中有老年糖尿病患者，千萬不要讓他們獨自待在家中，最好有人陪同、照料，以便在老人發生意外時能及時送往醫院。

糖尿病孕婦忌口服降糖藥

糖尿病孕婦忌口服降糖藥來治療糖尿病，一律注射胰島素來控制血糖。因為口服降糖藥副作用明顯多於胰島素，而且藥物會通過胎盤到達胎兒，導致胎兒低血糖，並有誘發胎兒多種畸形的危險。雙胍類降糖藥尤其是降糖靈，可引起胎兒乳酸中毒。而胰島素不需要通過胎盤，所以不會對胎兒造成不良影響。需要注意的是，胰島素用量應根據血糖不斷調整，在妊娠後期胰島素用量可能要多一些，而分娩後用量則需減少。

糖尿病產婦忌分娩後大補

一般來説，孕婦分娩後需要坐月子，補充營養，以加快體質的恢復。但是，對於糖尿病產婦來説，分娩後忌大補，要繼續控制飲食，以免血糖過高。即使是妊娠糖尿病分娩後血糖恢復正常了，也不要在月子期間大補；因為這類人群仍是糖尿病的高發人群，如果不注意飲食，大吃大喝，隨意進補，使體重明顯增加，也可能導致2型糖尿病。

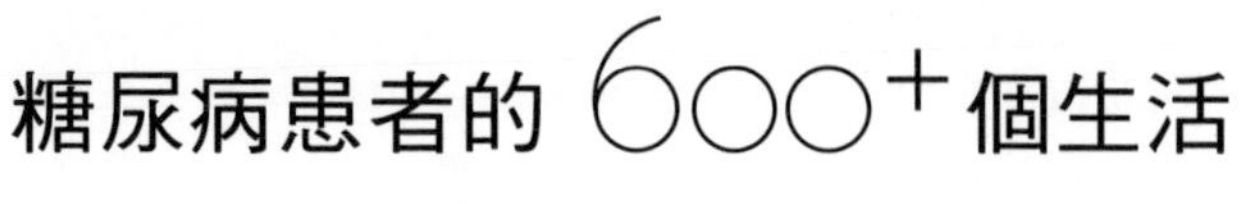

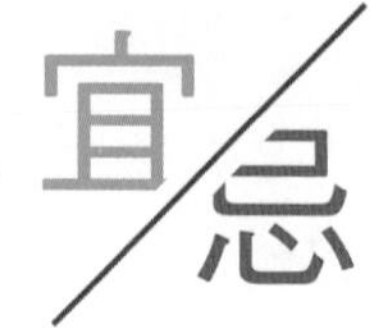

主編
趙玉珍

副主編
李立祥　李政

編輯
吳春暉

美術設計
Carol

排版
劉葉青

出版者
萬里機構出版有限公司
香港鰂魚涌英皇道1065號東達中心1305室
電話：2564 7511
傳真：2565 5539
電郵：info@wanlibk.com
網址：http://www.wanlibk.com
http://www.facebook.com/wanlibk

萬里機構

萬里 Facebook

發行者
香港聯合書刊物流有限公司
香港新界大埔汀麗路 36 號
中華商務印刷大廈 3 字樓
電話：2150 2100
傳真：2407 3062
電郵：info@suplogistics.com.hk

承印者
中華商務彩色印刷有限公司
香港新界大埔汀麗路 36 號

出版日期
二零一九年四月第一次印刷

Published in Hong Kong.

ISBN 978-962-14-7009-6

本中文繁體字版本經原出版者電子工業出版社授權出版並在香港、澳門地區發行。